2024

합격 선배들의 맥 one pick!

퍼시픽 작업치료사 국시대비 개념서

OCCUPATIONAL THERAPY

작업치료 기초 이론

6

V·O·L·U·M·E

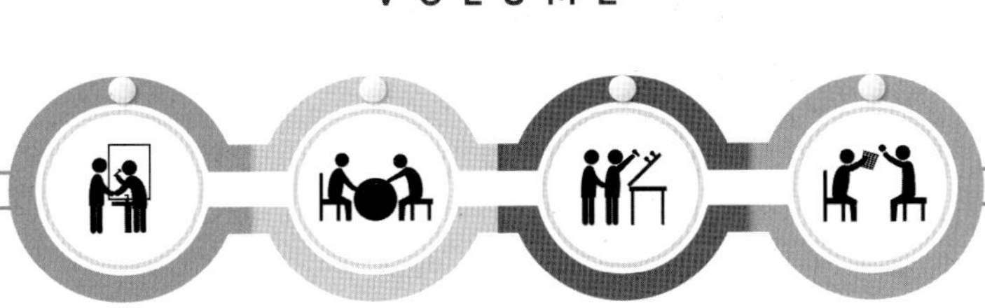

Pacific Books

작업치료사 국가시험

시험시간표 및 합격기준

시험과목

시험종별	시험 과목 수	문제수	배점	총점	문제형식
필기	3	190	1점/1문제	190점	객관식 5지선다형
실기	1	50	1점/1문제	50점	객관식 5지선다형

시험시간표

구분	시험과목(문제수)	교시별 문제수	시험형식	입장시간	시험시간
1교시	1. 작업치료학 기초 (70) 2. 의료관계법규 (20)	90	객관식	~08:30	09:00~10:10 (70분)
2교시	1. 작업치료학 (100)	100	객관식	~10:30	10:40~12:20 (100분)
3교시	1. 실기시험 (50)	50	객관식	~12:40	12:50~13:55 (65분)

* 의료관계법규 : 「의료법」, 「의료기사 등에 관한 법률」, 「장애인복지법」, 「정신건강증진 및 정신질환자 복지서비스 지원에 관한 법률」, 「노인복지법」과 그 시행령 및 시행규칙

합격기준

- 필기시험에 있어서는 매 과목 만점의 40퍼센트 이상, 전과목 총점의 60퍼센트 이상 득점한 자를 합격자로 하고, 실기 시험에 있어서는 만점의 60퍼센트 이상 득점한자를 합격자로 합니다.
- 응시자격이 없는 것으로 확인된 경우에는 합격자 발표 이후에도 합격을 취소합니다.

작업치료 분야는 그 어떤 영역보다 광범위하고 다차원적인 분야이다. 의학, 심리학, 사회학 등 인간 관련 다영역적 학문으로 매우 다양하고 복합적 성격을 지닌 학문이다. 국내 작업치료 역사는 한국전쟁을 시작으로 이미 반세기가 지났으며, 매우 다양한 분야로 진출하고 있다. 반면, 국내 작업치료의 교육 현실은 예전보다 많이 발전하였으나 전공 교육과정에 필요한 교재는 여전히 부족한 상태이며, 이로 인해 국가시험을 준비해야 하는 재학생들에게 큰 부담이 되고 있다. 이에 본 교재는 부족한 교육과정을 보충하고 중요한 내용들을 요약정리하므로 보다 쉽게 작업치료사 국가고시를 준비할 수 있도록 구성하였다.

최근 국가시험은 보다 전문적이고, 과학적이며, 다양한 문제들이 출제되는 경향을 보이고 있다. 과거 출간된 서적들 대부분이 암기형 문제 풀이식으로 구성되어 있어 국가시험을 준비하는 학생들에게 큰 도움을 주지 못했던 반면, 본 서적은 다양한 분야의 실기형·사례형 문제들을 탑재하는 동시에 풍부한 해설을 통해 체계적이고, 논리적 학습이 가능하도록 편집하였다.

본 교재는 학생들의 이해도를 높이기 위해 구체적이고, 보다 체계적인 해설과 매뉴얼을 제공하고 있으며, 실전 문제와 같은 문제들을 통해 국시 및 임상대비 능력을 극대화하고자 하였다. 국시에 필요한 전공과목의 체계적인 정리는 학생들 스스로 학습이 가능하도록 하였으며, 출제 비중이 높은 이론과 실기, 그에 따른 해설을 통해 학생들의 학습효과를 극대화하여 국가시험에 대한 자신감을 높여주고자 한다.

작업치료사 국가시험을 준비하는 모든 학생들에게 등대와 같은 교재가 되기를 희망하며…

2024년 4월

작업치료 국시연구회

CONTENTS

CONTENTS

CONTENTS

OCCUPATIONAL THERAPY

1

C·H·A·P·T·E·R

정의 및 역사

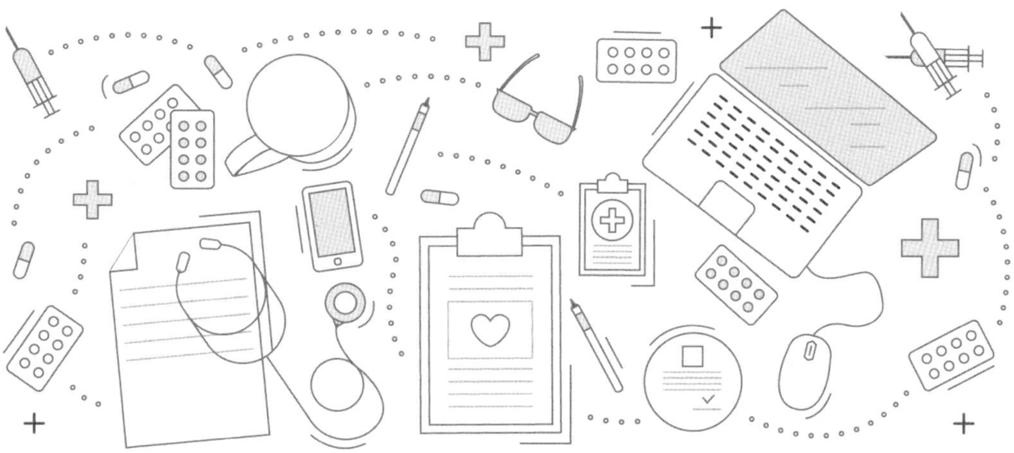

2024 OCCUPATIONAL THERAPY

꼭! 알고 넘어가기!!

- 작업수행 모델의 종류와 전문용어를 정의한다.
- 작업치료의 발생과 시대적 흐름과 경향을 이해한다.
- 작업치료 과정의 내용과 경과기록의 내용을 이해한다.

1.1 역사

1. 서양의 역사

고대 : 목적 있는 활동(activity)의 사용	① BC 2600년경 • 중국 : 건강 증진 목적으로 쿵푸 사용 • 치료로서 활동이 사용됨 ② 페르시아 • 군사훈련으로 사용됨 ③ 고대 그리스와 로마 • 에스쿨라피우스(Asculapius) – 음악, 노래, 연극으로 섬망(delirium)을 줄일 수 있다고 주장함(BC 600년경) • 피타고라스(Pythagoras) – 치료적 도구로 음악을 사용함 • 히포크라테스(Hippocrates) – 모든 치료에 몸과 마음은 하나로 연결되었음을 주장함 – 레슬링, 승마, 노동 등 다양한 활동 및 운동 추천함 – 유산소 운동의 초기형태로 볼 수 있으며 다양한 운동들을 실시함 • 코네리우스(Cornelius) – 정신과 환자들에게 배 타기(sailing), 사냥, 산책, 달리기 등을 권장함
중세 암흑기~르네상스	① 암흑기 • 암흑기(AD 200~1250) 시대 동안 치료로서의 작업(occupation)은 거의 사용되지 않음 • 1250~1700년 사이의 관심은 운동분석(movement analysis)에 있었음

중세 암흑기~르네상스	② 이론의 발달 • 많은 생리학적 이론들이 발달됨 • 작업과 관련된 운동과 레크리에이션(recreation)을 체력 증진과 즐거움 추구의 목적으로 실시할 것을 권장함
18세기 : 윤리적 치료의 시작	① 배경 • 심리학, 해부학, 생리학분야의 급속한 발전이 이루어짐 • 새로운 지식의 개발과 보다 정교하고 특성화된 치료방법들이 개발됨 • 작업치료의 전문화된 형태를 갖추는 계기를 마련함 • 대략적인 작업치료의 형태가 나타나기 시작 • 목적이 있는 활동(purposeful activity)을 사용하는 운동치료와 물리요법이 발달 • 프랑스 정신과 의사 Phillipe Pinel – 정신과 환자들에게 일(work)을 제공하여 치료함 – 정신과 환자들에게 쇠사슬 제거와 여러 물리적 구속들을 제거함 ② 윤리적 치료(moral treatment)의 시작 • 18세기말부터 시작된 정신과 환자에 대한 치료개념 • 작업치료의 출발점이기도 함 • 윤리적 치료가 성행하기 전 정신과 환자들은 이성이 없는 존재로 인식 – 정신과 환자들을 짐승처럼 취급함 – 정신과 환자들을 범죄자나 죄인처럼 생각함 – 악마 또는 귀신이 들렸다고 생각함 – 사회로부터 격리하여 수용하였으며 채찍으로 때리거나 사슬에 묶어 둠
19세기 초 : 윤리적 치료와 인본주의 성행	① 작업치료 철학의 뿌리인 윤리적 치료(moral Tx) • 윤리적 치료의 바탕은 인본주의 철학 • 이 시대의 종교적, 정치적, 문화적 믿음 • 사회가 인도주의적 원칙과 치료에 가치를 두었고 이것은 정신질환자들을 치료에 영향을 미침 ② 대표적 인물 • 유럽 : Dr. Phillippe pinel(프랑스), Samuel Tuke(영) • 미국 : Dr. Benjamin Rush, Dr. Brighm, Dr. Thomas Stroy Kirbride ③ 인본주의 철학 성행 • 인간 개개인을 존중 • 몸과 정신을 하나로 수용 • 정신과 질환자들이 활동을 통해 환경에 적응하는 것과 기능할 것을 믿음

19세기 초 : 윤리적 치료와 인본주의의 성행	④ Rush의 주장 • 작업은 마음(정신)을 참여시키며 신체(몸)를 움직이게 만든다. • 바느질, 승마, 걷기, 톱질, 자수, 볼링, 원예 등 추천 • 읽기, 쓰기, 대화를 순서와 규칙에 따라 실시할 것 주장
19세기 중반 : 윤리적 치료의 소멸	① 윤리적 치료에 대한 시각 • 정신과 환자에 대한 부정적 시각을 긍정적 시각으로 변화시킴 – 부정적 시각 : 정신과적 질환을 '미침과 치료 불가능'으로 정의 – 긍정적 시각 : 정신과적 질환을 '치료 가능'으로 정의 ② 윤리적 치료의 소멸 • 수년간 성공적으로 실시되었으나 미국 시민전쟁 이후로 쇠퇴하기 시작 • 쇠퇴의 원인 – 과다 수용된 정신병원, 경제적 어려움, 정신과 질환에 대한 견해의 변화
19세기 말 : 예술과 수공예 운동	① 1890년대의 산업혁명 • 산업혁명으로 인해 발생된 사회적 질환을 다루기 위한 움직임이 일어남 • 경제의 변화 – 농업이 산업화(공업화)로 축소됨 – 농부들은 도시의 삶을 살기 위해 이주하려고 함 • 미국인의 삶 – 노동을 하는 장소에서 단순 반복적인 일을 함 – 많은 노동자들이 산업재해를 당하므로 장애가 증가됨 – 폴리오(poliomyelitis), 결핵의 유행 • 결핵치료, 자동차 사고, 산업재해 등으로 의학의 발달이 초래됨 – 시대적 상황에 반응하여 '예술과 수공예(art and craft) 운동'이 시작됨 ② John Ruskin(영, 철학가)과 William Morris(영, 건축가) • 예술과 수공예(art and craft) 운동의 개념을 대중화시킴 • 수공예 작업이 신체적, 정신적 건강에 유익하다는 믿음을 가짐 – 자신의 손으로 만든 유용한 작품 또는 장식 가능한 작품들을 창조해 내는 것을 통해 신체적 운동과 심리적 만족감을 성취하게 됨
20세기 초 : 작업치료의 공식 출범	① Barton • 결핵으로 진단 받은 건축가 • 자신의 병을 회복시키는 데 있어 수작업을 사용하므로 자신의 히스테릭성 마비로부터 벗어나는 경험을 하게 됨 • 자신의 경험을 통해 일생을 장애인들을 위한 재활과 작업(occupation)을 배우는 것에 헌신하게 됨

<table>
<tr>
<td>20세기 초 :
작업치료의
공식 출범</td>
<td>② Dunton
• Barton의 연구들이 Dunton에게 알려지게 됨
• Barton은 Dunton에게 작업(occupation)에 관심이 있는 사람들의 모임을 구성할 목적으로 서신을 보내게 됨
• Barton과 Dunton의 서신교환으로 작업(occupation)에 관심이 있는 사람들이 추천됨
– 추천된 사람들은 협회와 같은 형식의 모임을 원했고, 1917년 3월 공식적으로 작업 치료의 출범이 이루어짐
③ 공식 출범
• 1917년 3월 미국 클리프톤 스프링에서 작업치료 발전을 위한 첫 국제 사회 모임을 통해 공식적으로 작업치료가 시작됨</td>
</tr>
<tr>
<td>세계 1차 대전 :
작업 중심의
패러다임</td>
<td>① 미국 작업치료
• 미국이 전쟁에 돌입하면서 부상병 치료를 위한 의사협회가 구성(1917년)
• 가능한 빠른 군인 재활을 위한 병원 건립이 제의됨
② 재건 도우미(reconstruction aid)
• 부상병 치료를 위해 1918년 보스톤에 전시 응급치료 단기 과정이 설립됨
• 민간인 여성들이 부상자 치료를 위해 훈련을 받고 신체질환자 재활에 참여하게 됨
– 이 여성들은 이후 작업치료 발전에 중요한 역할을 하게 됨
• 민간 여성들은 훈련 뒤 군 병원, 집, 외국 등으로 보내져 장애를 입은 군인들의 재활 프로그램에 참여함
– 치료적 활동(activity)을 사용한 도움

전쟁의 결과
• 신체 질환 작업치료의 급격한 발달이 이루어짐
• 장애를 가진 군인들의 재활을 통해 재건도우미의 가치가 대중 및 의료분야 전문인들에게까지 알려짐
• 작업치료 전공 학교가 설립됨
• 전쟁이 끝날 무렵 워싱턴의 Walter Reed 종합병원에 작업치료실이 개설됨(1918년)
• 재건 도우미는 과학적이고 전 인격적인 재활치료 프로그램을 발달시킴
• 활동(activity)의 사용
– 운동분석, 관절 및 근육의 작용, 근력 등을 기초로 함
• 보조 도구의 제안
– 회복기 동안 스플린트(splint)를 제작하여 사용함</td>
</tr>
<tr>
<td>대공황(1930년대) :
환원주의/축소주의</td>
<td>① 경제적 어려움
• 극심한 경제 불황은 작업치료 영역을 포함해 의료계 전반에 경제적 영향을 미침
• 예산 감축, 직원해고, 물품과 장비의 제한이 불가피하게 됨
• 많은 작업치료 클리닉과 학교들이 문을 닫음</td>
</tr>
</table>

<table>
<tr><td>대공황(1930년대) : 환원주의/축소주의</td><td>② 치료의 초점
• 신체장애의 치료는 기능 회복과 근력을 증진에 초점을 둠
• 골절, 절단된 손, 결핵, 폴리오 등의 질환자들의 직장 복귀를 위한 치료가 성행함
• 매우 드물게 편마비, 사지마비, 하반신 마비가 치료 대상이 됨
– 대부분 염증성의 질환은 사망했기 때문
③ 1930년대 중반 작업치료
• 대부분의 작업치료사들은 작업치료가 독립된 직업으로 유지될 것이라는 생각에 부정적임
• 미국의학협회(AMA)에 의존
– 미국의학협회(AMA)는 구원자 역할이 되어줌
• 작업치료 분야는 의료계 전문인들로부터 사회로부터 압력을 받게 됨
– 전인적인 철학에서 감소주의/축소주의(reductionism)로 철학 변경의 요구 받음
• 감소주의 발달
– 작고 세밀한 분리된 부분을 분석하고, 그 기능을 이해하는 과학주의가 발달함</td></tr>
<tr><td>세계 2차 대전 : 기계적 패러다임</td><td>① 전시 단기 프로그램 개설
• 육군과 해군에 재활의학과가 생겨나고, 치료 프로그램이 성행하게 됨
• 작업치료사는 그 팀원의 일부분이 되었고 말초신경손상과 절단 환자들을 위한 전문적 치료를 실시함
– ADL, 작업 단순화, 기능적 수행, 운동치료, 의수족 훈련 등
• 12명의 작업치료사 중 8명만이 정규작업치료사(OTR)였음
② 군과의 협상
• 하위 전문직에서 전문직으로 위치를 상향해 줄 것 협상함
• 육군의 동의와 더불어 전시 단기 코스를 마친 이들이 미국작업치료협회(AOTA)로 정식 등록을 요구함

전쟁의 결과
• 치료의 개념을 구체화시키게 됨
• 작업치료사에 의해 사용되어지는 이론적 지식과 임상적 지식을 확장하게 됨
• 1947년 처음으로 작업치료 서적인 'Willard and Spackman's Principles Occupational Therapy'가 출판됨
• 작업치료 서비스에 대한 요구의 증대와 가치를 재인식하게 됨</td></tr>
<tr><td>1940년대 : 재활 운동</td><td>① 1940년대까지의 철학
• 전인주의(holism) : 폭 넓은 인본주의적 접근
• 감소주의(reductionism) : 넓은 신체 질환들의 범위를 치료하기 위해 보다 정교하고 집중적인 접근</td></tr>
</table>

<table>
<tr><td>1940년대 : 재활 운동</td><td>
※ 전인주의와 감소주의 비교
<table>
<tr><th>전인주의</th><th>감소주의</th></tr>
<tr><td>• 인간을 인격체로 보는 시각
• 인간을 전체로 봄
- 몸과 마음을 하나로 보는 시각</td><td>• 인간을 생물학적 인간으로 보는 시각
• 인간을 부분적으로 봄</td></tr>
</table>
② 습득된 치료기술의 강조
• 근골격계 촉진, ADL, 의수 훈련, 보조기 제작 등
- 치료의 다양성이 증가되고 작업치료사는 숙련되어짐
• 작업치료사들의 가치와 생각의 변화가 일어났으며 이러한 새로운 흐름은 치료적 활동(activity)에도 영향을 미침
• 초기 작업치료의 바탕이었던 전인적 철학의 점차적 침식으로 이어짐
</td></tr>
<tr><td>1960년대 : 휴머니즘으로 복귀 (환원주의)</td><td>
① 시대적 배경
• 사회가 다시 한 번 휴머니즘(인본주의) 사상을 선택하게 됨
• 시민 인권운동, 빈곤과의 전쟁과 같은 사회 운동이 일어남
• 작업치료 역시 변화에 따른 요구를 모색하게 됨
• 작업치료를 지탱하고 있는 철학적 바탕이 부적절 하다는 생각이 자라나기 시작함
• 결과적으로 휴머니즘 원칙의 철학이 받아들여짐
② Kielhofner의 두 가지 관점
• 작업치료의 철학적 기초로서 목적이 있는 활동(activity) 또는 작업(occupation)에 대한 새로운 관점
<table>
<tr><td>관점 1</td><td>• 지속적인 적응 과정으로 본 작업치료의 발전적 관점
- 적응을 통해 그 시대를 만족시키고 건강유지에 필요한 것들을 충족시키는 것
- 적응 과정의 사례로는 기술 중심의 철학은 수용되는 반면 활동에 대한 철학을 수용하지 못하는 것</td></tr>
<tr><td>관점 2</td><td>• 목적이 있는 활동이 작업치료를 대표하는 분명한 기초(배경)가 된다는 관점
- 신체적, 정신적 장애로 고통 받는 사람들에게 건강을 회복시키는 활동
- 건강한 개개인의 안녕을 유지하기 위한 활동
- 활동은 작업치료 분야의 독특한 특징일 뿐만 아니라 작업치료의 핵심이라 주장
- 단순화된 작업치료는 초기의 철학적 전제로부터 매우 벗어나 있음을 주장
- 테크닉을 기본으로 하는 치료에 초기 철학인 활동중심(activity oriented)적 철학이 배경이 되어야함을 주장
• 휘들러(Fidler)
- 모달리티(modality)만을 사용하는 작업치료사들을 비난
- 활동의 중요성을 강조</td></tr>
</table>
</td></tr>
</table>

1970년대 : 다양한 신경계 접근법의 등장	• 1960년대 이후 새로운 감각운동(sensorimotor) 치료들과 신경생리학적 접근법들이 많이 개발됨 예 PNF, NDT, SI 등 • 활동(activity)에 대한 강조는 감소되어지고 작업치료사들 사이에 작업치료의 핵심이 '활동(activity)의 사용'임을 부정하는 경향이 나타남
최근 : 경향의 발전	• 목적이 있는 활동(purposeful activity)에 대한 구체적 개념화가 이루어짐 – 1983년 미국작업치료협회(AOTA)는 목적이 있는 활동(purposeful activity)의 사용을 명백히 하는 입장을 발표함 – 1993년 미국작업치료협회(AOTA)는 목적 있는 활동(purposeful activity)에 대해 보다 자세한 부가 설명을 발표함 • 작업수행영역의 성취를 도와주며 기능의 회복과 촉진을 위해 물리적 요법(physical modality)의 사용을 인정함(AOTA, 1991) • 2002년 세계작업치료연맹은 새로운 형태의 framework(OTPF)을 발표함 – 작업치료의 영역에 대한 새로운 관점이 조명됨 ◦ ADL, IADL, 교육, 일, 놀이, 레저, 사회참여 – 수행기술, 수행패턴에 대한 새로운 정의 – 환경, 활동요건, 클라이언트에 대한 새로운 정의 • 작업 과학(occupationed science)의 발달로 체계적이고 전인적인 작업치료가 성행함 • 2014년 OTPF Ⅲ(세번째 버전)이 발표됨

뿌리/태동기 → **공식출범** → **경향의 반전** → **현대 작업치료**

뿌리/태동기
- 19C 초 정신과
  - 윤리적 치료
- 19C 말
  - 산업혁명
  - 예술과 수공예 운동

공식출범
- 1919년 공식출범
- 세계1차대전
  - 재건도우미

경향의 반전
- 1930년대 대공황
  - 감소주의 출현
- 세계2차대전
  - 전인 VS. 감소주의
- 1940년대 재활운동
- 1960년대 환원주의
- 1970년대 감각운동 접근법

현대 작업치료
- 1980년대
  - 전인적 접근
- 작업과학발달
- 2002년
  - OTPF 발표
- 2020년
  - OTPF 4th ed 발표

2. 한국의 작업치료 역사

1950년대	• 한국 전쟁 시 부상당한 군인들의 치료를 위해 미군에 의해 작업치료 연수과정이 시작됨 • 1952년 부산 동래에 '상이군인 정양원'이 설립되어 전상자를 치료함 • 1953년 정양원을 국립재활원으로 명칭을 변경함 • 1953년 한미재단의 단장 Rusk는 한국 재활사업을 지원해 국내 재활분야 크게 기여함 • 1954년 미국인 선교사 Louis Grubb는 대구 동산병원에서 작업치료를 실시함
1960년대	• 1960년대 초 한국인 최초의 미국 작업치료사 Esther Park이 국립재활원에서 오정희씨와 함께 작업치료사 양성교육을 실시함 • 1965년 작업치료사 국가시험이 실시됨 • 1969년 일반인 최초로 '최귀자'가 작업치료사 면허를 취득함
1970년대	• 1970년대 고대부속병원 재활의학과 작업치료실을 개설함 • 1971년 Pamela Woolcott가 연세대학교 부속 세브란스병원에 소아작업치료실을 개설함 • 1972년 이후 국내 여러 곳에서 작업치료사 양성교육이 실시함 • 1979년 국내 최초의 작업치료 정규 교육과정이 시작됨 – 연세대학교 원주의과대학 보건학과 : 이후 재활학과로 명칭변경
1990년대	• 1991년 연세대학교 보건과학대학 재활학과는 작업치료 전공과 물리치료 전공으로 분리하여 교육을 실시함 • 1993년 보건복지부로부터 사단법인 대한작업치료사협회 승인(초대회장 : 김순자) – 영문 표기는 'Korean Occupational Therapists Association(KOTA)' • 1995년 아시아 태평양 작업치료사협회에 가입함 • 1997년 협회보인 '작업치료'를 창간함 • 1998년 의료기사 수습제도를 폐지함(양성교육과정이 사라짐) • 1998년 세계작업치료사연맹(WFOT)에 49번째 정식회원국으로 가입함 – 영문표기는 'Korean Association of Occupational Therapists(KAOT)'

1.2 작업수행(Occupation performance)

1. 작업(Occupation)이란?

정의	• 목표 지향적인 시간의 사용, 에너지, 흥미를 말하는 동시에 ADL, 직업과 생산적 활동, 놀이와 여가활동을 말함 • 작업의 개념은 작업수행 모델의 수행영역을 포함

2. 작업수행 모델의 진화

작업수행모델의 진화	① 1973년 미국 작업치료 협회(AOTA)의 발표 • 작업수행(OP)을 3가지 수행기술과 5가지 수행요소를 내포한 이론의 틀(FOR)로 언급 – 이후 3 영역에 이름이 붙여지고, 수행요소는 3가지로 변형됨 ② 1974년 AOTA 모델 발표 • 작업치료 실시 내용을 도표화(diagram)하기 위해 • 작업치료의 관심영역을 정의하기 위해 ③ 1981년 Mosey • 작업수행 FOR을 "작업치료의 관심 영역(domain of concern of OT)"이라고 말함 ④ 1989년 작업치료에 대한 단일화된 전문용어(uniform terminology) 발표 • 작업수행 영역을 정의하기 위함 • 작업치료 서비스 요소를 정의하기 위함 • 내용은 테스크(task)와 활동(activity)을 정의하고 서술함 ⑤ 1994년 3번째 판(edition) 발표 • 단일화된 전문용어 발표 • 내용 : 수행영역, 수행요소, 2가지 배경(context)을 정의하고 기술함
새로운 형태의 OTPF	• 2002년 새로운 형태의 프레임워크가 발표됨(세계작업치료연맹) – 작업치료 수행 프레임워크(영역 및 프로세스)에 대한 정의 및 설명을 발표 • 2008년 OTPF Ⅱ 발표 • 2014년 OTPF Ⅲ 발표

1.3 Occupational Therapy Practice Framework 3rd Edition(OTPF Ⅲ, 2014)

1. 개요

OTPF란?	• 작업치료의 핵심개념들(core concepts)을 보여주는 틀 • 작업치료의 중재 내용들을 담고 있음 • 작업치료 전반에 대한 기본적 이해를 도움 • 작업치료 수행에 있어 가이드라인 역할을 함 – 관련 이론 및 지식과 수행사이의 연결고리 역할 – 작업치료 관련 영역과 대상 환자를 정의할 수 있음 – 작업치료의 핵심 철학을 기초로 하고 있음
두 가지 주요 영역	① 메인(domian) • 작업치료의 직업 전문성 및 지식의 범위를 제시하는 아우트라인(outline)의 역할을 함 • 작업치료의 분야와 활동범위를 보여줌 ② 프로세스(process) • 클라이언트의 작업 참여 촉진과 클라이언트 중심의 중재에 대해 서술하는 역할을 함 • 역동적인 작업치료서비스 전달체계를 보여줌

2. 도메인(Domain)

※ 작업치료 도메인의 구성(OTPF Ⅲ 기준)

작업	클라이언트 요소	수행기술	수행패턴	배경 및 환경
• ADL • IADLs • 휴식 및 수면 (rest and sleep) • 교육(education) • 일(work) • 놀이(play) • 레저(여가, leisure) • 사회참여 (social participation)	• 가치, 믿음, 영성 (values, beliefs, sprituality) • 신체기능 (body function categories) • 신체구조(body structure)	• 운동기술(motor skills) • 처리기술 (processer skills) • 사회상호기술 (social interaction skills)	• 습관(habits) • 일상(routines) • 의례적인 일 (관습, rituals) • 역할(role)	• 문화적(cultural) • 개인적(personal) • 물리적(physical) • 사회적(social) • 시대적(temporal) • 가상적(virtual)

1) 작업(occupation)

(1) ADL

- 자신의 신체(body)를 관리하는 활동들
- BADL(basic ADL) 및 PADL(personal ADL)로 불리기도 함

목욕/샤워 (bathing/showering)	• 관련 물품 구하기 및 사용하기 • 특정 부위의 몸에 비누칠하고, 헹구고, 말리기 • 목욕자세 유지하기 • 목욕 자세로 이동하기, 목욕 자세에서 돌아오기
화장실 및 화장실 위생 (toileting and toilet hygiene)	• 관련 물품 구하기 및 사용하기 • 화장실 자세 유지하기 • 화장실 자세 취하기 및 돌아오기 • 신체 청결(cleaning) 유지하기 • 월경 및 요실금 관리하기 – 카데터(catheter), 인공항문(colostomy), 좌약(suppository) 관리 등도 포함됨 • 자발적인 대소변 조절 • 필요할 경우 소변배출 보조도구의 사용이나 소변 조절 약물도 포함됨
옷 입고 벗기 (dressing)	• 그 시간대, 날씨, 상황 등을 고려하여 올바른 옷과 액세서리 선택하기 • 옷장에서 옷 꺼내기 • 올바른 순서에 맞게 옷 입고 벗기 • 옷과 신발이 잘 맞도록 조이기 및 풀기 • 개인용품, 보조기 및 의지 등을 착용하고 벗기
삼키기/먹기 (swallowing/eating)	• 입속의 음식물을 유지하고 조작하기 및 삼키기 • 삼키기는 음식물이 입에서 위로 이동하는 것을 의미함 – 음식/음료수
피딩/식사 (feeding)	• 컵이나 접시의 음식물을 정렬하고, 위치시킨 후 입으로 가져오기 • 자신에게 먹이기 즉, 셀프 피딩(self-feeding)이라 명하기도 함
기능적 이동 (functional mobility)	• 일상생활활동 수행 중 한 지점에서 다른 한 지점으로 이동하는 것을 의미함 – 침대 이동(in-bed mobility), 휠체어 이동(wheel chair mobility) – 기타 다양한 이동들(transfers) ◦ 휠체어, 침대, 자동차, 변기, 욕조, 의자, 바닥 등에서 이동하기 • 기능적 보행 및 교통수단의 이용도 포함됨

개인 용품 관리하기 (personal device care)	• 개인 용품 사용, 세척, 관리하기 – 보청기, 콘택트렌즈, 안경, 보조기, 의지, 혈당측정기, 피임기구, 각종 성인용품, 적응도구(adaptive equipment) 등
개인위생 및 몸치장 (personal hygiene and grooming)	• 관련 물품 구하기 및 사용하기 • 제모하기(예 면도기, 핀셋, 로션 등 사용하기) • 화장하고 지우기 • 머리감기, 말리기, 빗기, 모양내고 손질하기 • 손톱 및 발톱 관리 • 피부, 귀, 눈, 코 관리 • 향수 뿌리기 • 구강청결 유지하기, 양치질하기, 치실 사용하기 • 틀니 및 보철기구 제거하기/착용하기/세척하기
성적 활동 (sexual activity)	• 성적 만족을 주는 활동에 참여하기 • 관계 요구 및 임신 요구를 성취하기(meet needs)

(2) **수단적 일상생활동작**(I-ADL)

• 지역사회 및 가정에서 일어나는 활동들 중 ADL보다 더 복잡한 상호작용(interaction)이 요구되며, 일상생활의 지지적(supportive) 역할의 활동들을 의미함

타인돌보기 (care of others)	• 타인 보살피기, 감독하기, 정리하기(arranging)
애완동물 관리하기 (care of pets)	• 애완동물 돌보기, 감독하기, 정리하기(arranging)
자녀 양육 (child rearing)	• 아동 발달에 필요한 요구를 지지하는 감독(supervision) 및 보호 제공하기
의사소통 관리 (communication management)	• 다양한 시스템 및 도구를 이용해 보내기/받기/해석하기 – 필기도구, 전화(휴대폰, 스마트폰), 타자(키보드), 컴퓨터 또는 태블릿, 음성영상 기록 장치들, 커뮤니케이션보드, 비상 호출등(call light), 각종 비상 시스템들, 점자 타자기(Braille writer), 청각장애인을 위한 의사소통 보조도구들(telecommunication devices), 각종 대체의사소통(augmentative communication) 시스템, 개인 디지털 시스템들(digital systems)
운전 및 지역사회 이동 (driving and community mobility)	• 지역사회 이동을 계획하고 실행하기 및 대중 또는 개인 교통수단 이용하기 – 운전/보행/자전거로 이동 – 버스/택시/기타 교통 시스템 이용하기

재정 관리 (financial management)	• 재원 관리하기 – 다양한 지불 방법(transaction)에 대한 대처법이 포함됨 • 단기 및 장기 재정 목표를 세우고, 돈 사용하기
건강관리와 유지 (health management and maintenance)	• 건강과 웰빙 전략을 개발하고, 관리하고, 유지하기 – 적절한 신체 운동(physical fitness), 영양 섭취, 건강을 해치는 행동의 감소, 일상적 약물 복용
집 관리 (home establishment and management)	• 개인 및 가정에 속한 소유물 및 환경을 유지하고 관리하기 예 집, 뜰, 정원, 전기용품, 자동차 등 • 개인 소유물을 수리하고 유지하기 – 옷, 가정용품 등 • 어떻게 도움을 청할 수 있는지, 누구를 만나야 하는지를 인지하기(knowing)
식사 준비 및 뒤처리 (meal preparation and cleanup)	• 균형 잡힌 영양 식단을 계획하고, 준비하고, 제공하기 • 식후 남은 음식물 처리하기 및 식사 도구 세척하기(cleaning up)
종교적(영적) 활동 및 표현 (Religious and spiritual activities and expression)	• 종교 활동에 참여하기 • 자신보다 더 큰 어떤 존재와 연결되어 있다는 신념과 관련된 활동에 참여하기 • 아이와 놀며 시간보내기, 자연 속 활동에 참여하기, 필요시 타인 돕기 등과 같은 특별한 의미를 지닌 활동에 참여하기
안전처리 및 긴급상황 대처 (safety and emergency maintenance)	• 안전한 환경을 만들기 위해 예방적 조치에 대해 이해하고 수행하기 • 예상치 못한 갑작스런 위기상황을 인식하기 • 건강 및 안전을 위협하는 요소들을 감소시키기 위해 응급상황 대처활동을 수행하기 예 – 집에서 나가고 들어올 때 안전 확인하기 – 응급 시 연락할 대상 정하기 – 연기 탐지기 또는 비상전구 배터리와 같은 물품 준비하기
쇼핑 (shopping)	• 쇼핑 목록 작성하기 • 품목 선택하고, 구매하기 • 물건 배송하기 • 지불 방법 선택하기 • 계산 완료하기 • 인터넷 쇼핑, 컴퓨터, 휴대폰, 태블릿 등을 이용한 구매도 포함됨

(3) 휴식 및 수면(rest and sleep)

- 다른 작업의 능동적 참여를 위해 필요한 건강을 위한 휴식 및 수면과 관련된 활동들을 의미함

휴식 **(rest)**	• 신체적, 정신적 활동이 중단되고, 조용하며, 어떤 노력 없는 이완상태를 의미함 • 휴식에 대한 필요를 인식하기 • 고된 신체적/정신적/사회적 활동의 참여 감소시키기 • 휴식 취하기 • 에너지 회복 및 진정 상태를 위해 노력하기 • 참여에 대한 흥미를 회복하기
수면 준비 **(sleep preparation)**	• 자신의 안락한 휴식을 위한 준비 활동들 – 잠들기 위한 탈의 및 착용 – 독서나 음악청취 – 타인에게 취침 전 인사하기(saying good night) – 기도하기 – 약물 복용하기 – 수면시간 및 기상시간 정하기 – 건강 및 성장을 고려한 수면 패턴(sleep pattern) 확립하기 • 잠자는 시간(무의식 상태)을 위한 물리적 환경 준비하기 – 침대 및 취침 공간 준비하기 – 적절한 온도(냉/온) 및 안전 확인하기 – 알람시계 맞춰놓기 – 안전 확인하기 ◦ 문 잠금, 창문 닫기, 커튼 치기, 전열기구 끄기, 전등 끄기 등
수면 참여 **(sleep participation)**	• 수면을 위한 개인적 요구 관리하기 – 밤잠, 낮잠, 꿈 등의 시작을 돕는 활동들(ceasing activity) – 수면방해 없이 수면상태 유지 – 수면 시 갈증이나 소변 요구 관리하기 – 아이 또는 배우자와 같은 사회적 공간 내에 있을 때 각종 요구와 필요에 대해 타협하기 및 상호작용하기 ◦ 밤 시간에 모유수유하기 ◦ 잠자고 있는 대상의 수면 안전 및 수면 안락감 확인하기

(4) **교육**(education)

- 학습 및 학습참여에 필요한 활동들

공교육 참여 (formal educational participation)	• 학업 활동(academic) – 수학, 독서, 학위과정 등 • 비학업 활동(nonacademic) – 쉬는 시간, 식당, 복도 등 • 과외 활동(extracurricular) – 스포츠, 밴드부, 응원단, 댄스 등 • 직업 활동(vocational) – 직업 준비 교육, 직업 교육
사교육에 대한 요구 및 관심 탐구 (Informal personal educational needs or interests exploration)	• 관련 정보 및 기술 획득을 위한 주제와 방법 정하기
사교육 참여 (informal personal education participation)	• 흥미 있는 영역에 대한 교육과 훈련이 있는 수업/프로그램/활동 참여하기

(5) **직업**(work)

직업적 흥미 및 적성 (employment interests and pursuits)	• 일과 관련된 개인적 기호, 제한점, 장점 등을 기반으로 직업 정의하기 및 선택하기
구직 및 취업 (employment seeking and acquisition)	• 자신의 강점 주장하기 • 지원서류 준비하기, 재확인하기, 제출하기 • 면접 준비하기, 면접 참여하기, 후속과정 따르기 • 직무 장점에 대해 토의하기 및 최종 협상하기
직업 수행 (job performance)	• 직업 요구 수행하기 – 직업 기술 및 패턴, 시간관리 – 동료/관리계급/고객과의 대인관계 – 리더십 발휘 및 관리 능력 발휘 – 창의성, 생산성, 기여도 – 업무의 시작/유지/종결 – 자신의 직업에 대한 순응 및 적응

퇴직 준비와 적응 (retirement preparation and adjustment)	• 태도(attitudes) 정하기 • 흥미 및 기술 개발하기 • 적절한 취미 활동 선택하기 • 직장 업무 없는 라이프스타일(life style)로 전환하기
자원봉사 탐색 (volunteer exploration)	• 무료봉사를 위한 사회조직 및 단체, 사회적 기회 등을 결정하기 – 개인의 재능(skill), 흥미, 지역, 시간에 맞는 봉사 선택하기
자원 봉사 참여 (volunteer participation)	• 조직, 협회, 시설을 위한 무료 봉사활동 수행하기

(6) 놀이(play)

• 즐거움, 오락, 재미, 기분 전환을 위한 자발적 활동들

놀이 탐색 (play exploration)	• 적절한 놀이 활동 결정하기 – 탐색놀이, 수행놀이, 흉내 놀이, 규칙이 있는 게임, 쌓기 놀이, 상징(symbol) 놀이 등
놀이 참여 (play participation)	• 놀이에 참여하기 • 다른 작업과의 균형을 유지하기 • 적절한 장난감, 도구, 재료 등을 구입/사용/유지관리하기

(7) 여가(leisure)

여가 탐색 (leisure exploration)	• 흥미, 기술, 기회, 적절한 레저 활동 등 결정하기
여가 참여 (leisure participation)	• 적절한 레저 활동을 계획하고, 참여하기 • 다른 영역의 작업들과의 균형 유지하기 • 적절한 장비 및 용품을 구입하고, 관리하기

(8) 사회참여(social participation)

• 주어진 사회 구조 안에서 타인과 교류하기
• 개인에게 기대되는 행동패턴 수행하기

지역 사회 (community)	• 지역사회에서 성공적 대인관계를 형성하는 활동들에 참여하기 – 이웃, 조직, 직장, 학교, 종교 단체, 영적(spiritual) 단체 등
가족(family)	• 요구되는 역할의 성공적 수행을 위한 활동에 참여하기
동료 및 친구 (peer, friend)	• 다양한 수준의 친밀감(intimacy) 및 상호작용이 있는 활동에 참여하기 – 성적 활동도 포함됨

2) 클라이언트 요소(Client factors)

(1) 가치, 신념, 영성(values, beliefs, spirituality)

<table>
<tr><td>가치
(values)</td><td>• 무엇이 옳은 일인지, 무언지 선인지, 무엇이 가치 있는 일인지에 대한 문화 기반의 획득된 믿음과 약속(commitment)을 의미함
<table>
<tr><th colspan="2">예</th></tr>
<tr><td>개인</td><td>• 자신 및 타인에 대한 정직성, 가족에 대한 책임감 등</td></tr>
<tr><td>단체</td><td>• 서비스 제공에 대한 의무(obligation), 공정성(fairness)</td></tr>
<tr><td>대중</td><td>• 발언의 자유
• 동등한 기회제공
• 타인에 대한 인내</td></tr>
</table></td></tr>
<tr><td>신념
(beliefs)</td><td>• 클라이언트가 지니고 있는 진리에 대한 인지적 내용들(cognitive contents)
<table>
<tr><th colspan="2">예</th></tr>
<tr><td>개인</td><td>• 한 사람이 타인들에게 영향을 미치기는 매우 어려움
• 고된 노력은(hard work)에 의해 결과가 만들어짐(pays off)</td></tr>
<tr><td>단체</td><td>• 특정 소수의 권리를 위해 투쟁할 가치가 있음
• 아직 발효되지 않은 보건정책은 사회에 긍정적인 영향을 미침</td></tr>
</table></td></tr>
<tr><td>영성
(spirituality)</td><td>• 각 개인들이 목적과 의미를 찾고 표현하는 방법을 의미하는 인간성(aspect of humanity)
• 개인의 시대적 관점, 자신, 타인, 본질, 중요한 것 및 가치 있는 것에 대한 표현 방법을 의미하는 인간성
<table>
<tr><th colspan="2">예</th></tr>
<tr><td>개인</td><td>• 자신의 삶에 대한 의미와 목적을 찾기 위한 일상의 탐색
• 부와 명예 이상의 가치를 지닌 활동들에 대한 개념(guidance)</td></tr>
<tr><td>단체</td><td>• 삶에 대한 의미와 목적을 찾기 위한 일반적 탐색
• 그 단체에 의해 공감된 가치에 대한 활동의 개념(guidance)</td></tr>
</table></td></tr>
</table>

(2) 신체기능의 분류(body function categories)

- 신체계통의 생리적 기능을 의미함
- 감각, 정신, 심혈관, 호흡, 내분비 기능을 포함함

① 정신적 기능 : 감정/인지/지각(mental functions : affective, cognitive, perceptual)

특정 정신기능 (specific mental functions)	고차원적 인지 (higher-level cognitive)	• 판단, 개념 형성, 초인지(metacognition), 수행능력(executive function), 실행(praxia), 인지적 융통성(cognitive flexibility), 내적시각(insight)
	집중(attention)	• 지속적 집중(sustained attention), 분리된 집중(divide attention), 집중력(concentration), 전환능력(distractibility)
	기억(memory)	• 단기기억, 장기기억, 순간기억(working memory)
	지각(perception)	• 감각분별 – 촉각, 시각, 청각, 후각, 미각, 전정감각, 고유수용성감각
	사고(thought)	• 생각의 내용 조절, 현실적 지각(현실감)과 망상, 논리적 사고와 일관적 사고
	연속적이며 복합적인 정신적 기능 (mental function ofsequencing complex movement)	• 운동 생산에 적절한 속도/반응/질/시간에 대한 정신적 기능 예) – 내적 긴장으로 인한 분주함(restlessness) – 발 떨기(toe tapping) – 낙서하기(hand writing)
	감정(emotional)	• 감정의 범위 조절하기, 적절한 감정 표현하기 – 분노, 사랑, 긴장, 짜증, 감정불안(lability) 등
	자신과 시간에 대한 경험 (experience of self and time)	• 자신이 속한 시간과 환경에서 현실적 나에 대한 정체성, 신체, 위치 등을 지각하기
전반적인 정신기능 (global mental function)	의식(consciousness)	• 지각과 각성이 있는 상태 – 명료한 상태가 분명하고 지속적인 상태
	지남력(orientation)	• 사람, 장소, 시간, 자신 및 타인에 대한 지남력
	기질 및 인격 (temperament and personality)	• 외성적(extroversion), 내성적(introversion), 수용성(agreeableness), 비양심성(consciencelessness), 감정적 안정 상태(stability), 표현 개방성(openness), 자기 조절, 자기표현, 확신, 동기유발, 충동 조절, 욕구(appetite)
	에너지 및 욕구 (energy and drive)	• 감정상태, 동기유발, 욕구, 충동 조절, 갈망
	수면(sleep)	• 생리적 과정 • 수면의 질

② 감각기능(sensory functions)

시각 기능 (visual functions)	• 다양한 환경에 놓인 다양한 거리의 기능적 시각(질적 시각) – 비전(vision), 시력, 시야, 시각안정 등
청각 기능 (hearing functions)	• 소리의 방향 및 종류 분별 • 소리의 위치 및 거리 인식
전정기능감각 (vestibular function)	• 자세잡기, 균형유지, 중력에 대한 움직임 등에 대한 감각
미각 기능 (taste function)	• 단맛, 쓴맛, 신맛, 짠맛과 관련된 질적 지각
후각 기능 (smell function)	• 향 구별 및 냄새 지각
고유수용성 기능 (proprioceptive function)	• 신체의 자세 및 공간에 대한 지각
촉각 기능 (touch functions)	• 타인에 의한 접촉 및 질감이 있는 물체에 의한 접촉 지각 – 음식의 질감, 과감각/이상감각/무감각 등
통증(pain) : 확산(diffuse), 무딤(dull), 날카로움(sharp), 환상(phantom)	• 특정 신체 부위에 해가 되거나 해가될 수 있는 불쾌한 느낌 • 전반적인 통증 또는 특정 부위 통증 예 확산(diffuse), 무딤(dull), 날카로움(sharp), 환상(phantom)
온도 및 압박에 대한 민감도 (sensitivity to temperature and pressure)	• 온도 지각(뜨거움/차가움) • 피부에 가해진 힘에 대한 지각

③ 신경/근/골격기능 및 운동관련기능(neuromusculoskeletal and movement related function)

관절과 뼈의 기능	관절 유동성(joint mobility)	• 관절의 ROM
	관절 안정성(joint stability)	• 신체 관절들의 구조적 통합 유지하기 • 구조적 통합과 연관된 생리학적 관절 안정성
근육의 기능	근력(muscle power)	• 힘
	근긴장도(muscle tone)	• 근육의 긴장 정도(이완/경직/무정위)
	근지구력(muscle endurance)	• 지속적으로 근육 수축 유지하기
움직임의 기능	운동반사(motor reflexes)	• 근육의 불수의적 수축 – 특정 자극에 의해 자동적으로 유발되는 근수축 – 예 stretch, ATNR, STNR
	불수의적 운동반응 (involuntary movement reaction)	• 자세 반응, 자세 조절 반응, 지지 반응, 정위 반응 등
	수의적 운동 조절 (control of voluntary movement)	• 눈–손 협응, 양측 통합, 정중선 지나기, 소운동/대운동 조절 • 시운동 기능 – 빠른 눈동자 움직임(saccades) – 느린 눈추적(pursuits) – 눈동자 순응(accommodation) – 두 눈의 사용(양안성, binocularity)
	보행 패턴(gait patterns)	• 일상의 작업에 영향을 미치는 보행 및 이동 – 예 보행 패턴과 장애, 비대칭성 보행, 경직성 보행(stiff gait)

④ 심혈관계, 조혈계, 면역계, 호흡기계 기능

(cardiovascular, hematological, immunological, and respiratory system functions)

심혈관계/조혈계/면역계 기능	• 혈압 기능(blood pressure functions) 기능 유지 – 고혈압, 저혈압, 자세에 의한 저혈압
호흡기계 기능	• 호흡 회수, 호흡 리듬, 호흡의 깊이
심혈관계 및 호흡기계의 부가적 기능과 감각 (additional functions and sensation)	• 신체 지구력, 유산소 운동 능력, 스테미너(stamina), 피로도(fatigability)

⑤ 목소리와 언어 기능(voice and speech functions), 소화 기능(digestive functions), 대사 기능(metabolic functions), 내분비계 기능(endocrine system functions), 비뇨/생식/출산 기능(genitourinary and reproductive functions)

목소리와 언어 기능	• 유창한 언어구사, 리듬, 대체 언어(alternative vocalization) 기능
소화 기능(digestive functions), 대사 기능(metabolic functions), 내분비계 기능(endocrine system functions)	
비뇨/생식/출산 기능(genitourinary and reproductive functions)	

⑥ 피부 및 관련 구조 기능(skin and related structure functions)

피부 기능 (skin functions)	• 보호 기능(protective functions) : 상처, 베임, 멍 등으로부터 보호 • 회복 기능(repair function) : 상처 치유
털 및 손톱 기능 (hair and nail functions)	• 보호 기능(protective functions) : 상처, 베임, 멍 등으로부터 보호 • 회복 기능(repair function) : 상처 치유

(3) 신체 구조(body structure)

신경계 구조 눈, 귀, 기타 관련 구조 발성 및 언어 관련 구조 심혈관, 면역, 호흡 관련 구조 소화, 대사, 내분비 관련 구조 비뇨, 생식, 출산 관련 구조 움직임 관련 구조 피부 관련 구조	• 작업치료 수행의 기초가 되는 부분이며, 작업참여, 웰빙, 건강 등과 밀접한 관련이 있음

3) 수행 기술(Performance skills)

- 기능적 목적을 가진 활동에서 관찰 가능한 요소들임
- 기술이란 요구되는 작업 및 활동에 필요한 하부 능력들이며, 다양한 능력들의 조합을 의미함

(1) 운동 기술(motor skills)

정렬(aligns)	• 지속적 지지(propping) 또는 기댐(leaning) 없이 업무 대상과 상호작용하기(interact)
안정화 (stabilizes)	• 지속적 지지(propping) 없이(또는 균형을 잃지 않고) 업무 대상과 상호작용하기 및 이동하기
자세잡기 (positions)	• 업무 대상과 적절한 거리에 위치하기 • 어색한(awkward) 신체 자세는 없음

뻗기 (reach)	• 효율적인 팔 뻗기 – 리치(reach) 밖의 물건을 옮기거나 가져오기 위해 허리 굽히기
구부리기 (bend)	• 몸통을 구부리거나 돌리기 – 리치 밖의 물건을 옮기거나 가져오기 위해, 또는 앉기 위해
쥐기 (grips)	• 효과적으로 업무 물품을 집거나(pinch) 잡기(grasp) – 물건이 미끄러지지 않게 함 예 손가락, 치아 등을 이용
조작하기 (manipulate)	• 업무 관련 도구를 조작할 때 민첩한 손가락 움직임 사용하기 예 손가락으로 버튼 조작하기
협응하기 (coordinates)	• 물체를 조작하고, 유지하고, 안정화시키기 위해 신체의 여러 부위(두 부위 이상)가 함께 협력하기 – 서툰 조작이나, 물건의 떨어트림 없음
이동시키기 (moves)	• 대상 물체를 효율적으로 밀기 또는 당기기 – 지지면(supporting surface)을 따라가며 수행 – 문(또는 서랍)을 열기를 위해 밀기 또는 당기기 – 휠체어를 밀고나아가기 위해 바퀴 돌리기(propel)
들어올리기(lifts)	• 추가적인 노력 없이 대상 물체를 들기(또는 들어올리기)
걷기 (walks)	• 업무 수행 중 평지에서 보행하기 – 발끌기, 흔들림, 불안정성, 보조도구 등이 없는 보행을 의미
나르기(transport)	• 보행 또는 휠체어를 통해 물건을 한 장소에서 다른 장소로 들고 나르기
조절 (calibrates)	• 대상 물체에 맞는 적절한 힘/속도/범위를 이용해 움직임 만들기 – 물체를 부수지 않음 – 적절한 힘으로 문 닫기
유연성(flows)	• 대상 물체와 부합하는 부드럽고 유연한 팔과 손목의 움직임
지구력 (endures)	• 피로, 휴식, 숨 고르기 등을 위한 쉼(멈춤) 없이 특정 업무를 지속적으로 진행하여 완수하기
페이스/속도 조절 (paces)	• 전체의 업무수행에 있어 속도(rate)와 템포(tempo)를 효율적으로 유지하기

(2) 처리 기술(processer skills)

페이스/속도 조절 (paces)	• 전체의 업무수행에 있어 속도(rate)와 템포(tempo)를 효율적으로 유지하기
집중 (attends)	• 자신의 업무에서 시선이 이탈(look away)하지 않으므로 지속적인 업무수행이 방해받지 않기
유념/귀 기울이기 (heeds)	• 타인이 지시한 업무를 수행하고 완수하기
선택 (chooses)	• 업무에 필요한 적절한 도구 및 재료 선택하기 – 자신이 사용하고 싶은 도구/재료(또는 타인이 요구한 도구/재료)
사용하기 (uses)	• 자신이 원하는 도구 및 재료 적용하기 예 깔끔한 글씨를 위해 크레용이 아닌 가는 샤프 사용하기
다루기 (handles)	• 물건의 파손, 이동, 미끄러짐, 떨어짐 등을 방지하기 위해 적절한 방식으로 물선을 지지하고 안정시키기
질문하기 (inquires)	• 질문 또는 지시사항 읽기 등을 통해 필요한 정보 찾기 • 업무나 환경에 대해 완전히 알고 있는 경우 또는 바로 답을 인지하고 있는 경우에는 질문하지 않기
시작하기(initiates)	• 망설임 없이 시작하기 또는 다음 단계로 넘어가기
지속하기 (continues)	• 업무 또는 동작이 시작되면 지체나 멈춤 없이 한 번에 지속적으로 수행하여 완수하기
연속 (sequences)	• 부적절한 반복이나 무작위로 순서정하기 없이 효율적이고, 논리적으로 순서에 맞게 각 단계(steps)를 수행하기
종료하기(terminates)	• 부적절한 지속이나 미성숙한 멈춤(cessation) 없이 한 동작이나 과제 완수하기
탐색/가져오기 (searches/locates)	• 현재의 환경 안(또는 밖)에서 도구 및 재료를 적절한 방식을 이용하여 탐색하기 및 가져오기(위치시키기)
모으기 (gathers)	• 업무 관련 도구 및 재료를 같은 장소에 모으기 • 쏟아지거나, 떨어진(또는 다른 장소에 있는) 도구 및 재료 모으기
정리하기 (organizes)	• 한 종류의 작업 공간 및 여러 작업 공간에 적절한 재료 및 도구를 합리적이고 올바른 배열로 정리하기 – 도구들이 흐트러져있거나 작업장이 혼잡하지 않음
복구(restores)	• 작업 공간이 원래의 상태로 되돌아가도록 재료 및 도구들을 적절한 공간으로 치우기

조종(navigates)	• 팔, 몸통, 휠체어 등이 업무 환경 내에서 주변 사물과 충돌하지 않고 움직이기
주의/반응(notices/responds)	• 비언어적 업무와 관련된 단서(cue)에 대해 적절히 반응하기 예 열(heat), 움직임(movement) 등 • 업무에 사용되는 도구의 공간적 배치 및 정렬하기 • 수행 중 열려 있는 서랍이나 뚜껑에 대해 적절히 반응하기
수정(adjusts)	• 새로운 공간으로 효율적으로 이동하기 • 현재 작업 공간으로 재료 및 도구 이동시키기 • 지속적 업무수행을 위해 손잡이(knobs), 다이얼(dial), 수도꼭지(water tap) 등을 변형시키기
순응(accommodates)	• 비효율적 업무수행 예방하기
유익(benefits)	• 지속적이고 반복적인 업무수행의 문제 예방하기

(3) **사회 상호작용 기술**(social interaction skills)

접근/시작(approach/starts)	• 사회적으로 적절한 방식으로 사회적 만남 시작하기(또는 접근하기)
결론/종료(concludes/disengages)	• 효율적으로 대화 마치기 및 사회적 관계 종료하기 • 종결되지 않은 주제로 토론하기 • 해결하기(disengages) 또는 종료하기(says good-bye)
음성 만들기(produces speech)	• 청취가능하며, 명확한 '음성/부호/대체(컴퓨터 이용)' 형식의 메시지 만들기
몸짓(gesticulates)	• 의사소통을 위해(또는 메시지 전달을 위해) 사회적으로 허용되는 몸짓(제스처) 사용하기
상대에게 향하기(turns toward)	• 말하고 있는 사람(또는 사회적 파트너)에게 몸과 얼굴 돌리기 및 능동적 자세 취하기
쳐다보기(looks)	• 상대(사회적 파트너)와 눈 마주치기
자리잡기(places self)	• 사회적 상호작용이 일어날 때 상대방(사회적 파트너)과 적절한 거리에 자신을 위치시키기
신체접촉(touches)	• 사회적으로 적절한 방식으로 상대방(사회적 파트너)과 신체접촉하기 또는 신체접촉에 반응하기
조절하기(regulates)	• 사회적 관계에서 엉뚱하고(irrelevant), 반복적이며, 충동적인(impulsive) 행동이 나타나지 않음

질문하기 (questions)	• 관련 사실과 정보 요청하기 • 사회적 상호작용을 돕는 질문 요청하기
답하기(replies)	• 질문 및 코멘트에 대해 적절히 답을 해가며 대화 지속하기
노출하기 (discloses)	• 사회적으로 적절한 방법으로 자신의 의견 및 감정, 자신과 타인에 대한 정보 노출하기
감정 표현 (expresses emotion)	• 사회적으로 적절한 방법으로 감정 및 정동 보여주기
이견(disagrees)	• 사회적으로 적절한 방법으로 이견에 대해 표현하기
감사(thanks)	• 선물, 순응(compliance), 각종 서비스 등에 대해 적절한 언어 또는 제스처 사용하기
전환(transitions)	• 대화를 방해하지 않으면서 자연스럽게 대화의 주제를 전환시키기
시간 반응 (time response)	• 사회적 상대(파트너)에게 지체(또는 망설임) 없이, 그리고 불편 없이 답하기
시간 소비 (time duration)	• 메시지의 난이도에 따른 합리적 시간 소요
순서/차례(takes turn)	• 상대의 차례를 존중하며, 상대에게 순서가 돌아갈 수 있는 자유 제공하기
적합한 언어사용 (matches language)	• 목소리 톤, 사투리, 언어 레벨 등을 사회적으로 적절히 사용하기 • 대상자의 이해 수준 및 능력에 맞게 사용하기
명확히 말하기 (clarifies)	• 사회적 대상(파트너)이 이해할 수 없거나 알 수 없는 메시지에 대해 제스처 또는 말로 대응하기 • 상대방이 대화를 잘 따라오고 있는지 확인하기
인정 및 격려하기 (acknowledges and encourages)	• 메시지 수용(receipt)을 인식하기(acknowledges) • 사회적 대상과 지속적 상호교류를 지속하는 것 촉진하기 • 모든 사회적 대상자와의 교류에 대해 용기 북돋아주기
공감하기 (empathies)	• 동의, 동감, 상대방 감정에 대한 이해 등을 통해 사회적 대상에게 지지적 태도(supportive attitude) 표출하기
유념/귀 기울이기 (heeds)	• 사회상호작용의 의도된 목적(intended purpose)을 완수하기 위해 집중하므로 '목표지향적(goal-directed) 사회적 교류' 사용하기
순응(accommodates)	• 비효율적인 업무수행 예방하기
유익(benefits)	• 지속적이고 반복적인 업무수행의 문제를 예방하기

4) 수행 패턴(performance pattern)

(1) 개인(person)

습관 (habits)	• 익숙한 환경이나 상황에서 일정한 방법을 통해 반응하고, 행동하는 획득된 경향(tendency)을 의미함 • 큰 변화 없이 반복적이며, 자동적으로 수행되는 특정 행동 • 유용하고 우세적이지만, 또한 궁핍(impoverished)할 수도 있음 • 작업수행에 도움이 될 수도 있고, 방해가 될 수도 있음 **예** • 같은 장소에 자동적으로 차키 놓기 • 도로를 건널 때 좌우 살피기 • 요리 냄비를 들 때 항상 가스레인지의 불을 끄기 • 집을 나갈 때 경보장치 작동시키기
일과 (routines)	• 관찰 가능하며, 반복되는 행동 패턴 • 일상생활의 틀이 되는 행동 패턴 • 만족/촉진/손상될 수 있음 • 순간적인 전념(commitment)이 필요하며, 문화적/생태학적 내용을 담고 있음 **예** • 아침에 '화장실 → 샤워 → 치장 → 옷입기' 순서로 수행하기 • 식사준비 시 순서에 따라 진행하기 • '아이를 학교까지 태워주기 → 출근하기 → 아이를 학교에서 픽업하기 → 집안일 하기 → 저녁준비'와 같은 일상적 일들
관례/관습 (rituals)	• 클라이언트의 정체성/가치/믿음에 기여하며, 문화적/영적/사회적 의미를 내포하는 상징적(symbolic) 활동들을 의미함 • 강한 정서적 요소와 많은 사건들로 구성됨 **예** • 물려받은 오래된 머리빗으로 자신의 어머니가 과거에 했던 것처럼 밤마다 100번 머리 빗기 • 전통 의복을 입고 지정된 용기들을 이용해 명절 음식 준비하기
역할 (role)	• 사회가 기대하는 행동들 • 클라이언트가 보다 더 잘 정의내릴 수 있으며, 더 잘 개념화할 수 있는 문화 및 환경에 의해 형성됨 **예** • 발달장애를 가진 청소년의 어머니 • 컴퓨터 공학을 배우고 있는 학습장애 학생 • 뇌졸중 후 직장으로 복귀한 회사 경영인

(2) 그룹 또는 대중(group or population)

일과 **(routines)**	• 관찰 가능하며, 반복되는 행동 패턴 • 일상생활의 틀이 되는 행동 패턴 • 만족/촉진/손상될 수 있음 • 순간적인 전념(commitment)이 필요하며, 문화적/생태학적 내용을 담고 있음 **예** • 아동을 위한 시기별 예방접종 및 성인을 위한 정기건강검진과 같은 보건 활동 수행하기 • 사회적 약자 그룹을 위한 서비스 제공과 같은 업무 따르기 – 예) 특정 그룹에 대한 대출 • 장애복지법, 의료보험 등과 관련된 제도적/법적 절차 따르기 • 인사(greeting)와 같은 사회적 관례 따르기
관례/관습 **(rituals)**	• 그룹 또는 대중이 지닌 가치와 믿음이 내포된 전통적/감정적/기술적 의미를 지닌 사회적 지침(actions) **예** • 문화 행사 유지하기 • 퍼레이드나 시위 진행하기 • 국가관, 애국심 나타내기 • 종교적/정서적/문화적 지침 따르기 – 특정 사물 만지기(mezuzah) – 들어오고 나갈 때 성수 뿌리기 – 성지를 향해 기도하기
역할 **(role)**	• 그룹 또는 대중이 기대하는 행동들 • 그룹 또는 대중이 보다 더 잘 정의내릴 수 있으며, 더 잘 개념화할 수 있는 문화 및 환경에 의해 형성됨 **예** • 정신과적 문제를 지닌 사람들을 위한 주택을 제공하는 비영리 단체 • 난민에게 음식과 의복을 제공하는 인도주의 단체 • 초등학생들에게 학교폭력예방에 대한 교육을 실시하는 대학 동아리

5) 배경 및 환경(context and environment)

(1) 배경(context)

<table>
<tr>
<td>문화적
(cultural)</td>
<td>• 클라이언트가 속한 사회가 수용하는 관습, 믿음, 활동 패턴, 행동규범, 기대치 등을 의미함
• 문화적 배경은 클라이언트의 정체성 형성 및 활동의 선택에도 영향을 미침
<table>
<tr><th colspan="2">예</th></tr>
<tr><td>개인</td><td>집에 있는 사람들에게 추수감사절 식사를 배달하는 사람</td></tr>
<tr><td>단체</td><td>금요일에 캐주얼 복장을 입어 한 주의 마무리를 알리는 피고용자들</td></tr>
<tr><td>대중</td><td>오후 낮잠 또는 오후 간식을 즐기는 대중들</td></tr>
</table>
</td>
</tr>
<tr>
<td>개인적
(personal)</td>
<td>• 건강의 상태 및 건강 수준을 의미하는 것이 아닌 개인의 상태를 의미함
• 개인적 배경은 나이, 성, 사회경제적 위치, 교육 수준 등을 포함하며, 또한 그룹 멤버십과 대중 멤버십도 포함함
<table>
<tr><th colspan="2">예</th></tr>
<tr><td>개인</td><td>미취업 상태의 25세 고졸 남성</td></tr>
<tr><td>단체</td><td>노숙자 시설에서 일하고 있는 자원봉사자들</td></tr>
<tr><td>대중</td><td>지역사회 이동 수단을 학습 중인 노인 운전자들</td></tr>
</table>
</td>
</tr>
<tr>
<td>시간적
(temporal)</td>
<td>• 작업 참여를 통해 획득한 시간에 대한 경험을 의미함
• 일상의 활동 양상에 기여하는 작업의 순간적 면을 말함
– 리듬, 템포, 동시발생, 기간, 순서 등이 포함됨
<table>
<tr><th colspan="2">예</th></tr>
<tr><td>개인</td><td>10년 동안 일하고 퇴직한 사람</td></tr>
<tr><td>단체</td><td>매년 개최되는 지역사회 단체의 모금운동</td></tr>
<tr><td>대중</td><td>독립기념일(7월4일) 행사에 참여하는 사람들</td></tr>
</table>
</td>
</tr>
<tr>
<td>가상적
(virtual)</td>
<td>• 컴퓨터나 공중파에 의해 형성된 커뮤니케이션 환경을 말함
– 물리적 접촉이 없는 환경
• 가상적 배경은 모의환경, 실시간 환경, 근실시간(near time) 환경을 포함함
– 채팅방, 이메일, 화상회의, 라디오 전송, 원격감시시스템, 컴퓨터를 이용한 정보수집 등
<table>
<tr><th colspan="2">예</th></tr>
<tr><td>개인</td><td>서로 문자를 주고받는 친구</td></tr>
<tr><td>단체</td><td>화상회의, 전화회의, 채팅방 등에 참석 중인 사람들</td></tr>
<tr><td>대중</td><td>가상 커뮤니티의 게이머들(gamers)</td></tr>
</table>
</td>
</tr>
</table>

(2) **환경**(environment)

<table>
<tr><td>물리적
(physical)</td><td>
• 자연적 환경, 인공적 환경, 그리고 그에 속한 물체(object)들을 말함
• 자연적(natural) 환경
  – 지리적 지형, 식물, 동물, 환경 속의 다양한 감각들 등
• 인공적(built) 환경
  – 빌딩, 가구, 도구, 장비 등
<table>
<tr><th colspan="2">예</th></tr>
<tr><td>개인</td><td>단독 주택 또는 아파트</td></tr>
<tr><td>단체</td><td>사무실 또는 공장</td></tr>
<tr><td>대중</td><td>교통 시스템</td></tr>
</table>
</td></tr>
<tr><td>사회적
(social)</td><td>
• 클라이언트가 접촉하는 ‘개인 / 단체 / 대중’과의 관계, ‘개인 / 단체/ 대중’의 기대치, ‘개인 / 단체 / 대중’ 속의 존재성을 의미함
• 배우자, 친구, 보호자와 같은 주요 인물들의 유용성(availability)과 기대치(expectation)가 포함됨
• 개인/단체/대중과의 관계가 포함됨
• 정치적, 제도적, 경제적, 법적 제도와 관련된 내용들이 포함됨
  – 다양한 기준, 역할에 대한 기대, 사회적 일상(routine) 등에 영향을 미침
<table>
<tr><th colspan="2">예</th></tr>
<tr><td>개인</td><td>친구, 동료 등</td></tr>
<tr><td>단체</td><td>학과 파티를 하고 있는 작업치료 전공 학생들</td></tr>
<tr><td>대중</td><td>정부에 의해 영향 받은 사람들</td></tr>
</table>
</td></tr>
</table>

1.4 Occupational Therapy Practice Framework 4th Edition(OTPF-4, 2020)

1. 개요

<table>
<tr><td>OTPF-4</td><td>• OTPF(Occupational Therapy Practice Framework) 4th ed 구성
– 도메인과 프로세스(Domain and Process)로 구성
– 미국작업치료협회(AOTA)의 공식 발표
– 작업치료의 전반적 수행을 보여주는 상호구조(interrelated construct) 제시
– 작업치료사 및 전공 학생들, 타 보건 전문가들, 교육자, 연구자, 소비자 등을 위해 개발</td></tr>
<tr><td>도메인과 프로세스
(domain and process)</td><td>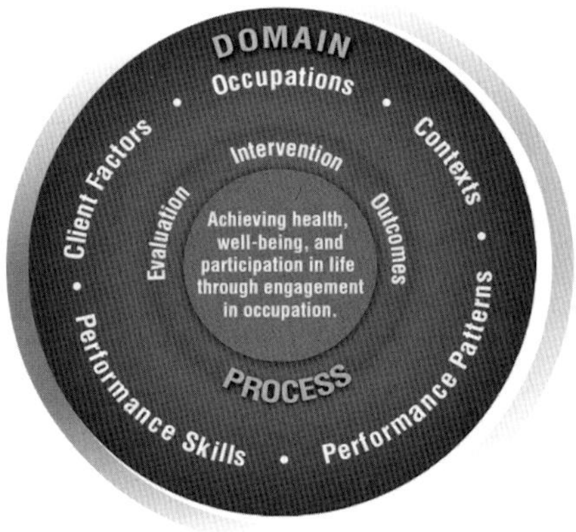

① 도메인(domian)
• 작업치료의 직업 전문성 및 지식의 범위를 제시하는 아우트라인(outline)의 역할을 함
• 작업치료의 분야와 활동범위를 보여줌
• OTPF-4의 도메인
– 작업(Occupations) : 건강관리가 추가됨(+Health management)
– 배경(Contexts and Environments)
– 수행 패턴(Performance Patterns)
– 수행 기술(Performance Skills)
– 클라이언드 요소(Client Factors)
② 프로세스(Process)
• 클라이언트의 작업 참여와 클라이언트 중심의 중재에 대한 활동을 기술
• 역동적인 작업치료서비스 전달체계를 보여줌</td></tr>
</table>

2. 도메인(Domain)

※ 작업치료 도메인의 구성(OTPF-4 기준)

작업 (Occupations)	배경 (Contexts)	수행패턴 (Performance Patterns)	수행기술 (Performance Skills)	클라이언트 요소 (Client Factors)
• ADL • IADLs • 건강관리(health management) • 휴식 및 수면(rest and sleep) • 교육(education) • 일(work) • 놀이(play) • 레저(여가, leisure) • 사회참여(social participation)	• 환경적 요소 (environmental factors) • 인간적 요소 (personal factors)	• 습관(habits) • 일상(routines) • 역할(role) • 의례적인 일 (관습, rituals)	• 운동기술 (motor skills) • 처리기술 (processer skills) • 사회상호기술 (social interaction skills)	• 가치, 믿음, 영성 (values, beliefs, sprituality) • 신체기능 (body function categories) • 신체구조 (body structure)

1) 작업(occupation)

(1) ADL

• 자신의 신체(body)를 관리하는 활동들

• BADL(basic ADL) 및 PADL(personal ADL)로 불리기도 함

목욕/샤워 (bathing/showering)	• 관련 물품 구하기 및 사용하기 • 특정 부위의 몸에 비누칠하고, 헹구고, 말리기 • 목욕자세 유지하기 • 목욕 자세로 이동하기, 목욕 자세에서 돌아오기
화장실 및 화장실 위생 (toileting and toilet hygiene)	• 관련 물품 구하기 및 사용하기 • 화장실 자세 유지하기 • 화장실 자세 취하기 및 돌아오기 • 신체 청결(cleaning) 유지하기 • 월경 및 요실금 관리하기 – 카데터(catheter), 인공항문(colostomy), 좌약(suppository) 관리 등도 포함됨 • 자발적인 대소변 조절 • 필요할 경우 소변배출 보조도구의 사용이나 소변 조절 약물도 포함됨
옷 입고 벗기 (dressing)	• 그 시간대, 날씨, 상황 등을 고려하여 올바른 옷과 액세서리 선택하기 • 옷장에서 옷 꺼내기 • 올바른 순서에 맞게 옷 입고 벗기 • 옷과 신발이 잘 맞도록 조이기 및 풀기 • 개인용품, 보조기 및 의지 등을 착용하고 벗기

먹기와 삼키기 (eating&swallowing)	• 입속의 음식물을 유지하고 조작하기 및 삼키기 • 삼키기는 음식물이 입에서 위로 이동하는 것을 의미함 　– 음식/음료수
피딩/식사 (feeding)	• 컵이나 접시의 음식물을 정렬하고, 위치시킨 후 입으로 가져오기 • 자신에게 먹이기 즉, 셀프 피딩(self-feeding)이라 명하기도 함
기능적 이동 (functional mobility)	• 일상생활활동 수행 중 한 지점에서 다른 한 지점으로 이동하는 것을 의미함 　– 침대 이동(in-bed mobility), 휠체어 이동(wheel chair mobility) 　– 기타 다양한 이동들(transfers) 　　◦ 휠체어, 침대, 자동차, 변기, 욕조, 의자, 바닥 등에서 이동하기 • 기능적 보행 및 교통수단의 이용도 포함됨
개인위생 및 몸치장 (personal hygiene and grooming)	• 관련 물품 구하기 및 사용하기 • 제모하기(예 면도기, 핀셋, 로션 등 사용하기) • 화장하고 지우기 • 머리감기, 말리기, 빗기, 모양내고 손질하기 • 손톱 및 발톱 관리 • 피부, 귀, 눈, 코 관리 • 향수 뿌리기 • 구강청결 유지하기, 양치질하기, 치실 사용하기 • 틀니 및 보철기구 제거하기/착용하기/세척하기
성적 활동 (sexual activity)	• 성적 만족을 주는 활동에 참여하기 • 관계 요구 및 임신 요구를 성취하기(meet needs)

(2) **수단적 일상생활동작**(I-ADL)

- 지역사회 및 가정에서 일어나는 활동들 중 ADL보다 더 복잡한 상호작용(interaction)이 요구되며, 일상생활의 지지적(supportive) 역할의 활동들을 의미함

애완동물 관리하기 (care of pets and animals)	• 애완동물 및 서비스 제공 동물(service animals) 돌보기, 감독하기(supervising), 정리하기(arranging)
자녀 양육 (child rearing)	• 아동 발달에 필요한 요구를 지지하는 감독(supervision) 및 보호(care) 제공하기
의사소통 관리 (communication management)	• 다양한 시스템 및 도구를 이용해 보내기/받기/해석하기 　– 필기도구, 전화(휴대폰, 스마트폰), 타자(키보드), 컴퓨터 또는 태블릿, 음성영상 기록 장치들, 커뮤니케이션 보드, 비상 호출등(call light), 각종 비상 시스템

	들, 점자 타자기(Braille writer), 청각장애인을 위한 의사소통 보조도구들(telecommunication devices), 각종 대체의사소통(augmentative communication) 시스템, 개인 디지털 시스템들(digital systems)
운전 및 지역사회 이동 (driving and community mobility)	• 지역사회 이동을 계획하고 실행하기 및 대중 또는 개인 교통수단 이용하기 – 운전/보행/자전거로 이동 – 버스/택시/기타 교통 시스템 이용하기
재정 관리 (financial management)	• 재원 관리하기 – 다양한 지불 방법(transaction)에 대한 대처법이 포함됨 • 단기 및 장기 재정 목표를 세우고, 돈 사용하기
집 관리 (home establishment and management)	• 개인 및 가정에 속한 소유물 및 환경을 유지하고 관리하기 예 집, 뜰, 정원, 전기용품, 자동차 등 • 개인 소유물을 수리하고 유지하기 – 옷, 가정용품 등 • 어떻게 도움을 청할 수 있는지, 누구를 만나야 하는지를 인지하기(knowing)
식사 준비 및 뒤처리 (meal preparation and cleanup)	• 균형 잡힌 영양 식단을 계획하고, 준비하고, 제공하기 • 식후 남은 음식물 처리하기 및 식사 도구 세척하기(cleaning up)
종교적(영적) 활동 및 표현 (Religious and spiritual activities and expression)	• 종교 활동에 참여하기 • 자신보다 더 큰 어떤 존재와 연결되어 있다는 신념과 관련된 활동에 참여하기 • 아이와 놀며 시간보내기, 자연 속 활동에 참여하기, 필요시 타인 돕기 등과 같은 특별한 의미를 지닌 활동에 참여하기
안전처리 및 긴급상황 대처 (safety and emergency maintenance)	• 안전한 환경을 만들기 위해 예방적 조치에 대해 이해하고 수행하기 • 예상치 못한 갑작스런 위기상황을 인식하기 • 건강 및 안전을 위협하는 요소들을 감소시키기 위해 응급상황 대처활동을 수행하기 예 – 집에서 나가고 들어올 때 안전 확인하기 – 응급 시 연락할 대상 정하기 – 연기 탐지기 또는 비상전구 배터리와 같은 물품 준비하기
쇼핑 (shopping)	• 쇼핑 목록 작성하기 • 품목 선택하고, 구매하기 • 물건 배송하기 • 지불 방법 선택하기 • 계산 완료하기 • 인터넷 쇼핑, 컴퓨터, 휴대폰, 태블릿 등을 이용한 구매도 포함됨

(3) 건강관리(health management)

- 건강과 안녕을 발전시키고, 관리하며, 유지하는 활동들을 의미함
  - 건강 증진 및 유지를 목적으로 하는 다양한 작업에 참여하는 활동
  - 자기관리가 포함됨

사회적/정신적(감정적) 건강의 촉진 및 유지 (social and emotional health promotion and maintenance)	• 개인의 강점 및 약점 찾기 • 감정 관리 • 효율적으로 요구하기 • 건강과 안녕을 지지하는 작업 및 사회참여 탐색 • 자아정체성 개발 • 참여를 통한 삶의 질 개선을 위한 선택들
증상 및 컨디션 관리 (symptom and condition management)	• 신체적 정신적 건강에 대한 요구 관리하기 – 질병, 상해에 대한 경험, 사회적 낙인 등에 대한 극복전략 만들기 • 통증 관리하기 • 만성 질환 관리하기 • 증상의 변화 및 단계(정도차이) • 감정 조절과 관리를 위해 전략 세우기 및 전략 사용하기 • 회복에 필요한 시간 계획 및 행동 전략 세우기 예) 복약(meditation) • 지역사회의 다양한 지지 시스템들(community and social supports) 이용하기 • 건강관리시스템(health care system) 검색하기 및 접근하기
건강관리시스템과의 커뮤니케이션 (communication with the health care system)	• 건강관리 전문가 및 보험 제공자(health care and insurance providers)와 의사소통하기 • 대화, 글, 디지털기기를 이용한 커뮤니케이션 – 표현하기 및 정보받기 – 정보 이해하기, 자신이나 타인에 대해 알려주기
약물 관리 (medication management)	• 처방에 대해 전문의와 의사소통하기 – 약국에서 약물받기 – 복약 내용 이해하기(interpreting instructions) – 일상에서 약물 복용하기 – 적절한 시간 내 재처방 받기
육체적 활동 (physical activity)	• 건강유지 및 증진을 위한 심혈관 운동, 근력 운동, 균형 훈련 등 수행하기 – 건강 위험요소 예방을 위한 활동 예) 매일 걷기 운동

영양 관리 (nutrition management)	• 의료팀이 제공한 영양 및 수분 섭취 권고를 수행하고 지키기 – 건강 목적에 적절한 식사 준비하기 – 건강 촉진을 위한 식이요법 프로그램(diet routines)에 참여하기
개인적 도구관리 (personal care device management)	• 개인적 일상관리 도구의 구입/사용/세척/유지하기 – 보청기, 콘택트렌즈, 안경, 보장구류, 의수족, 보조도구 및 장비, 피임도구 및 장비, 혈당측정기

(4) **휴식 및 수면**(rest and sleep)

• 다른 작업의 능동적 참여를 위해 필요한 건강을 위한 휴식 및 수면과 관련된 활동들을 의미함

휴식 (rest)	• 신체적, 정신적 활동이 중단되고, 조용하며, 어떤 노력 없는 이완상태를 의미함 • 휴식에 대한 필요를 인식하기 • 고된 신체적/정신적/사회적 활동의 참여 감소시키기 • 휴식 취하기 • 에너지 회복 및 진정 상태를 위해 노력하기 • 참여에 대한 흥미를 회복하기
수면 준비 (sleep preparation)	• 자신의 안락한 휴식을 위한 준비 활동들 – 잠들기 위한 탈의 및 착용(grooming) – 독서나 음악청취 – 타인에게 취침 전 인사하기(saying good night) – 기도하기 – 약물 복용하기 – 수면시간 및 기상시간 정하기 – 건강 및 성장을 고려한 수면 패턴(sleep pattern) 확립하기 • 잠자는 시간(무의식 상태)을 위한 물리적 환경 준비하기 – 침대 및 취침 공간 준비하기 – 적절한 온도(냉/온) 및 안전 확인하기 – 알람시계 맞춰놓기 – 안전 확인하기 ◦ 문 잠금, 창문 닫기, 커튼 치기, 전열기구 끄기, 전등 끄기 등
수면 참여 (sleep participation)	• 수면을 위한 개인적 요구 관리하기 – 밤잠, 낮잠, 꿈 등의 시작을 돕는 활동들(ceasing activity) – 수면방해 없이 수면상태 유지 – 수면 시 갈증이나 소변 요구 관리하기

수면 참여 (sleep participation)	– 아이 또는 배우자와 같은 사회적 공간 내에 있을 때 각종 요구와 필요에 대해 타협하기 및 상호작용하기 ◦ 밤 시간에 모유수유하기 ◦ 잠자고 있는 대상의 수면 안전 및 수면 안락감 확인하기

(5) **교육**(education)

• 학습 및 학습참여에 필요한 활동들

공교육 참여 (formal educational participation)	• 학업 활동(academic) – 수학, 독서, 학위과정 등 • 비학업 활동(nonacademic) – 쉬는 시간, 식당, 복도 등 • 과외 활동(extracurricular) – 스포츠, 밴드부, 응원단, 댄스 등 • 직업 활동(vocational) – 직업 준비 교육, 직업 교육
사교육에 대한 요구 및 관심 탐구 (Informal personal educational needs or interests exploration)	• 관련 정보 및 기술 획득을 위한 주제와 방법 정하기
사교육 참여 (informal personal education participation)	• 흥미 있는 영역에 대한 교육과 훈련이 있는 수업/프로그램/활동 참여하기

(6) **직업**(work)

직업적 흥미 및 적성 (employment interests and pursuits)	• 일과 관련된 개인적 기호, 제한점, 장점 등을 기반으로 직업 정의하기 및 선택하기
구직 및 취업 (employment seeking and acquisition)	• 자신의 강점 주장하기 • 지원서류 준비하기, 재확인하기, 제출하기 • 면접 준비하기, 면접 참여하기, 후속과정 따르기 • 직무 장점에 대해 토의하기 및 최종 협상하기
직업 수행 (job performance and maintenance)	• 제품 및 서비스(products and services) 만들기(creating), 생산하기(producing), 기여하기(distributing) • 직업 기술 및 패턴 유지하기

직업 수행 (job performance and maintenance)	• 시간 활용 관리하기(managing time use) • 동료/관리자/소비자들과 관계 유지하기(managing relationships) • 리더십 및 감독 제공 및 따르기(following and providing) • 업무의 시작/유지/종결하기 • 작업 표준 및 과정 따르기(complying) • 수행 피드백 탐색하기 그리고 피드백에 반응하기(seeking and responding)
퇴직 준비와 적응 (retirement preparation and adjustment)	• 태도(attitudes) 정하기 • 흥미 및 기술 개발하기 • 적절한 취미 활동 선택하기 • 직장 업무 없는 라이프스타일(life style)로 전환하기
사원봉사 담색 (volunteer exploration)	• 무료봉사를 위한 사회조직 및 단체, 사회적 기회 등을 결정하기 – 개인의 재능(skill), 흥미, 지역, 시간에 맞는 봉사 선택하기
자원 봉사 참여 (volunteer participation)	• 조직, 협회, 시설을 위한 무료 봉사활동 수행하기

(7) **놀이**(play)

• 즐거움, 오락, 재미, 기분 전환을 위한 자발적 활동들

놀이 탐색 (play exploration)	• 적절한 놀이 활동 결정하기 – 탐색놀이, 수행놀이, 흉내 놀이, 규칙이 있는 게임, 쌓기 놀이, 상징(symbol) 놀이 등
놀이 참여 (play participation)	• 놀이에 참여하기 • 다른 작업과의 균형을 유지하기 • 적절한 장난감, 도구, 재료 등을 구입/사용/유지관리하기

(8) **여가**(leisure)

여가 탐색 (leisure exploration)	• 흥미, 기술, 기회, 적절한 레저 활동 등 결정하기
여가 참여 (leisure participation)	• 적절한 레저 활동을 계획하고, 참여하기 • 다른 영역의 작업들과의 균형 유지하기 • 적절한 장비 및 용품을 구입하고, 관리하기

(9) 사회참여(social participation)

- 타인과 사회적 교류를 포함하는 활동들
  - 가족, 친구, 동료, 지역사회 구성원
- 사회적 상호의존(interdependence)을 지지하는 활동들

지역 사회 참여 (community participation)	• 지역사회에서 성공적 대인관계를 형성하는 활동들에 참여하기 – 이웃, 조직, 직장, 학교, 종교 단체, 영적(spiritual) 단체 등
가족 (family participation)	• 요구되는 역할의 성공적 수행을 위한 활동에 참여하기
우정 (friendships)	• 두 사람 사이의 관계를 지지하는 활동에 참여하기 – 적절한 시간 동안 서로가 선호하는 내용을 기반으로 하는 활동(based on mutual liking)
은밀한 관계 (intimate partner relationships)	• 비밀/폐쇄적 관계(close relationship) 시작 및 유지하기 – 감정 주고받기, 요구되는 역할에 대한 상호작용(interacting) – 성적 활동을 하거나 또는 그렇지 않은 친밀한 관계
동호회 참여 (peer group participation)	• 비슷한 흥미, 배경, 사회적 지위 등을 지닌 사람들과 하는 활동

2) 배경(context)

(1) 환경적 요소(environment factors)

- 인간이 자신의 삶을 살고 영위하는 주변의 물리적/사회적/태도적 요소들을 의미함

	요소(components)	사례
자연 환경과 인간 (natural environment and human) –환경의 변화를 초래하는 요소들 : 자연의 생물 또는 무생물 요소들/ 사람들에 의해 변화된 물리적 환경 및 환경적 요소들/ 환경내의 인간 집단의 특성들	• 물리적 지형(physical geography)	• 뒤뜰에 있는 높은 화단 • 지역사회 봉사 프로젝트 중 보이스카우트에 의한 실개천(stream) 청소 • 도속도로 연장으로 인한 아는 이웃과의 단절
	• 인구(population) : 환경적 적응을 같이 함께하는 사람들의 집단	• 이동의 문제를 지닌 아동들이 놀 수 있는 놀이터에 대한 보편적 접근(universal access) • 청각 보조도구를 착용한 교인들을 위해 예배당에 설치한 장치(hearing loop) • 노인 타운에 사는 노인들을 위한 나무 그늘 길 및 견고한 보행로

자연 환경과 인간 (natural environment and human) – 환경의 변화를 초래하는 요소들 : 자연의 생물 또는 무생물 요소들/ 사람들에 의해 변화된 물리적 환경 및 환경적 요소들/ 환경내의 인간 집단의 특성들	• 식물 및 동물(flora and fauna)	• 털 빠짐이 없는 강아지 • 가족 소유의 가축 • 자역사회의 공원
	• 기후(climate) : 기상학적 현상 및 사건 (예 날씨)	• 햇빛으로 인한 선글라스 사용 • 소나기로 인한 야외 노동자의 우비 착용 • 고온으로 인한 지역 아이스 스케이트장의 해동
	• 자연 현상(natural events) : 규칙적 또는 불규칙적 기후(또는 지리)로 인한 물리적 환경의 변화	• 기압으로 인한 두통 • 국지적 홍수로 인한 이웃 집의 파괴 • 허리케인으로 인한 저지대의 피해
	• 인간으로 인한 사건(human-caused events) : 인간의 일상생활로 인한 자연환경의 변화와 파괴	• 심한 공기 오염은 폐질환자를 실내에 머물게 함 • 새로운 다리 건설로 인한 선착장 시설의 파괴 • 인화성 물질이 실린 기차의 탈선으로 인한 지역 마을의 피난
	• 조명(light) : 조명의 강도와 수준(intensity and quality)	• 어둠으로 인한 독서등 필요 • 사무실의 충분한 자연광 • 가로등
	• 시간 관련 변화(time-related changes) : 자연적이고, 규칙적인 발생 또는 예측 가능한 변화, 활동의 리듬 및 지속, 하루/일주/월/계절/년과 같은 시간, 낮과 밤의 사이클, 달의 사이클	• 비행기 여행으로 인한 시차 적응 • 업무 전환 시 적절한 멈춤 • 하지(여름의 끝)
	• 소리 및 진동(sound and vibration) : 청각과 촉각 현상은 외부 정보 습득에 기여하거나 또는 방해를 함	• 휴대폰 진동은 메시지가 왔음을 알려줌 • 벨 울림은 학교 시작을 알려줌 • 대학 캠퍼스의 경고음 시스템
	• 공기의 질(air quality) : 대기의 질(실외) 또는 실내공간의 공기	• 천식의 원인이 되는 가족 구성원이 사용하는 강한 향수 • 사무실 빌딩 밖의 흡연구역 • 공단 지역 주변의 높은 폐질환 유병률

상품 및 테크놀로지 (products and technology) : 자연적 또는 인공적 산물 (또는 생산 시스템), 장비, 테크놀로지 제조, 생산, 개발, 결합, 조립	• 인간이 소비하는 음식, 약물, 기타 생산품과 물질들	• 선호하는 간식 • 트랜스 젠더를 위한 호르몬 주사제
	• 일상에 이용되는 생산품 및 테크놀로지(보조기구 및 보조공학 포함)	• 칫솔 • 가정용 냉장고 • 헬스장 및 운동시설의 샤워기
	• 실내외 이동을 위한 이동수단 및 교통장비	• 네발 워커 • 가족용 자동차 • 주상복합 건물의 엘리베이터
	• 의사소통(communication) : 정보 주고받기가 포함됨 활동들	• 보청기(hearing aid) • 휴대폰을 통한 문자 대화(text chain) • 강력하고 위험한 태풍을 경고하는 위기 경보 시스템의 사용
	• 교육(education) : 지식/전문성/기술 습득을 위한 과정 및 방법(processes and methods)	• 교재(textbook) • 온라인 코스(online course) • 직장내 성교육을 위한 교육
	• 고용(employment) : 고용된 직업 활동	• 자택근무(home office) • 조립 공장 • 전자의무기록을 위한 의료인의 인터넷 접속
	• 문화/레크레이션/스포츠 활동(cultural, recreational, and sporting activities)	• 게임 콘솔(gaming console) • 대학 밴드부의 악기 • 축구 경기장
	• 종교적/영적 수행(practice of religion and spirituality)	• 기도 무릎 깔개(prayer rug) • 사원(temple) • 주일예배의 TV 중계
	• 대중 및 개인을 위해 기획되고, 디자인된 실내외 인공적 환경(indoor and outdoor human-made environments)	• 가정 목욕실의 안전 손잡이 및 변형된 변기(grab bars and raised toilet seat) • 접근 가능한 도시 공원의 운동장 • 장애물 없는(zero-grade) 쇼핑몰 입구
	• 경제적 변화에 따른 자산(assets for economic exchange) : 개인이 소유한(또는 권리를 지닌)현금, 물건, 소유물, 기타 경제적 가치를 지닌 것들	• 주머닛돈(pocket change) • 집안의 재정(budget) • 부동산 관련 세금 고지서

	• 가상현실환경(virtual environments) : 모의환경에서 실시간 또는 단기간 동안 물리적 접촉 없이 발생하는 상황	• 개인 휴대폰 • 동시간대에 이루어지는 업무 관련 장거리 화상 미팅 • 소프트웨어 게임 세계(open-source video gaming community)
지원 및 관계형성 (support and relationships) : 학교/집/직장의 일상 속에서 인간(또는 동물)에게 요구되는 실제적인 물리적/감정적 도움, 양육/보호/지원, 그리고 타인과의 관계형성 활동들	• 현재 가족 및 확대 가족(immediate and extended family)	• 배우자, 파트너(partners), 부모, 형제자매, 수양 부모, 입양 부모(adoptive grand-parents) • 생물학적 가족, 세대구성 가족(constructed families)
	• 친구/지인/동료/동업자/이웃/지역사회 구성원	• 신뢰하는 베스트 프렌드 • 함께 일하는 동료 • 도움이 되는 이웃 사람들 • 약물남용 회복 프로그램에서 지지를 보내는 사람들
	• 권력자(authority)들과 하부 조직의 사람들	• 추가적 학습을 제공하는 교사 • 부모 없는 미성년자의 법적 보호자 • 여성 신도의 신앙 상담(female religious reporting) • 지정된 멘토가 신입사원에게 업무에 대한 오리엔테이션 제공하기
	• 개인의 지지를 돕는 돌봄 제공자와 기타 조력자들(Personal care providers and personal assistants)	• 건강관리 전문가 및 기타 지역사회 보건 전문가들
	• 가축과 같은 동물들(domesticated animals)	• 노인 타운에서 실시하는 치료 목적의 애완견 프로그램 • 시골(amish family) 가족을 위해 마차를 끄는 말
태도(attitudes) : 그 사람에게 관찰 가능한 관습/가치/이데올로기/행위/규범/실체적 믿음/종교적 믿음	• 현재 가족 및 확장 가족, 친구/지인/동료/동업자/이웃/지역사회 구성원, 권력자들과 하부 조직의 사람들, 개인의 지지를 돕는 돌봄 제공자 및 조력자들, 그리고 이방인 등에 대한 개인적 태도	• 형제자매의 갑작스런 죽음에 대한 슬픔의 공유 • 환자로부터의 신뢰(automatic trust) • 믿음 공동체 구성원들 사이의 신뢰

<table>
<tr><td rowspan="2">태도(attitudes)
: 그 사람에게 관찰 가능한 관습/가치/이데올로기/행위/규범/실체적 믿음/종교적 믿음</td><td>• 사회적 태도(societal attitudes) : 차별적 행위들(practices)이 포함됨</td><td>• 첫 선거를 치루는 젊은 세대들에 대한 수용의 실패
• 구직 및 고용에 있어서의 인종차별</td></tr>
<tr><td>• 특정 집단을 배제한 사회적 규범/행위/이데올로기(social norm, practice, and ideology)</td><td>• 종교적 휴일을 허락하지 않는 일터</td></tr>
<tr><td rowspan="3">제도, 시스템, 정책
(Services, systems, and policies)
: 이익/구조화된 프로그램/실행을 위한, 또는 다양한 사회 분야에 필요한, 그리고 개인/단체/특정 집단의 요구에 의한</td><td>• 개인/단체/특정집단의 요구를 만족시키기는 서비스 제도(services)</td><td>• 사회보장 제원 및 공공 부조와 같은 경제지원(economic services)
• 건강문제를 예방/관리하며, 의료재활을 제공하며, 건강한 삶을 촉진하는 보건서비스</td></tr>
<tr><td>• 지방/국가/자치구/국제기관 수준 또는 권력기관(authorities)이나 정부에 의해 만들어진 시스템</td><td>• 물, 전기, 공공위생과 같은 공공 분야(utilities)
• 의사소통(정보의 전달 및 교환)
• 대중교통 시스템
• 선거/투표/통치와 같은 정치 시스템</td></tr>
<tr><td>• 지방/국가/자치구/국제기관 수준 또는 권력기관(authorities)이나 정부에 의해 만들어진 규율/규정/약정으로 구성된 정책들</td><td>• 건축/건설/공간사용/주택 정책들
• 시민 보호 및 법적 서비스들
• 노동 및 고용 정책들
– 안정적 직장 구하기
– 타직종 찾아보기
– 프로모션 검색하기</td></tr>
</table>

(2) 인간적 요소(personal factors)

- 인간 삶의 특정 배경들을 의미하며, 개인의 건강 상태가 아닌 그 사람만의 독특한 양상(unique features)을 의미함

인간적 요소	사람 A	사람 B
나이 (chronological)	• 48세	• 14세
성적 성향 (sexual orientation)	• 남성 지향	• 양성 모두 지향
성정체성 (gender identity)	• 여성	• 남성
인종 및 민족 (race and ethnicity)	• 흑인, French Caribbean	• 동남아시아인, Hmong

문화 및 문화적 정서 (cultural identification and cultural attitudes)	• 도시 흑인 • 페미니스트 • 케리비안 섬의 정서(Caribbean island identification)	• 전통 가족 구조 • 어른(elders)에 의해 의사결정이 이루어지는 사회
사회적 배경/ 사회적 지위/ 경제적 위치 (social background, social status, and socioeconomic status)	• 도시의 고소득층 • 친구들은 고위층 전문 분야에 종사 • 부유한 삶이 가능한 수입	• 작은 집을 소유한 가족 • 부친 : 수작업으로 안정적 직업 유지 • 모친 : 자신의 자녀 및 이웃의 아이들을 돌봄
성장 및 배경 (upbringing and life experiences)	• 형제자매 없음 • 할머니가 양육함 • 청소년기에 California에서 Boston으로 이사함	• 전통적 • 부모가 이주하기 전 난민촌에서 태어남 • 5남매 중 막내 • 중서부 위쪽에 해당하는 작은 도시에 살고 있음
습관 및 문화적 행동 패턴 (habits and past and current behavioral patterns)	• 모든 일에 앞서 커피를 먼저 찾음 • 옷에 대해 신경을 씀(meticulous)	• 가족에 의해 결정되고 정리됨 • 가족의 식사를 절대 거르지 않음
책임감, 스트레스, 위기, 기타 심리적 상황에 대한개인의 심리적 특장점(기질, 성격, 극복 능력 등) : 외향성, 유쾌함, 양심적, 심리적 안정성, 개방성, 낙천성, 신뢰 등	• 일이 없으면 불안함 • 외향적 성격 • 높은 신뢰도 • 다른 문화를 지닌 이들과의 교류와 접근을 어려워하지 않음	• 조용한 존재로 알려짐 • 사교적이지는 않지만 모두에게 친절함 • 다툼이 있는 경우 크게 말하지 않으며, 학교에서 불평하지 않음
교육	• 정치학 석사 • 법학 학위	• 고교 1학년 • 과학에 높은 지식을 가짐
직업 전문성 (profession and professional identity)	• 공공 법률 변호사(public interest lawyer)	• 국공립고등학교 학생
라이프 스타일 (lifestyle)	• 고가의 아파트에 거주 • 도시의 밤 시간을 즐기며, 가벼운 데이트를 즐김 • 장시간의 업무	• 집이나 지역사회에 주로 있음 • 4명의 형제자매들과 근접한 거리에서 같이 살고 있음
기타 건강 상태 (other health conditions and fitness)	• 청소년기에 식욕부진을 관리함 • 가끔 달리기를 함	• 난시로 인해 안경 착용 • 업무는 제외하고는 집안에 있음

3) 수행 패턴(performance pattern)

(1) 개인(person)

습관 (habits)	• 큰 변화 없이 반복적이며, 자동적으로 수행되는 특정 행동 • 유용하고 우세적이지만, 또한 궁핍(impoverished)할 수도 있음 • 작업수행에 도움이 될 수도 있고, 방해가 될 수도 있음 예 • 같은 장소에 자동적으로 자동차 키 두기 • 도로를 건널 때 좌우 살피기 • 요리 냄비를 들 때 항상 가스레인지의 불을 끄기 • 집을 나갈 때 경보장치 작동시키기 • 걸으면서 항상 휴대폰으로 메시지나 이메일 확인하기 • 텔레비전을 볼 때 과자 먹기
일과 (routines)	• 관찰 가능하며, 반복되는 행동 패턴 • 일상생활의 틀이 되는 행동 패턴 • 만족/촉진/손상될 수 있음 • 순간적인 전념(commitment)이 필요하며, 문화적/생태학적 내용을 담고 있음 예 • 아침에 '화장실 → 샤워 → 치장 → 옷입기' 순서로 수행하기 • 식사준비 시 순서에 따라 진행하기 • '아이를 학교까지 태워주기 → 출근하기 → 아이를 학교에서 픽업하기 → 집안일 하기 → 저녁준비'와 같은 일상적 일들
역할 (role)	• 문화와 배경에 의해 형성된 정체성 • 클라이언트가 보다 더 잘 정의내릴 수 있으며, 더 잘 개념화할 수 있는 문화 및 환경에 의해 형성됨 예 • 3명의 어린이가 있는 가정의 형제자매 • 퇴직한 군인 • 지역 공원 구역에서 봉사하는 사람 • 컴퓨터 공학을 배우고 있는 학습장애 학생 • 뇌졸중 후 직장으로 복귀한 회사 경영인
관례/관습 (rituals)	• 클라이언트의 정체성/가치/믿음에 기여하며, 문화적/영적/사회적 의미를 내포하는 상징적(symbolic) 활동들을 의미함 • 강한 정서적 요소와 많은 사건들로 구성됨 예 • 저녁식사 시간동안 가족들과 그 날에 있었던 주요 사건들 서로 이야기하기 • 무서운 이야기책을 열기 전에 그 책에 키스하기 • 입학식 날 주요 선서를 암송하여 낭독하기

(2) 그룹 또는 대중(group or population)

<table>
<tr><td rowspan="2">일과
(routines)</td><td colspan="2">• 관찰 가능하며, 반복되는 행동 패턴
• 일상생활의 틀이 되는 행동 패턴
• 만족/촉진/손상될 수 있음
• 순간적인 전념(commitment)이 필요하며, 문화적/생태학적 내용을 담고 있음</td></tr>
<tr><td>예</td><td>그룹
• 주간 회의에 참석 중인 직장인
• 수업에 참여하여 과제를 제출하는 학생들
• 수업 전 메트와 타올을 준비해야 하는 체육 수업
대중
• 아동의 건강검진 및 예방주사 스케줄을 챙겨야 하는 부모들
• 경제적 지원이 필요한 그룹을 위한 지원 서비스와 같은 협력들
• 특수교육 관련 법규에 의한 법적 절차를 따라야 하는 학교 구역들</td></tr>
<tr><td rowspan="2">역할
(role)</td><td colspan="2">• 그룹 또는 대중에 의해 기대하는 행동들과 문화에 의해 형성된 행동들
• 그룹 또는 대중이 보다 더 잘 정의내릴 수 있으며, 더 잘 개념화할 수 있는 문화 및 환경에 의해 형성됨</td></tr>
<tr><td>예</td><td>그룹
• 정신질환자들의 주거를 제공하는 비영리 사회단체
• 난민에게 음식과 의복을 지원하는 인도주의 그룹
• 학교 폭력을 예방하기 위해 어린이들을 교육하는 학내 학생기구
대중
• 아동들이 어른이 될 때까지 양육하는 부모
• 조언을 제공하는 조부모 또는 지역사회 시니어 멤버들</td></tr>
<tr><td rowspan="2">관례/관습
(rituals)</td><td colspan="2">• 그룹 또는 대중이 지닌 가치와 믿음이 내포된 전통/감정/기술을 지닌 공유적 사회적 지침(actions)</td></tr>
<tr><td>예</td><td>그룹
• 행사에 참여하고 있는 회사의 직장인
• 매년 봄마다 모금운동을 진행해야 하는 지역사회 특정 구성원들
대중
• 국경일 행사에서 맡은바 일을 해야 하는 시민들</td></tr>
</table>

4) 수행 기술(Performance skills)

- 기능적 목적을 가진 활동에서 관찰 가능한 요소들임
- 기술이란 요구되는 작업 및 활동에 필요한 하부 능력들이며, 다양한 능력들의 조합을 의미함

(1) 운동 기술(motor skills)

종류 및 정의	사례	
	효율적 사례	비효율적 사례
신체 위치시키기 (positioning the body)	**주방 싱크대에서 접시 닦기 (washing dishes at the kitchen sink)**	
안정화(stabilizes) : 지속적인 지지 없이(또는 균형을 잃지 않고) 업무 대상과 상호작용하기 및 이동하기	지지 없이(또는 균형을 잃지 않고) 주방에서 이동한다.	싱크대에서 접시를 닦는 동안 잠시 싱크대(counter)를 지지하여 신체를 안정화시킨다.
정렬(aligns) : 지속적지지 또는 기댐(leaning) 없이 업무 대상과 상호작용하기(interact)	싱크대 지지 없이 접시를 닦는다.	지속적인 기댐으로 접시를 닦는 동안 비효율적 수행을 보인다.
자세잡기(positions) : 어색한 신체 자세 없이 업무 대상과 적절한 거리에 위치하기	접시 닦기시 효율적 거리에 신체나 휠체어 위치시키기	싱크대에서 너무 멀리 떨어진 곳에 신체나 휠체어 위치시키지 않기(뻗기의 문제가 발생됨)
물건 가져오기 및 유지하기 (obtaining and holding object)	**가족 활동을 위한 캐비닛 속 게임도구 가져오기 (acquiring)**	
뻗기(reaches) : 리치 범위 밖의 물건을 잡기위해 효율적으로 팔 뻗기 및 허리 굽히기	게임 통(game box)를 가져 오기 위해 노력 없는 팔 뻗기를 한다.	게임 통를 가지고 오기 위해 과도한 신체적 노력을 동반한 팔 뻗기를 한다.
구부리기(bends) : 몸통을 구부리거나 돌리기 또는 리치 밖의 물건을 옮기거나 가져오기 위해, 또는 앉기	게임 통를 가져오기 위해 노력 없는 구부리기를 한다.	게임 통를 가져오기 위해 뻗기를 할 때 과도한 강직(stiffness)을 보인다.
쥐기/잡기(grips) : 효과적으로 업무 물품을 집거나(pinch) 잡기(물건이 미끄러지지 않게 함) 예 손가락들 사이/치아 사이/손과 지면 사이	게임 통을 잡고 게임 조각들을 잡으며, 손에 있는 조각들의 놓침(slip from the hand)이 없다.	게임 통을 비효율적으로 잡으며, 게임 통은 손에서 미끄러진다. 그 결과 게임 조각들이 쏟아진다.

조작하기(manipulates) : 업무 관련 도구를 조작할 때 민첩한 손가락 움직임 사용하기	게임을 준비하고 진행하 동안 손가락으로 조각들을 잘 조작한다.	게임 조각들을 다루기가 어렵고, 게임보드 위의 조각들을 떨어트린다.
협응하기(coordinates) : 물체를 조작하고, 유지하고, 안정화시키기 위해 신체의 여러 부위(두 부위 이상) 사용하기(서툰 조작이나, 물건의 떨어트림 없음)	양손으로 서툼 없이 게임 카드를 섞는다. 손에서 카드를 떨어트리지 않는다.	양손으로 카드를 섞을 수 있지만 서툴며(fumbles the deck), 손에서 카드를 떨어트린다.
움직이기(moves) : 대상 물체를 효율적으로 밀기 또는 당기기(지지면을 따라가며 이동하기/문 또는 서랍열기를 위해 밀기 또는 당기기/휠체어를 밀고나아가기 위해 바퀴 돌리기)	바닥의 물건들을 손으로 쓸어 밀고 당겨 이동시킨다.	바닥의 물건들을 손으로 쓸고 밀 때 과도한 노력을 보인다.
자신이나 물체 이동시키기 **(moving self and objects)**	**업장에서 청소 업무 완수하기** **(completing janitorial tasks at a factory site)**	
들어올리기(lifts) : 추가적인 노력 없이 대상 물체를 들기 또는 들어올리기	카트에 있는 청소도구를 쉽게 들어 올린다.	작고 가벼운 청소통을 들어 올릴 때에도 두 손을 써야한다.
걷기(walks) : 업무 수행 중 평지에서 보행하기(발끌기, 흔들림, 불안정성, 보조도구 없는 보행)	업장에서 꾸준히 잘 걸어 다닌다.	청소 업무를 하거나 보행 시 불안정한 보행을 보인다.
이동시키기/나르기(transports) : 보행 또는 휠체어를 통해 물건을 한 장소에서 다른 장소로 들고 이동시키기	보행(또는 휠체어 이동) 시 어려움 없이 청소 도구를 한 장소에서 다른 장소로 이동시킨다.	업장에서 청소도구들을 이동시킬 때 불안정하다.
조절하기(calibrates) : 대상 물체에 맞는 적절한 힘/속도/범위를 이용해 움직임 만들기 예 물체 부수지 않기, 충격 없이 적절한 힘으로 문 닫기	빨래에 액상세제를 넣을 때 적절한 힘으로 짜서 넣을 수 있다.	빨래에 액상세제를 넣을 때 너무 약하게 짠다.

유연성(flows) : 대상 물체와 부합하는 부드럽고 유연한 팔과 손목의 사용	테이블을 걸레질할 때 유연한 움직임이 손목과 팔에서 나타난다.	테이블을 걸레질할 때 자연스럽지 못한(jerky) 움직임이 손목과 팔에서 나타난다.
수행 유지하기 **(sustaining performance)**	**보호자가 고령 환자 목욕시키기** **(bathing an older parent as caregiver)**	
지구력(endures) : 피로, 휴식, 숨 고르기 등을 위한 쉼(멈춤) 없이 특정 업무를 지속적으로 진행하여 완수하기	육체적 피로의 증거 없이 목욕을 완수한다.	목욕을 완수하지 못하고 휴식을 위해 멈춘다.
페이스/속도 조절(paces) : 전체의 업무수행에 있어 속도(rate)와 템포(tempo)를 효율적으로 유지하기	목욕을 시키는 동안 적절한 템포로 진행한다.	목욕을 시키는 동안 가끔 너무 성급하거나 느림이 있다.

(2) **처리 기술**(processer skills)

종류 및 정의	사례	
	효율적 사례	비효율적 사례
수행 지속하기 **(sustaining performance)**	**학교 숙제인 작문하기** **(writing sentences for a school assignment)**	
페이스/속도 조절(paces) : 전체의 업무수행에 있어 속도(rate)와 템포(tempo)를 효율적으로 유지하기	일정한 속도로 지속적으로 작문을 할 수 있다.	급한 작문으로 철자를 빠트리거나 적절하지 못한 단어를 사용한다.
집중(attends) : 자신의 업무에서 시선이 이탈(look away)하지 않으므로 지속적 업무수행이 방해받지 않기	과제에 집중할 수 있으며, 쉼 없이 문장쓰기를 지속할 수 있다.	주변 학생들을 쳐다보며, 작문 시 쉼이 있다.
유념/귀 기울이기(heeds) : 타인이 지시한 업무를 수행하고 완수하기	많은 문장들을 작문하므로 과제를 완수한다.	과제보다 적은 양의 작문으로 과제를 완수하지 못한다.
지식 적용하기 **(applying knowledge)**	**처방된 약물 복용하기** **(taking prescribed medications)**	
선택(chooses) : 업무에 필요한 적절한 도구 및 재료 선택하기(자신	특정 시간대에 적절한 약병 선택하여 정해진 양을 복용한다.	특정 시간대에 정해진 양의 약물을 선택하여 복용하지 못한다.

이 사용하고 싶은 도구/재료 또는 타인이 요구한 도구/재료) 예) 학교 선생님의 요구		
사용하기(uses) : 적절한 도구 및 재료 적용하기 및 위생적 방법으로 적용하기 예) 깔끔한 글씨를 위해 크레용이 아닌 샤프 사용하기	용량에 맞게 액상 약물을 복용하기 위해 약 스푼(medicine spoon)을 이용한다.	액체 약물의 복용을 위해 일반 숟가락(tablespoon)을 이용한다.
다루기(handles) : 물건의 파손/이동/미끄러짐/떨어짐을 방지하기 위해 적절한 방식으로 물건을 지지하고 안정시키기	약통이 걸리거나 넘어지지 않도록 똑바로 세워 안정시킨다.	약통이 쓰러지고, 알약들이 쏟아져 바닥으로 나온다.
질문하기(inquires) ① 질문 또는 지시사항 읽기 등을 통해 필요한 정보 찾기 ② 업무나 환경에 대해 완전히 알고 있는 경우 또는 바로 답을 인지하고 있는 경우에는 질문하지 않기	약물 복용 전 약병의 라벨을 읽는다.	보호자에게 이미 복용한 약의 용량을 질문한다.
시간 조직하기 (organizing timing)	**유모에게 월급을 주기위해 ATM 기계 사용하기** (using an ATM to get cash to pay a babysitter)	
시작하기(initiates) : 망설임 없이 시작하기 또는 다음 단계로 넘어가기	망설임 없이 ATM 기계를 사용한다.	ATM 기계 사용 시 비밀번호 입력 전 멈춤(pauses)이 있다.
지속하기(continues) : 업무 또는 동작이 시작되면 지체나 멈춤 없이 한 번에 지속적으로 수행하여 완수하기	지체 없이 각 단계를 따라 ATM 기계를 사용한다.	비밀번호 입력은 시작하지만 멈춤이 있은 후 다시 입력을 지속한다.
연속(sequences) : 부적절한 반복이나 무작위 순서정함 없이 효율적이고, 논리적으로 순서에 맞게 각 단계(steps)를 수행하기	순서에 맞게 ATM 기계를 사용한다.	카드 리더기에 카드를 넣기 전 비밀번호 입력을 시도한다.

종료하기(terminates) : 부적절한 지속이나 미성숙한 멈춤(cessation) 없이 한 동작 또는 과제 완수하기	적절한 시간 내에 ATM 기계의 각 단계를 완료한다.	네 개의 비밀번호 입력 후에도 번호입력을 시도한다.
공간 및 물건 조직하기 (organizing space&objects)	**큰 회사의 사무용품 관리하기 (managing clerical duties for a large company)**	
탐색/위치시키기(searches/locates) : 도구 및 재료를 적절한 방식으로 탐색하고 위치시키기	선반 및 서랍에 있는 사무용품들을 쉽게 배치한다.	선반을 먼저 찾아본 후 필요한 사무용품들을 배치한다.
모으기(gathers) : 업무 관련 도구 및 재료를 같은 장소에 모으기, 쏟아지거나 바닥에 떨어진(또는 다른 장소에 있는) 도구 및 재료 다시 모으기	해당 작업장에 요구되는 사무용품 및 공구들을 모아둔다.	다른 장소의 작업장에 종이와 연필을 두었다가 해당 작업장으로 가지고 온다.
조직화(organizes) : 한 종류의 작업 공간 및 여러 작업 공간에 적절한 재료와 도구를 합리적이고 올바른 배열로 정리하기, 도구들이 흐트러져있거나 작업장이 혼잡하지 않게 정리하기	필요한 모든 재료와 도구들이 손에 닿는 위치에 있도록 정돈한다.	종이 위에 책을 놓아두어 작업장이 복잡해진다.
복구(restores) : 작업 공간이 원래의 상태로 되돌아가도록 재료 및 도구들을 적절한 공간으로 치우기	재료와 도구들을 원래 있던 자리로 되돌려 놓는다.	여분의 종이와 연필을 원래 있었던 자리가 아닌 다른 장소 둔다.
조종(navigates) : 팔, 몸통, 휠체어 등이 업무 환경 내에서 주변 사물과 충돌하지 않고 움직이기	업무 공간 내에서 가구나 기계에 부딪힘 없이 움직인다.	연필통의 펜을 꺼내기 위해 팔을 뻗을 경우 책상 모서리에 손이 부딪친다.
수행 적응하기 (adapting performance)	**가족의 식사를 위해 야채샐러드 준비하기 (preparing a green salad for a family meal)**	
주의/반응(notices/responds) ① 비언어적 업무와 관련된 단서(cue)에 적절히 반응하기(예 열(heat), 움직임(movement) 등) ② 업무에 사용되는 도구의 공간 배치 및 정렬하기	도마에서 당근이 굴러 떨어지려고 하면 그것이 바닥으로 굴러 떨어지기 전에 잡는다.	당근이 굴러가는 것에 반응하지 못해 당근이 도마를 이탈해 바닥으로 떨어진다.

③ 수행 중 열려 있는 서랍이나 뚜껑에 대해 적절히 반응하기		
조정(adjusts) : 지속적이고 효율적 수행을 위한 문제 극복은 다음 내용을 포함함 ① 새로운 공간으로 효율적 이동하기 ② 현재 작업 공간으로 재료 및 도구 이동시키기 ③ 지속적 업무수행을 위해 손잡이(knobs), 다이얼(dial), 수도꼭지 등을 변형시키기	야채를 씻을 때 수도에서 나오는 물을 지속적으로 조절한다.	야채를 씻은 후 수도꼭지 잠그기를 늦게 한다.
순응(accommodates) : 모든 운동기술과 처리기술의 비효율적 수행을 예방하기 및 필요시 보호자에게 요구하기	샐러드를 만드는 동안 발생될 수 있는 문제들을 예방한다.	당근이 도마를 이탈해 바닥으로 굴러 떨어지는 것과 같은 문제들을 예방하지 못한다.
유익(benefits) : 모든 운동기술과 처리기술 관련 지속적이고 반복적인 업무수행의 문제 예방하기	샐러드를 준비하는 과정에서 재발될 수 있는(또는 지속될 수 있는) 문제들을 예방한다.	당근이 바닥으로 떨어지고, 그것을 다시 도마에 올려놓지만 다시 당근이 도마를 이탈한다.

(3) 사회 상호작용 기술(social interaction skills)

종류 및 정의	사례	
	효율적 사례	비효율적 사례
사회상호작용 시작하기 및 마무리하기 (initiating and terminating social interaction)	**지역사회 지지 그룹 참여하기** (participating in a community support group)	
접근/시작(approaches/starts) : 사회적으로 적절한 방식으로 만남 시작하기(또는 접근하기)	그룹 멤버들과 상호교류를 할 때 정중한 모습으로 시작한다.	그룹 멤버들과 상호교류를 할 때 매우 큰 소리로 시작한다.
결론/종료(concludes/disengages) : 효율적으로 대화 마치기 및 사회적 관계 종료하기 • 종결되지 않은 주제로 토론하기	그룹 멤버들과 대화를 마무리할 때 정중한 방법으로 끝낸다.	그룹 멤버들과 상호교류를 마무리할 때 갑자기 방을 나가며 끝낸다.

• 해결하기(disengages) 또는 마무리하기(says good-bye)		
사회적 상호작용 만들기 (producing social interaction)	**모래 상자 놀이를 통해 다른 아이들과 자동차 길 함께 만들기 (child playing in the sandbox with others to build roads for cars and trucks)**	
음성(말) 만들기(produces speech) : 청취가능하며, 명확한 '음성/부호/대체(컴퓨터 이용)' 형식의 메시지 만들기	다른 아이들과 모래(sandbox) 놀이를 하면서 언어, 사인(sign), 기타 다른 방식의 의사소통을 통해 확실한 의사를 전달한다.	모래 놀이를 하면서 정확한 의사소통이 어려우며(mumble), 다른 아이들이 아이가 전하는 말(message)을 이해하지 못한다.
몸짓(gesticulates) : 의사소통을 위해(또는 메시지 전달을 위해) 사회적으로 허용되는 몸짓(제스처) 사용하기	모래(sandbox) 놀이를 하면서 손 흔들기(또는 포인팅)와 같은 몸동작(gestures)을 통해 다른 아이들과 의사소통을 한다.	모래 놀이를 하면서 공격적인 몸동작을 사용하며 다른 아이들과 의사소통을 한다.
유창하게 말하기(speaks fluently) : 메시지를 전달할 때 일정한 속도로 지속적이고 유창하게 말하며(너무 빠르거나 느리지 않음), 멈춤이나 늦어짐이 없음	모래(sandbox) 놀이를 하면서 멈춤/더듬기/망설임과 같은 언어 없이 다른 아이들과 의사소통 한다.	모래 놀이를 하면서 다른 아이들과 의사소통을 할 때 멈춤 또는 망설임이 있다.
사회상호작용을 물리적으로 돕기 (physically supporting social interaction)	**요양시설 노인들과 식사시간에 대화하는 노인 (older adult in a senior residence talking with other residents during a shared mealtime)**	
상대에게 향하기(turns toward) : 말하고 있는 사람(또는 사회적 파트너)에게 몸과 얼굴 돌리기 및 능동적 자세 취하기	식사시간 다른 노인들과 대화할 때 그 사람을 향해 몸을 향한다.	식사시간 다른 노인들과 대화할 때 그 사람의 얼굴과 동떨어진 곳을 향해 몸을 돌린다.
쳐다보기(looks) : 상대(사회적 파트너)와 눈 마주치기	식사시간 다른 노인들과 대화할 때 눈 마주침을 한다.	식사시간 다른 노인들과 대화할 때 눈은 자신의 접시를 내려다본다.
자신 위치시키기(places self) : 사회적 상호작용이 일어날 때 상대방(사회적 파트너)과 적절한 거리에 자신 위치시키기	식사시간 다른 노인들과 대화 할 때 적절한 거리에 앉는다.	식사시간 다른 노인들과 대화 할 때 너무 멀리 떨어져 앉는다.
접촉(touches) : 사회적으로 적절한 방식으로 상대방(사회적 파트너)과 신체접촉하기 또는 신체접촉에 반응하기	식사시간 다른 노인들을 적절하게 접촉한다.	식사시간에 팔을 뻗어 다른 노인의 셔츠를 잡고 갑자기 잡아당긴다.

조절(regulates) : 사회적 관계에서 엉뚱하고(irrelevant), 반복적이며, 충동적(impulsive) 행동이 나타나지 않음	식사시간 교류하는 동안 부적절하고, 반복적이며, 충동적 행동을 보이지 않는다.	식사시간 상호교류 중 반복적으로 자신의 접시를 포크로 두드린다.
사회상호작용 내용 형성하기 (shaping content of social interaction)	**아이스크림 가게에서 고객에게 서빙하기** (serving ice cream to customers in an ice cream shop)	
질문(questions) : 관련 사실과 정보 요청하기, 의도된 사회상호작용의 목적을 강화하는 질문하기	고객에게 어떤 아이스크림을 원하는지 질문한다.	고객들이 원하는 아이스크림을 답했지만 또다시 손님에게 어떤 아이스크림을 원하는지 질문한다.
답하기(replies) : 질문 및 코멘트에 대해 적절히 답을 해가며 대화 지속하기	아이스크림에 대한 고객의 질문에 대해 지속적으로 적절히 답한다.	고객의 질문에 늦게 답하거나 잘못된 정보를 제공한다.
노출하기(discloses) : 사회적으로 적절한 방법으로 자신의 의견 및 감정, 자신과 타인에 대한 정보 노출하기	자신의 개인정보나 타인의 정보를 고객들에게 노출하지 않는다.	사회적으로 부적합한 자신의 상세 가족 정보를 노출한다.
감정표현(expresses emotions) : 사회적으로 적절한 방법으로 감정 및 정동 보여주기	고객들을 응대할 때 사회적으로 적절한 감정을 보인다.	아이스크림 종류에 대해 설명할 때 불친절한(sarcastic tone) 어투로 말한다.
이견(disagrees) : 사회적으로 적절한 방법으로 이견을 표출하기	정중한 방식으로 다른 아이스크림에 대한 추천(opinion)을 표현한다.	고객이 고른 제품이 이용불가일 경우 사소한 시비가 벌어진다.
감사하기(thanks) : 선물, 순응(compliance), 각종 서비스 등에 대해 적절한 언어 또는 제스처 사용하기	아이스크림 구입에 대해 고객에게 감사를 표현한다.	아이스크림을 구입한 고객에게 감사 인사를 하지 않는다.
사회상호작용의 흐름 이어가기 (maintaining flow of social interaction)	**정신건강을 위협받는 사람들을 위한 지지모임에서 서로의 의견 나누기** (sharing suggestions with others in a support group for persons experiencing mental health challenges)	
전환(Transitions) : 대화를 방해하지 않으면서 자연스럽게 대화의 주제를 전환시키기	부드럽게 주제에 부합하는 방향으로 전환하여 주제(정신과 문제)와 관련된 코멘트(또는 의견)을 제시한다.	정신과적 문제에 대해 토론하다가 갑자기 사회적 활동 계획으로 주제를 전환한다.

작업치료 기초 이론

시간반응(times response) : 사회적 상대(파트너)에게 지체(또는 망설임) 없이, 그리고 불편 없이 답하기	정신과적 문제의 지역사회 지원에 대한 타 그룹 멤버의 질문에 대해 어떻게 잘 설명할지 잠시 고민한 후 답한다.	다른 사람이 질문에 답하고 있을 때 자신이 질문(타 그룹 멤버의 정신과적 문제 지원에 대한 질문)에 대해 답한다.
시간소비(times duration) : 메시지의 난이도에 따른 합리적 시간 소비하기	정신과적 문제에 대해 적절한 시간 내에 답한다.	장시간 동안 쓸데없는 구체적 내용까지 전달한다.
차례/순서(takes turns) : 상대의 차례를 존중하며, 상대에게 순서가 돌아갈 수 있는 기회 제공하기	그룹의 다른 사람들과 토론 시 순서에 맞게 적절한 대화를 이어간다.	다른 사람들과 토론 시 상대방의 코멘트에 대해 답하지 않는다.
말로 사회상호작용 지지하기 **(verbally supporting social interaction)**	**유익한 추가 정보를 얻기 위해 사회안전관리 기관 방문하기** **(visiting a Social Security office to obtain information relative to potential benefits)**	
적합한 언어사용(matches language) : 목소리 톤, 사투리, 언어 레벨 등을 사회적으로 적절하게 사용하기, 대상자의 이해 수준 및 능력에 맞게 사용하기	사회안전요원에게 적절한 음성 톤을 사용하여 말한다.	사회안전요원에게 은어(slang)와 큰 소리로 말한다.
명확히 말하기(clarifies) : 사회적 대상이 이해할 수 없거나 알 수 없는 메시지에 대해 제스처 또는 말로 대응하기, 상대방이 대화를 잘 따라오고 있는지 확인하기	첫 질문에 대해 명확한 의미를 사회안전요원이 요구할 경우 첫 질문을 다시 수정보강(rephrases)하여 질문한다.	사회안전요원이 첫 질문에 대해 명확한 의미를 요구할 경우 첫 질문과 관계없는 내용을 질문한다.
인정 및 격려하기(acknowledges and encourages) : 메시지 수용을 인식하기(acknowledges), 사회적 대상과 지속적 상호교류를 지속하는 것 촉진하기, 모든 사회적 대상자와의 교류에 대해 용기 북돋아주기	사회안전요원이 제공한 정보에 대한 이해를 표시하기 위해 고개를 끄덕인다.	사회안전요원이 제공한 정보 수용에 대한 표현이 없다(단어 사용하기, 고개 끄덕이기와 같은 반응)
공감하기(empathizes) : 동의, 동감, 상대방 감정에 대한 이해 등을 통해 사회적 대상에게 지지적 태도 표출하기	컴퓨터 시스템이 느려져 정보처리의 어려움이 발생한 경우 사회안전요원에게 이해 공감을 보인다.	컴퓨터 시스템이 느려져 정보처리의 어려움이 발생한 경우 인내력 없는 모습을 보인다.

사회상호작용에 적응하기 (adapting social interaction)	그룹의 친구들과 방문할 식당 정하기 (deciding which restaurant to go to with a group of friends)	
유념하기/귀기울이기(heeds) : 사회상호작용의 의도된 목적(intended purpose)을 완수하기 위해 집중하므로 '목표 지향적(goal-directed) 사회적 교류' 사용하기	가고자 하는 식당에 대한 결정에 지속적으로 집중할 수 있다.	식당에 대한 결정과 관계 없는 코멘트를 하므로 그룹 의사결정을 방해한다.
순응(accommodates) : 비효율적인 업무수행 예방하기	식당 결정에 대해 비효율적인 반응은 피한다.	식당 결정에 있어 부적절한 질문을 한다.
유익(benefits) : 지속적이고 반복적인 업무수행의 문제 예방하기	의사결정 과정에서 비효율적인 코멘트의 재발생을 피한다.	식당 결정에 있어 부적절한 질문을 계속한다.

5) 클라이언트 요소(Client factors)

(1) 가치, 신념, 영성(values, beliefs, spirituality)

<table>
<tr><td rowspan="5">가치
(values)</td><td colspan="2">• 무엇이 옳은 일인지, 무언지 선인지, 무엇이 가치 있는 일인지에 대한 문화 기반의 획득된 믿음과 약속(commitment)을 의미함</td></tr>
<tr><td colspan="2">예</td></tr>
<tr><td>개인</td><td>• 자신 및 타인에 대한 정직성, 가족에 대한 책임감 등</td></tr>
<tr><td>단체</td><td>• 서비스 제공에 대한 의무(obligation), 공정성(fairness), 포괄성(inclusion)</td></tr>
<tr><td>대중</td><td>• 발언의 자유
• 동등한 기회제공
• 타인에 대한 인내</td></tr>
<tr><td rowspan="5">신념
(beliefs)</td><td colspan="2">• 수용되고, 진실이라고 생각되는 것들(또는 여론에 해당하는 것)</td></tr>
<tr><td colspan="2">예</td></tr>
<tr><td>개인</td><td>• 한 사람이 타인들에게 영향을 미치기는 매우 어려움
• 고된 노력은(hard work)에 의해 결과가 만들어짐(pays off)</td></tr>
<tr><td>단체</td><td>• 정원 가꾸기에 대한 교육은 상점의 의존을 감소시켜줌
• 이웃 그룹의 역할로 편지쓰기는 지역사회 공원 개설을 지원함</td></tr>
<tr><td>대중</td><td>• 특정 소수의 권리를 위해 투쟁할 가치가 있음
• 아직 발효되지 않은 보건정책은 사회에 긍정적인 영향을 미침</td></tr>
<tr><td>영성
(spirituality)</td><td colspan="2">• 각 개인들이 목적과 의미를 찾고 표현하는 방법을 의미하는 인간성(aspect of humanity)
• 개인의 시대적 관점, 자신, 타인, 본질, 중요한 것 및 가치 있는 것에 대한 표현 방법을 의미하는 인간성</td></tr>
</table>

영성 (spirituality)	예	
	개인	• 자신의 삶에 대한 의미와 목적을 찾기 위한 일상의 탐색 • 부와 명예 이상의 가치를 지닌 활동들에 대한 개념(guidance)
	단체	• 함께 성경공부하기 • 예배에 참석하기
	대중	• 삶에 대한 의미와 목적을 찾기 위한 일반적 탐색 • 그 단체에 의해 공감된 가치에 대한 활동의 개념(guidance)

(2) **신체기능의 분류**(body function categories)

- 신체계통의 생리적 기능을 의미함
- 감각, 정신, 심혈관, 호흡, 내분비 기능을 포함함

① 정신적 기능 : 감정/인지/지각(mental functions : affective, cognitive, perceptual)

- 특정 정신기능(specific mental functions)

고차원적 인지 (higher-level cognitive)	• 판단, 개념 형성, 초인지(metacognition), 수행능력(executive function), 실행(praxia), 인지적 융통성(cognitive flexibility), 내적시각(insight)
집중 (attention)	• 지속적 집중(sustained attention), 분리된 집중(divide attention), 집중력(concentration), 전환능력(distractibility)
기억(memory)	• 단기기억, 장기기억, 순간기억(working memory)
지각 (perception)	• 감각분별 – 촉각, 시각, 청각, 후각, 미각, 전정감각, 고유수용성감각
사고(thought)	• 생각의 내용 조절, 현실적 지각(현실감)과 망상, 논리적 사고와 일관적 사고
연속적이며 복합적인 정신적 기능 (mental function of sequencing complex movement)	• 운동 생산에 적절한 속도/반응/질/시간에 대한 정신적 기능 예 – 내적 긴장으로 인한 분주함(restlessness) – 발 떨기(toe tapping) – 낙서하기(hand writing)
감정 (emotional)	• 감정의 범위 조절하기, 적절한 감정 표현하기 – 분노, 사랑, 긴장, 짜증, 감정불안(lability) 등
자신과 시간에 대한 경험 (experience of self and time)	• 자신이 속한 시간과 환경에서 현실적 나에 대한 정체성, 신체, 위치 등을 지각하기

• 전반적인 정신기능(global mental function)

의식 (consciousness)	• 지각과 각성이 있는 상태 – 명료한 상태가 분명하고 지속적인 상태
지남력(orientation)	• 사람, 장소, 시간, 자신 및 타인에 대한 지남력
기질 및 인격 (temperament and personality)	• 외성적(extroversion), 내성적(introversion), 수용성(agreeableness), 비양심성(consciencelessness), 감정적 안정 상태(stability), 표현 개방성(openness), 자기 조절, 자기 표현, 확신, 동기유발, 충동 조절, 욕구(appetite)
에너지 및 욕구 (energy and drive)	• 감정상태, 동기유발, 욕구, 충동 조절, 갈망
수면 (sleep)	• 생리적 과정 • 수면의 질

② 감각기능(sensory functions)

시각 기능 (visual functions)	• 다양한 환경에 놓인 다양한 거리의 기능적 시각(질적 시각) – 비전(vision), 시력, 시야, 시각안정 등
청각 기능 (hearing functions)	• 소리의 방향 및 종류 분별 • 소리의 위치 및 거리 인식
전정기능감각 (vestibular function)	• 자세잡기, 균형유지, 중력에 대한 움직임 등에 대한 감각
미각 기능 (taste function)	• 단맛, 쓴맛, 신맛, 짠맛과 관련된 질적 지각
후각 기능 (smell function)	• 향 구별 및 냄새 지각
고유수용성 기능 (proprioceptive function)	• 신체의 자세 및 공간에 대한 지각
촉각 기능 (touch functions)	• 타인에 의한 접촉 및 질감이 있는 물체에 의한 접촉 지각 – 음식의 질감, 과감각/이상감각/무감각 등
통증(pain) : 확산(diffuse), 무딤(dull), 날카로움(sharp), 환상(phantom)	• 특정 신체 부위에 해가 되거나 해가될 수 있는 불쾌한 느낌 • 전반적인 통증 또는 특정 부위 통증 예 확산(diffuse), 무딤(dull), 날카로움(sharp), 환상(phantom)

온도 및 압박에 대한 민감도 (sensitivity to temperature and pressure)	• 온도 지각(뜨거움/차가움) • 피부에 가해진 힘에 대한 지각

③ 신경/근/골격기능 및 운동관련기능(neuromusculoskeletal and movement related function)

• 관절과 뼈의 기능

관절 유동성 (joint mobility)	• 관절의 ROM
관절 안정성 (joint stability)	• 신체 관절들의 구조적 통합 유지하기 • 구조적 통합과 연관된 생리학적 관절 안정성

• 근육의 기능

근력 (muscle power)	• 힘
근긴장도 (muscle tone)	• 근육의 긴장 정도(이완/경직/무정위)
근지구력 (muscle endurance)	• 지속적으로 근육 수축 유지하기

• 움직임의 기능

운동반사 (motor reflexes)	• 근육의 불수의적 수축 – 특정 자극에 의해 자동적으로 유발되는 근수축 예 stretch, ATNR, STNR
불수의적 운동반응 (involuntary movement reaction)	• 자세 반응, 자세 조절 반응, 지지 반응, 정위 반응 등
수의적 운동 조절 (control of voluntary movement)	• 눈－손 협응, 양측 통합, 정중선 지나기, 소운동/대운동 조절 • 시운동 기능 – 빠른 눈동자 움직임(saccades) – 느린 눈추적(pursuits) – 눈동자 순응(accommodation) – 두 눈의 사용(양안성, binocularity)
보행 패턴 (gait patterns)	• 일상의 작업에 영향을 미치는 보행 및 이동 예 보행 패턴과 장애, 비대칭성 보행, 경직성 보행(stiff gait)

④ 심혈관계, 조혈계, 면역계, 호흡기계 기능
(cardiovascular, hematological, immunological, and respiratory system functions)

심혈관계/조혈계/면역계 기능	• 혈압 기능(blood pressure functions) 기능 유지 – 고혈압, 저혈압, 자세에 의한 저혈압
호흡기계 기능	• 호흡 회수, 호흡 리듬, 호흡의 깊이
심혈관계 및 호흡기계의 부가적 기능과 감각 (additional functions and sensation)	• 신체 지구력, 유산소 운동 능력, 스테미너(stamina), 피로도(fatigability)

⑤ 목소리와 언어 기능(voice and speech functions), 소화 기능(digestive functions), 대사 기능(metabolic functions), 내분비계 기능(endocrine system functions), 비뇨/생식/출산 기능(genitourinary and reproductive functions)

목소리와 언어 기능	• 유창한 언어구사, 리듬, 대체 언어(alternative vocalization) 기능
소화 기능(digestive functions), 대사 기능(metabolic functions), 내분비계 기능(endocrine system functions)	
비뇨/생식/출산 기능(genitourinary and reproductive functions)	

⑥ 피부 및 관련 구조 기능(skin and related structure functions)

피부 기능 (skin functions)	• 보호 기능(protective functions) : 상처, 베임, 멍 등으로부터 보호 • 회복 기능(repair function) : 상처 치유
털 및 손톱 기능 (hair and nail functions)	• 보호 기능(protective functions) : 상처, 베임, 멍 등으로부터 보호 • 회복 기능(repair function) : 상처 치유

(3) 신체 구조(body structure)

신경계 구조 눈, 귀, 기타 관련 구조 발성 및 언어 관련 구조 심혈관, 면역, 호흡 관련 구조 소화, 대사, 내분비 관련 구조 비뇨, 생식, 출산 관련 구조 움직임 관련 구조 피부 관련 구조	• 작업치료 수행의 기초가 되는 부분이며, 작업참여, 웰빙, 건강 등과 밀접한 관련이 있음

3. 프로세스(Process)

1) 프로세스/전개과정 내용(component) : 평가 → 중재 → 결과

(1) 평가(evaluation)

전개과정 단계(process step)		
사람(person)	**그룹(group)**	**대중(population)**
의뢰/상담 및 스크리닝(Consultation and screening) • 클라이언트의 과거력 확인하기 • 전문(interprofessional) 팀에 의뢰하기 • 표준화된 스크리닝 도구로 평가하기	**의뢰/상담 및 스크리닝, 환경 탐색(scan)** • 탐색 – 가용한 기초 데이터를 통해 요구사항 정의하기 • 그룹 속의 개인 – 과거력 확인하기 – 표준화된 스크리닝 도구로 평가하기 • 전문 팀에 의뢰하기	**환경 탐색, 경향분석, 사전계획** • 중재 프로그램 설계를 위한 데이터 수집하기 • 대중에 중점을 둔 건강 트랜드 찾기 • 작업수행에 대한 긍정적, 부정적 영향 정의하기
작업 프로파일(occupational profile) • 클라이언트 및 보호자와 인터뷰하기	**작업 프로파일 또는 커뮤니티 프로파일(community profile)** • 그룹을 구성하는 사람들과 인터뷰 • 그룹에 속해 있는 사람들의 흥미/요구/우선순위를 결정하기 위해 사용함	**요구 평가(needs assessment), 커뮤니티 프로파일** • 대중에 해당하는 사람들의 흥미/요구/협력기회를 결정하기 위해 사용함 • 여론조사, 인터뷰, 그룹 토의 및 포럼 등을 통해 우선순위 정하기
작업수행분석 • 작업수행 평가하기 • 작업분석 및 활동분석 실행하기 • 수행배경 평가하기 • 수행기술 및 수행패턴 평가하기 – 클라이언트 요소 평가하기	**작업수행분석** • 작업분석 및 활동분석 실행하기 • 그룹 수행배경 평가하기 • 그룹 멤버 개개인의 평가 내용 – 작업수행 – 수행 기술 및 패턴 – 클라이언트 요소 – 그룹 속 개인적 수행의 영향에 대한 평가	**요구 평가, 2차 데이터 판독(review)** • 현존하는 정량 데이터 평가하기 – 공중보건 기록 – 질환/장애 유병률 – 인구 통계 자료 – 경제 관련 자료

평가 과정의 통합(synthesis) • 정보의 확인(review) 및 통합(consolidate) – 작업의 결과를 비교하기 위해 – 작업에 영향을 미치는 클라이언트 요소 및 수행 패턴들을 결정하기 위해	**평가 과정의 통합(synthesis)** • 수집된 작업 결과들을 비교하기 위한 정보의 확인 및 통합 • 그룹 내 각 구성원들의 수행 및 영향, 전체로서의 작업수행에 대한 정보 확인 및 통합	**데이터 분석 및 해석** • 프로그램에 필요한 요구(need)를 자원하기 위한 정보의 확인 및 통합 • 누락된 데이터 확인하기
중재 계획 개발(development) • 클라이언트의 목표 정의하기 • 클라이언트의 중재 결과 정의하기 • 결과 측정법 선택하기	**중재 계획 및 프로그램 개발** • 수집된 그룹 목표 정의 하기	**프로그램 계획(planning)** • 단기 프로그램 목표 정하기 • 장기 프로그램 목표 정하기

(2) 중재(intervention)

전개과정 단계(process step)		
사람(person)	**그룹(group)**	**대중(population)**
중재 플랜의 개발(development) • 클라이언트 목표 정의하기 • 중재 결과 정의하기 • 결과 측정법 선택하기 • 서비스 제공을 위한 방법 선택하기 – 이론의 틀 포함	**중재 플랜 또는 프로그램의 개발** • 수집된 그룹 목표 정의하기 • 그룹을 위한 중재 결과 정의하기 • 결과 측정법 선택하기 • 서비스 제공을 위한 방법 선택하기 – 이론의 틀 포함	**프로그램 계획(planning)** • 단기 프로그램 목표 정의하기 • 장기 프로그램 목표 정의하기 • 프로그램 평가에 사용되는 결과 측정법 선택하기 • 서비스 제공을 위한 전략 선택하기 – 이론의 틀 포함
중재 실행하기(implementation) • 수행에 영향을 미치는 특정 작업, 배경, 그리고 수행 패턴과 기술을 중재하는 작업치료 실시하기	**중재 또는 프로그램 실행하기** • 그룹 수행에 영향을 미치는 그룹의 특정 작업/배경, 그리고 수행 패턴과 기술을 중재하는 작업치료 또는 프로그램 수행하기	**프로그램 실행하기** • 정의된 작업 요구를 돕는 활동(action)이나 프로그램 수행하기
중재 리뷰(intervention review) • 중재에 대한 클라이언트의 반응을 재평가하고 리뷰하기	**중재리뷰 또는 프로그램 평가(evaluation)** • 중재에 대한 각 구성원들의 반	**프로그램 평가** • 프로그램 실행 관련 정보 수집하기

• 목표 및 결과를 향한 진행 리뷰하기 • 필요시 계획 수정하기	응을 재평가하고 리뷰하기 • 목표 및 결과를 향한 진행 리뷰하기 • 필요시 계획 수정하기 • 프로그램의 효율성 평가하기 • 제시된 목표의 성취 평가하기	• 프로그램의 영향 측정하기 • 프로그램의 효율성 평가하기 • 제시된 목표의 성취 평가하기

(3) 결과(outcomes)

전개과정 단계(process step)		
사람(person)	**그룹(group)**	**대중(population)**
결과 • 결과를 향해가는 과정을 평가하기 위해 측정함 • 작업 참여의 변화를 정의함	**결과** • 결과를 향해가는 과정을 평가하기 위해 측정함 • 각 개인의 작업 수행 및 그룹 전체의 작업 수행 변화를 정의함	**결과** • 장기간의 프로그램 목표를 향해가는 과정을 평가하기 위해 측정함 • 대중을 대상으로 한 작업 수행의 변화를 정의함
이동(transition) • 한 가지 역할 또는 경험에서 또 다른 역할 및 경험으로 이동하는 것을 촉진하기 **사례** • 새로운 수준의 돌봄으로 이동 • 서비스 제공자 사이의 이동 • 새로운 프로그램이나 세팅으로 이동	**이동(transition)** • 한 가지 역할 또는 경험에서 또 다른 역할 및 경험으로 그룹 구성원의 이동을 촉진하기 **사례** • 새로운 수준의 돌봄으로 이동 • 서비스 제공자 사이의 이동 • 새로운 프로그램이나 세팅으로 이동	**지속적 계획(sustainability plan)** • 프로그램 유지를 위한 액션플랜 개발하기 • 재원에 대해 정의하기 • 지역사회 역량 만들기 • 지속적인 프로그램 운영을 위한 관계 강화(support)
종료(discontinuation) • 단기 및 장기 목표가 성취된 경우 또는 클라이언트가 더 이상 참여하지 않을 경우 종료하기 • 서비스 종료 후 수행을 지지하는 퇴원 계획 실행하기	**종료(discontinuation)** • 그룹의 단기 및 장기 목표가 성취된 경우 종료하기 • 서비스 종료 후 수행을 지지하는 퇴원 계획 실행하기	**확대안(dissemination plan)** • 참가자, 출자자, 지역사회 구성원 등과 결과 공유하기 • 확대안 실행하기

2) 작업 및 활동의 요구들(occupation and activity demands)

(1) 요구 유형(type of Demand)

① 타당성 및 중요성(relevance and importance)

활동요구 : 활동 수행에 필요한 전형적 요구	작업요구 : 작업수행에 필요한 클라이언트(개인, 그룹, 대중)의 요구
• 주어진 문화 속 활동의 일반적 의미을 말함	• 작업에서 기원한 클라이언트 요구를 의미함 – 주관적이고 개인적 성향을 지님 – 상징적임 – 무의식적, 은유적(metaphorical)임 – 클라이언트의 목표/가치/믿음/요구/시설과 연결됨
• 개인 : 취미 활동(또는 판매용)을 위한 개인용 뜨개질 의복들(items)	• 개인 : 분노 조절을 위한 방법으로의 뜨개질
• 그룹 : 영양 제공을 위한 요리(예: 가족을 위한 요리, 취미 활동 참여를 위한 요리)	• 그룹 : 가족 사이 유대감 형성을, 그리고 자신들의 문화와 전통을 위한 명절 음식 준비
• 대중 : 대중적 장소에 법에 근거한 접근성 높은 화장실의 설치	• 대중 : 지역사회 장애인 및 성소수자을 위해 접근성 높고, 남녀 모두 이용 가능한 새로운 공용 화장실의 설치

② 사용된 물건 및 특성(properties)

• 작업 및 활동 수행 과정에 필요한 도구/공급품/장비/자원
  - 도구의 예 : 가위, 접시, 신발, 배구공 등
  - 물품의 예 : 페인트, 우유, 립스틱 등
  - 장비의 예 : 작업대, 스토브, 농구골대 등
  - 자원의 예 : 현금, 대중교통 등
  - 고유 특성들의 예 : 무거움, 거침, 날카로움, 소음, 맛(쓴맛) 등

개인	컴퓨터 워크스테이션(computer workstation)에는 컴퓨터, 자판, 마우스, 책상 및 의자로 구성됨
그룹	친구들 끼리 콘서트 참여에 필요한 자원은 금융 및 이동수단
대중	장애인의 안전을 보장하기 위해 홍수 예방에 필요한 장비/도구/물품

③ 공간적 요구(space demands)

- 작업 및 활동을 위한 물리적 환경의 요구

  예 크기, 정리정돈, 바닥면, 조명, 온도, 소음, 습도, 환기 등

개인	초등학교 교실에서의 책상정리
그룹	낙상방지 워크숍을 진행하기 위한 접근 가능한 공간
대중	감각 친화 박물관에 필요한 소음, 조명, 정리정돈, 온도 조절

④ 사회적 요구(social demands)

- 작업 및 활동을 위한 사회적/개인적 환경 요소들

개인	휴게 시간에 참여하는 아동의 규칙들(rules)
그룹	공항에서 여행자들에게 기대되는 행동들(expectations) 예 줄서기, 직원의 지시 따르기, 필요시 질문하기
대중	특정 지역의 사회적 분위기 및 정치적 분위기 이해하기

⑤ 순서 및 타이밍 요구(sequencing and timing demand)

- 작업 및 활동 수행이 요구하는 시간적 절차(temporal process)

  예 특정 단계, 단계의 연속, 타이밍에 대한 요구

개인	사회, 문화, 성에 부합하는 아침시간 루틴(routine)의 적절한 순서 및 타이밍
그룹	개학날 학생들의 수업 준비를 위한 단계들
대중	대중교통 시간표들

⑥ 필요한 동작 및 수행 기술(required actions and performance skills)

- 동작 및 수행기술은 활동 및 작업의 고유 영역

  예 운동 및 처리, 사회적 상호작용

개인	자동차 운전에 필요한 신체 동작들
그룹 및 대중	'수행 기술(performance Skills)' 부분 참조

⑦ **필요한 신체 기능**(required body functions)

- 활동 및 작업 수행에 사용되는 동작들에 필요한 신체 시스템(심리적 기능 포함)의 생리적 기능들

개인	게임을 즐길 수 있는 아동의 인지 수준
그룹 및 대중	'클라이언트 요소' 부분 참조

⑧ **필요한 신체 구조**(required body structures)

- 활동 및 작업 수행에 필요한 기관, 사지, 신체 각 요소들과 같은 인체 해부학의 일부분

개인	잡기 동작에 필요한 상지
그룹 및 대중	'클라이언트 요소' 부분 참조

3) 중재 유형

(1) 작업 및 활동(occupations and Activities)

- 특정 클라이언트를 위한 치료적 중재로서의 작업/활동은 치료적 목표를 성취하기 위해 디자인됨
- 클라이언트의 마음/신체/정신의 요구를 전제로 함
- 치료사의 치료적 사용
  - 클라이언트의 치료 목표 및 배경과 관련된 '활동 요구 및 클라이언트 요소'를 고려함

중재 유형 (intervention type)	설명 (description)	사례 (examples)
작업(occupations)	• 클라이언트의 다양하고, 특별한 일상의 일들(events) – 개인적이고 의미 있는 일들	• 개인 : 보조도구를 이용해 아침에 옷 입기 및 위생 활동을 완수함 • 그룹 : 사회적 참여를 증진시키기 위해 운동장에서 그룹 게임을 함 • 대중 : 치료사는 자폐증 환자들의 접근성 향상을 위해 도시교통시스템을 활용하는 어플을 고안해냄
활동(Activities)	• 클라이언트의 배경에서 파생된 객관적인 작업 요소들 • 치료적 활동 – 작업 참여 증진을 위해 수행 기술 및 수행 패턴을 발달시킴	• 개인 : 옷 입기의 발달(진보)을 위해 옷 선택하기, 의복 잠그기를 실시함 • 그룹 : 그룹 구성원을 두 그룹으로 나누어 태그(tag) 게임하기 • 대중 : 아동의 학교에 부모 자원봉사 모임 만들기

(2) **작업을 지지하는 중재**(interventions to support occupations)

- 클라이언트 작업을 위한 방법과 업무(methods and tasks)는 치료 세션의 한 부분이 됨
- 클라이언트에게 일상의 작업수행을 지지하는 집(home) 중심의 참여 방식으로 제공됨

중재 유형 (intervention type)	설명 (description)	사례 (examples)
PAM(물리요법) 및 역학적 치료법 (mechanical modalities)	• 클라이언트의 작업수행 준비를 위한 모달리티(modalities), 장비, 테크닉 – 거시적 플랜의 일부분이 됨 – 단독으로만 쓰이지 않음	• 개인 : 치료사는 통증감소, 상처 치유 보조, 부종 조절, 근육 훈련 등을 목적으로 PAM 실행을 통해 작업수행을 증진시킴 • 그룹 : 치료사는 외래 유방절개 환자를 위해 '림프 배출(lymphatic drainage) 테크닉'에 대한 권고 매뉴얼(reference manual)을 개발함
보조기 및 의수족 (orthotics and prosthetics)	• 작업 참여 증진을 위해 신체를 고정/지지/유동시키는 보조도구를 적용함	• 개인 : 가사 활동 참여를 증진시키며, 움직임을 촉진하기 위해 치료사는 손목 보조기를 제작하고 제공함 • 그룹 : 그룹 구성원들이 의수족 착용에 익숙한 장애인들과 함께 농구에 참여함
보조공학 및 환경수정 (AT and environmental modifications)	• 하이(high)테크 및 로우(low)테크 보조공학의 사용 – 평가, 선택, 제공, 교육, 훈련을 포함 – 유니버설 디자인 적용 및 작업에 참여하는 클라이언트를 지지하는 활동/환경의 변화에 대한 추천(recommendations)	• 개인 : 행동 유도를 위해 시각적 도움을 사용할 것을 치료사가 추천하기 (예 social story) • 그룹 : 참여 촉진을 목적으로 하는 사회적 기술 그룹 내에서 스피커 시스템이 있는 스마트 보드 사용하기 • 대중 : 대형 건강요양기관에서 치매 환자들의 가출을 막기 위해 책장선반 모양의 출입구 만들기
휠체어 이동 (wheeled mobility)	• 공간 조작(앉기 및 위치하기)을 통해 조절 능력을 향상시키는 제품 및 테크놀로지 • 희망하는 작업 참여를 위한 이동 증진 제품 및 테크놀로지	• 개인 : 치료사는 휠체어 팀과 협력하여 호흡조절장치(sip-and-puff switch)를 통해 독립적인 휠체어 조절과 가정내 ECU(환경조절장치)를 추천함 • 그룹 : 같은 지역내 휠체어 사용자 그

	• 구축, 욕창과 같은 부작용을 감소시키기 위한 제품 및 테크놀로지	룹에서 단체 교육 프로그램을 주최함
자아 조절 (self-regulation)	• 특정 클라이언트 요소 또는 수행기술을 목표로 하는 활동 • 치료 접근법 – 사회참여/직업활동/레저활동을 위해 감정적 안정을 촉진하는 감각처리를 중재함 – 작업 및 의미있는 활동 참여를 돕는 실행 능력을 중재함 – 사례 : 능동적 참여, 작업요소 모의 훈련을 사용함	• 개인 : 학교 기반 활동에 참여하기 전 각성 촉진을 위해 조작된 감각 환경에 참여하기(예 운동, 촉각, 향기 제공) • 그룹 : 실내 활동시 학생들의 성공을 이끌기 위한 방법 교육을 위해 선생님들에게 시각적 이미지 훈련, 리드믹한 호흡, 확고한 테크닉 등을 교육함 • 대중 : 감각처리 문제를 지닌 사람들을 위해 치료사는 감각친화적 환경 지역의 장소나 사업 장소를 컨설팅함

(3) **교육과 훈련**(education and training)

중재 유형 (intervention type)	설명 (description)	사례 (examples)
교육(education)	• 작업/건강/웰빙/참여에 대한 지식과 정보를 나눔 – 클라이언트에게 도움이 되는 행동/습관/루틴을 획득할 수 있음	• 개인 : 치료사는 치매를 지닌 가족 구성원의 최대 독립을 확보하기 위해 가옥수정 및 활동 수정에 대해 교육함 • 그룹 : 치료사는 환자의 상태, 기능적 수준, 치료 계획 등에 대한 내용을 가족이나 팀원들에게 교육함(팀 미팅) • 대중 : 이동 보조도구를 사용하는 사람들의 산책로 및 자전거 도로에 대한 접근의 가치와 전략에 대해 치료사는 지역 공무원들을 교육함
훈련(training)	• 특정 목표를 만족시키기 위해 실제적 삶에 적용되는 구체적 기술의 습득을 촉진함 – 기술은 측정 가능한 성취 요소들을 의미함 • 훈련은 교육과 분별됨	• 개인 : 치료사가 클라이언트에게 극복기술 지도하기(예 사회적 관계 시작 전 분노 증상이 나타날 때 심호흡하기) • 그룹 : 관련 기관에 의해 적용된 새로운 지원 방식과 실행 기준에 따라

	– 서로 관련된 면도 있지만 향상된 이해가 아닌 향상된 수행 자체로 분별됨	서비스 제공하기 • 대중 : 난민을 위해 일하는 사람들을 위해 문화적 적성 및 작업 상실(기초 가이드라인)이 포함된 훈련 프로그램 개발하기

(4) **옹호/지지**(advocacy)

- 작업의 정당성을 촉진하고자 하는 노력들
  클라이언트가 건강, 웰빙, 작업참여에 필요한 자원들을 찾고 획득하게 만드는 노력들

중재 유형 (intervention type)	설명 (description)	사례 (examples)
옹호(Advocacy)	• 치료사에 의해 수행되는 옹호의 노력들	• 개인 : 직장에 있어야 할 합당한 편이시설 확보를 위해 클라이언트와 협력하기 • 그룹 : 전반적인 교실 디자인에 대해 초등학교 교사와 협력하기 • 대중 : 장애인을 위한 건축 편의시설 확보를 위해 해당 기관의 정책 제안에 참여하기(on the policy board)
자기 옹호 (Self-advocacy)	• 치료사의 도움을 받아 클라이언트에 의해 수행되어지는 옹호 노력들	• 개인 : 클라이언트가 합리적인 편이시설 요구하기(예 학습의 어려움을 돕는 오디오 교재(textbooks)) • 그룹 : 클라이언트가 컴퓨터 작업 시 편안함 증진을 위해 조절 가능한 의자를 요구 및 확보하기 위해 피고용자 미팅에 참여하기 • 대중 : 사이버 폭력 예방 프로그램 개발을 위해 학교 행정팀과 함께 진행하는 학생회 대표 모임에 참여하기

(5) 그룹 치료/중재(group interventions)

- 그룹 역동성에 대한 명백한 지식 사용하기, 사회상호작용 및 리더십 테크닉(leadership techniques) 사용하기
  - 인생 전반에 걸쳐 학습과 기술습득을 촉진함
- 그룹이 치료 전달 방법으로 사용됨

중재 유형 (intervention type)	설명 (description)	사례 (examples)
기능 그룹, 활동 그룹, 태스크 그룹, 사회 그룹, 기타 그룹 **(functional groups, activity groups, task groups, social groups, and other groups)**	• 그룹이 지역(또는 조직) 내 건강관리 세팅에서 사용됨 – 클라이언트의 참여를 촉진하는 기술의 탐색과 개발을 허용함 – 기본 사회상호작용 기술, 자아조절을 위한 도구, 목표 설정 및 긍정적 선택 등이 포함됨	• 개인 : TBI 성인 환자가 병원 치료 후 지역 사회로 복귀하기 위해 개인적 목표 달성을 목적으로 그룹에 참여하기 • 그룹 : 노인 그룹 성인들이 공동의 목표를 가지고 지역사회 참여를 위해 자원봉사자의 날에 참여하기 • 대중 : 괴롭힘의 위험에 노출된 아동의 회복을 위한 자기옹호(self-efficacy) 및 자존감(self-esteem) 형성 중재법을 학교 선생님과 함께 진행하기

(6) 가상현실 중재법(virtual Interventions)

- 텔레헬스(telehealth), 앰헬스(mHealth)와 같이 물리적/실제적 접촉 없는 서비스와 같이 가상적(simulated)이고, 실질적(real-time)이며, 유사한(near-time) 테크놀로지들 사용하기

중재 유형 (intervention type)	설명 (description)	사례 (examples)
텔레헬스(telehealth) : **전자의사소통 테크놀로지** **앰헬스(mHealth) :** **모바일 전화** **어플리케이션 테크놀로지**	• 작업치료 중재/교육/상담을 계획/수행/평가하기 위해 비디오 회의, 전화 회의, 휴대전화 어플리케이션 테크놀로지 등 이용하기	• 개인 : 변두리 지역에 사는 클라이언트에게 텔레헬스(telehealth) 치료 세션 수행하기 • 그룹 : 그룹의 프로토콜/과정/역할을 만들기 위해 클라이언트가 온라인 그룹 세션에 참석하기 • 대중 : 지역사회 작업치료 시행에 있어 치료사는 앰헬스에 맞는 방법과 기준을 개발함

4) 중재/치료를 위한 접근법들(approaches to intervention)

접근법(approach)	설명(description)	사례(examples)
창조(create) : 촉진(promote) 건강 촉진(health promotion)	• 현재 장애가 존재하지 않는다는 가정의 중재 접근법 또는 어떤 특정 요소가 수행을 방해할 수도 있다는 가정의 중재 접근법 • 이 접근법은 풍부한 환경과 활동 경험을 제공하기 위해 디자인 됨 – 자연스런(natural) 삶의 환경에서 수행을 증진시킬 수 있음	• 개인 : 최근 MS 진단을 받은 클라이언트를 위한 피로관리 프로그램의 개발 • 그룹 : 직원들이 데이케어 프로그램에 사용할 장난감 재고 리스트를 발달에 맞게 만들기(create) • 대중 : 노인 시설이나 주간보호 센터에서 노인의 낙상방지 훈련 교육과정 개발하기
확립(establish) : 복구(restore) – 치료(remediation) – 회복(restoration)	• 아직 개발되지 않은 기술이나 능력(또는 손상된 기술이나 능력)의 확립을 위해 환자의 변화를 기대하는 접근법	• 개인 : 식기세척기의 접시들을 선반으로 이동시킬 수 있도록 클라이언트의 상지 움직임 복구시키기 – 학교(또는 직장)에 제 시간에 도착할 수 있도록 아침 루틴을 클라이언트와 협력하기 • 그룹 : 심한 정신과적 문제를 지닌 클라이언트들이 있는 그룹 홈 직원들 교육하기 – 구조화된 스케줄 개발하기 – 일상의 역할에 대한 많은 책임감에 의해 발생된 레지던트 리스크(residents' risk)를 감소시키기 위한 그룹 활동 개발하기 • 대중 : 허리케인이 지나간 후 교회 입구의 경사로 복구하기
유지(maintain)	• 클라이언트가 다시 획득한 수행 능력을 유지하고 작업 요구에 맞게 그 능력을 발휘할 수 있도록 지지하는 접근법 • 지속적인 유지 중재법 없이는 작업 요구가 만족되지 못하며, 수행의 감	• 개인 : 보조공학을 통해 ALS 환자가 작업에 참여할 수 있도록 지속적 중재를 제공함 • 그룹 : 신체적 장애를 지닌 성인들을 위한 그룹 홈에서 환경 수정 지속하기 – 같은 주거인들과 안전유지 및 참

	소가 예상된다는 가정을 지닌 중재법 – 웰빙/건강/삶의 질에 영향을 미침	여를 지속할 수 있게 함 • 대중 : 커뮤니티센터의 복도 조명을 증가시키므로 저시력 장애인들의 안전과 독립적 접근을 유지함
수정(modify) : – 보상(compensation) – 적응(adaptation)	• 실제 환경에서 수행을 돕는 배경(또는 활동 요구)을 현재에 맞게 수정하는 방법 찾기 • 보상 테크닉(compensatory techniques)의 사례 – 주의산만 요소 감소시키기 – 단서(cue) 증가 또는 감소시키기	• 개인 : 인지손상을 지닌 사람이 아침에 실시하는 자기관리 루틴(self-care routine)의 완성을 돕기 위해 활동 단계를 단순화시키기 • 그룹 : 이동의 장애를 지닌 학생 그룹의 편의를 도모하기 위해 캠퍼스 건물 수정하기 • 대중 : 유니버설 디자인의 사용 및 노인(aging)을 위한 건축 디자인을 설계사 및 시공자와 상담하기
예방(prevent) : – 장애 예방 (disability prevention)	• 장애 유무와 관계없이 작업수행 문제를 지닌 클라이언트의 요구를 반영하기 위해 디자인 된 접근법 • 환경 내에 수행의 장벽이 발생하거나 확대되는 것을 막기 위해 디자인 된 접근법 • 중재는 클라이언트/배경/활동 변수에 초점을 둠	• 개인 : 약물로부터 자유로워지기 위한 전략을 소개하므로 불법약물 사용의 예방을 도움 • 그룹 : 퇴근 후 그룹 활동 참여를 독려하므로 피고용자의 사회적 고립을 예방함 • 대중 : 청소 종업원들의 요통 예방을 위해 디자인된 인간공학 교육프로그램을 호텔체인과 상담하기

5) 결과

결과 카테고리 (outcome category)	설명(description)	사례(examples)
참여 (participation)	• 문화 내 개인적 기대치에 부합하며, 동시에 만족스러운 작업에 참여하기	• 개인 : 굽힘 힘줄 손상 후 직장 복귀하여 본인의 업무를 수행할 수 있는 능력을 회복함 • 그룹 : 한 가족이 변형된 차량(van)을 이용해 국토횡단 여행 즐기기 • 대중 : 한 국가의 모든 어린이들이 학교 스포츠 프로그램에 참여하기(access)
역할수행 능력 (role competence)	• 자신의 맡은 역할들을 효율적으로 만족시키는(수행하는) 능력	• 개인 : 뇌성마비 아동은 학교 과제를 위한 노트필기 및 타이핑 치기가 가능함 • 그룹 : 공장에서 강도 높은 일에 대해 업무 로테이션을 실시하므로 피고용자가 직업 역할을 수행할 수 있게됨 • 대중 : 모든 장애인들이 시민으로서의 역할을 수행할 수 있도록 투표장소의 접근성을 높임
웰빙 (well-being)	• 자신의 건강, 자존감, 소속감, 안전감, 그리고 기회제공(의사 결정/역할/의미 찾기/타인 돕기 등)에 대한 만족(contentment)을 의미함 • 웰빙이란 인간 삶의 영역 즉, 신체적/정신적/사회적 면에서 '만족스러운 삶(good life)을 만듦'이라는 통칭적 개념을 포함하는 일반적 용어임	• 개인 : ALS 환자가 보상전략 및 환경수정을 통해 부모로서의 역할을 수행할 수 있게 하여 만족감을 얻음 • 그룹 : 우울증 및 분노 지원 그룹에 속해 있는 외래 환자가 그 그룹 속에 있다는 소속감과 다른 사람들을 도울 수 있다는 사실에 안도감을 느낌 • 대중 : 자연재해 후 새롭게 건축된 학교 기공식에서 경축하는 지역의 주민들
작업 정의 (Occupational justice)	• 완전한 의미의 작업(또는 풍요로운 작업)에 참여하고 접근하는 것을 말함 – 인적 요구/건강 요구/사회적 요구	• 개인 : 지능과 발달의 문제를 지닌 한 개인이 지역 레크리에이션 센터로부터 공급받은 프로그램을 통해

	를 모두 만족시키는 작업에 참여하기 위한 사회적 자원을 포함함 – 타인에게 기여하는 작업을 의미하며, 사회에 일조할 기회가 주어지는 것 또한 포함됨	자문위원회에서 종사하기(serve) • 그룹 : 노동자에게 충분한 휴게시간을 제공하여 자신의 자녀와 함께 주간아동보육시설에서 점심식사 같이 하기 • 그룹 및 대중(정신질환을 가진 사람들) – 권한 및 자기옹호 기술의 증진을 경험하게 됨 – 그룹 차원 : 시민 단체에 참여를 통해 사회적 낙인 철회 캠페인을 실시함(develop) – 대중 차원 : 노화에 대비해 노인 대체 적응 거주시설을 개발함

1.5 작업수행 모델 및 전문용어(uniform terminology) : 1994년 모델

- 작업치료의 관심영역과 그 내용을 보여주는 모형
- 1973년 미국작업치료협회는 세 가지 수행영역과 다섯 가지 수행요소를 발표함
- 1994년 미국작업치료협회는 수정된 모델을 발표함(OTPF 이전의 모델)

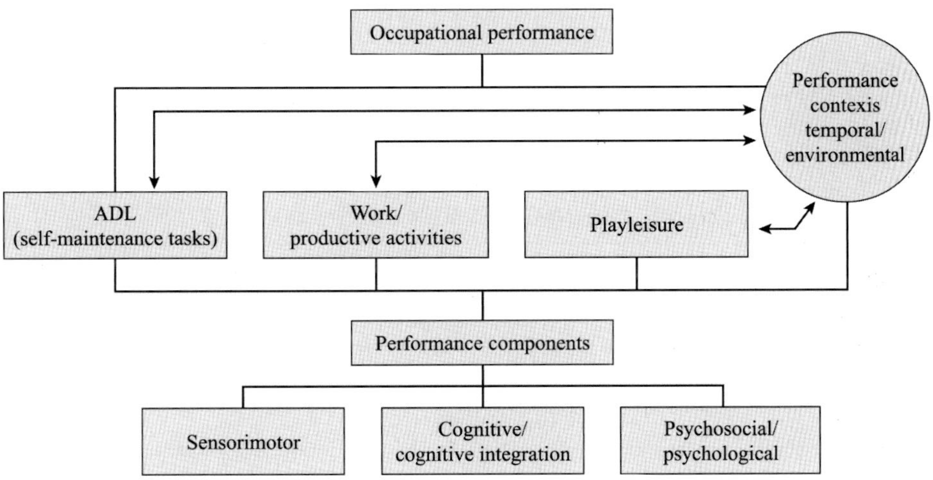

1. 수행영역(Performance areas)

1) 일상생활동작(activity of daily living : ADL)

몸치장 (grooming)	• 면도하기, 로션 바르기, 화장하기, 머리 빗기, 손톱관리, 머리손질하기, 손발관리, 향수 뿌리기, 귀 청소 등을 말함
구강위생(oral hygiene)	• 양치질, 틀니 착용 및 관리, 기타 의치 관리 등을 말함
목욕과 샤워 (bathing/showering)	• 비누사용, 목욕, 이동 등을 말함
화장실 위생 (toilet hygiene)	• 옷 관리, 용변자세 유지, 이동, 뒤처리, 생리관리, 좌약관리, 카데터(catheter) 관리 등을 말함
개인적 도구 관리 (personal device care)	• 보청기 관리, 콘택트렌즈 관리, 안경 관리, 피임도구 관리, 기타 보장구 관리 등
옷 입기 (dressing)	• 행사, 날씨 등에 적절한 의류 및 액세서리 선택, 의류 꺼내기 및 넣기, 순서대로 옷입기와 벗기, 신발, 양말 등의 입기와 벗기, 의수족 및 각종 보장구 입기와 벗기 등
식사 (feeding and eating)	• 식사준비, 적절한 식사도구 주방용품 선택, 마시기, 빨기, 삼키기, 영양관리 등
약물 관리 (medication routine)	• 약품 관리함 열고 닫기, 약물 구하기, 처방스케줄 따르기, 정확한 양 섭취하기, 약물 부작용 보고하기 등을 말함
건강관리 (health maintenance)	• 영양유지, 건강위협 요소 감소 등과 같은 질병예방 활동과 건강유지 활동들을 말함
사회화 (socialization)	• 신체적·감정적 요구를 만족시키기 위해 적절한 방법과 내용으로 타인과 교류하기 및 기회 포착하기 등을 말함
기능적 의사소통 (functional communication)	• 정보를 보내고 받기 위해 여러 가지 장비 및 시스템을 사용하는 것을 말함 예 쓰기 도구(writing equipment), 전화기, 타자기, 의사소통 보드(communication board), 기타 의사소통 도구
기능적 이동 (functional mobility)	• 한 장소 또는 한 지점에서 다른 장소나 지점으로 이동하는 것을 말함 예 침대에서의 이동(bed mobility), 휠체어에서의 이동 등
기타	• 지역사회 이동(community mobility), 응급 시 대처반응(emergency response), 성적 표현(sexual expression)

2) 일/생산적 활동(work/productive activity)

가사 관리 (home management)	• 의복관리(clothing care) : 의류분류(sorting), 세탁, 의복수선, 다림질 등을 말함
청소 (cleaning)	• 쓰레기 버리기, 진공청소기 사용, 쓸기, 닦기, 먼지 털기, 광내기 등을 말함
식사 준비 (meal preparation)	• 영양을 고려한 식단 짜기, 음식준비 및 제공, 주방용품 사용하기, 안전한 음식 저장, 주방의 청결유지 등을 말함
쇼핑 (shopping)	• 살 물건의 목록준비, 물건 고르기와 구입하기, 지불방법 선택하기, 계산하기 등을 말함
금전 관리 (money management)	• 예산 세우기, 고지서 수납하기, 은행시스템 이용하기 등을 말함
주택 유지 (household maintenance)	• 집, 정원, 마당, 자동차 등을 관리하는 것을 말함
안전 처리 (safety procedure)	• 안전한 환경을 유지하고 상해를 방지하기 위한 예방활동 및 응급조치 활동을 말함
타인 간호 (care of others)	• 자녀, 배우자, 부모, 애완동물 등에게 물리적 간호, 영양, 의사소통 등을 적절히 제공하는 것을 말함
교육 활동 (educational activities)	• 학교나 지역사회 속에서 학습의 환경에 참여하는 활동을 말함
직업 활동 (vocational activities)	• 직업 탐구(vocational exploration), 취업(job aquisition), 직업수행(job performance), 퇴직계획, 자원봉사 등의 활동을 말함

3) 놀이와 레저(play/leisure)

- 자발적으로 자신의 나이에 적합한 놀이, 여행, 휴식, 즐거움 등에 참여하는 것을 말함

2. 수행요소(Performance components)

- 수행요소는 수행영역의 기초가 되는 하부구조가 됨
- 크게 감각운동(sensorimotor), 인지/인지통합(cognitive/cognitive integration), 정신/정신사회(psychological/psychosocial) 요소로 나눠짐

1) 감각운동(sensorimotor) 요소

• 감각정보를 받아들이고, 처리하고, 그 결과(output)를 출력하는 능력을 말함

감각 (sensory)	• 감각지각(sensory awareness) : 자극을 수용해서 분류하는 것을 말함 • 감각처리(sensory processing) : 감각자극을 해석하는 것을 말함 – 촉각(tactile) : 피부의 온도, 통증, 떨림 등의 자극 – 고유수용성감각(proprioceptive) : 근육, 관절, 내장기관의 감각자극 – 전정감각(vestibular) : 머리의 위치와 움직임에 대한 해석 – 시각(visual) : 눈으로 들어오는 감각자극을 해석하는 것이며, 예로는 시력, 시야, 색 및 패턴의 지각 등이 있음 – 청각(auditory) : 소리를 해석하고 분별하는 것 – 미각(gustatory) : 맛을 해석하는 것 – 후각(olfactory) : 냄새를 해석하는 것 • 지각처리(perception processing) : 감각입력을 의미 있는 패턴으로 조직화하는 것 – 입체지각(stereognosis) : 촉각으로 사물을 구별하는 것 – 운동감각(kinesthesia) : 관절의 움직임의 방향과 움직임 정도를 구별하는 것 – 통증반응(pain response) : 해로운 자극을 해석해 내는 것 – 신체도식(body scheme) : 각 신체 사이의 관계와 신체를 지각하는 것 – 좌우구별(right left discrimination) : 신체의 양쪽을 분별하는 것 – 형태항상성(form constancy) : 다양한 크기, 자세, 환경 내에서 그 사물을 재인식하는 것 – 공간 내 위치(position in space) : 물체들 사이의 공간적 관계를 지각하는 것 – 시각차단(visual closure) : 물체나 형태가 완전히 보이지 않아도 구별해 내는 것 – 전경배경(figure ground) : 앞뒤에 다른 물체들이나 모양들이 있어도 구별해 내는 것 – 깊이지각(depth perception) : 다양한 공간이나 면에서 사물들 사이, 그림들 사이의 상대적 거리를 구별 – 공간관계(spatial relations) : 물체들의 자세를 상대적 관계로 구별해 내는 것 – 지리적 지남력(topographical orientation) : 특정 대상의 위치와 장소를 찾아내는 것
신경근육골격 (neuromusculoskeletal)	• 반사(reflex) : 감각자극에 의해 불수위적인 근육반응이 나타나는 것 • 관절가동범위(range of motion, ROM) : 특정 신체 부위가 궤적(arc)을 지나며 움직이는 것 • 근 긴장(muscle tone) : 근육의 저항 또는 긴장 정도를 말함 • 근력(strength) : 근육의 힘 정도를 말함

	• 기타 : 지구력(endurance), 자세조절(postural control), 자세정렬(postural alignment), 연부조직 통합(soft tissue integrity)
운동 (motor)	• 대운동 협응력(gross coordination) : 큰 근육의 그룹을 이용하는 조절되고 목표 지향적인 움직임 • 정중선 교차(crossing the midline) : 사지(limbs)나 눈이 신체의 정중선을 지나는 것 • 편측성(laterality) : 상위 수준의 기술을 요구하는 활동에 선호하는 편측의 신체를 이용하는 것 • 양측 통합(bilateral integration) : 특정 활동에 양쪽의 신체가 협동하는 것 • 운동조절(motor control) : 기능적이고 다양한 움직임의 패턴 시 신체를 적절히 사용하는 것 • 실행(praxis) : 환경에 반응하여 새로운 운동 활동을 계획하는 것 • 소운동 협응력/민첩성(fine coordination/dexterity) : 조절된 움직임을 만들기 위해 작은 근육 군을 사용하는 것 예 작은 물체를 조작하기 • 시운동 통합(visual motor integration) : 눈과 신체로부터의 정보의 상호작용이 함께 이루어지는 것 • 구강운동 통합(oral motor integration) : 조절된 움직임을 위해 구강 및 인두 근육의 협동

2) 인지와 인지통합(cognitive and cognitive integration) 요소

각성수준 (level of arousal)	• 환경적 자극에 대해 반응과 경계를 보이는 것
지남력(orientation)	• 사람, 장소, 시간, 상황을 분별하는 것
재인식(recognition)	• 낯익은 얼굴, 사물, 그리고 이전에 보았던 물건들을 분별해내는 것
집중력(attention)	• 정해진 시간 내 특정 업무에 집중할 수 있는 것
활동의 시작 (initiation of activity)	• 육체적 정신적 활동을 시작하는 것
종결(termination)	• 적절한 시간에 맞춰 활동을 마치는 것
기억력(memory)	• 잠시 후 또는 장시간 후 정보를 다시 불러내는 것
연속성(sequencing)	• 정보, 개념, 활동들을 순서에 맞춰 배치하는 것
분류(categorization)	• 정보의 종류들을 비슷한 것들과 다른 것들로 분별하는 것

개념형성 (concept formation)	• 특정 생각과 사고를 구성하기 위해 다양한 정보를 조직화하는 것
문제해결 (problem solving)	• 문제 인식, 문제 정의, 대체적 방법 선택, 계획(selecting a plan), 단계별로 조직화하기, 계획한 것 실시하기, 결과 평가 등의 과정을 말함
학습(learning)	• 새로운 행동과 개념을 획득하는 것
일반화(generalization)	• 다양한 새로운 환경에 이전에 학습된 개념들과 행동들을 적용시키는 것
공간 조작 (spatial operation)	• 정신으로(mentally) 사물의 위치를 다양한 관계로 조작하는 것

3) 정신적/정신사회(psychological/psychosocial) 요소

정신적 요소	• 가치, 흥미, 자아 개념 등을 말함
사회적 요소	• 역할 수행, 사회적 규범, 대인관계기술, 자기표현 등을 말함
자기관리 (self management)	• 극복기술(coping skill), 시간관리, 자기조절(self control) 등을 말함

3. 수행배경(Performance context)

• 성공적인 작업수행은 수행내용인 문화적 요구, 개인의 나이, 발달 단계와 일치되어야 하며, 지속적으로 수행영역에 영향을 미치게 됨

시대적 배경 (temporal)	• 나이, 발달단계 또는 성숙의 정도, 중요한 삶의 과정 등이 시대적 내용이 되며, 예로는 부모, 교육, 보호자 등이 해당됨
환경적 배경 (environmental)	• 환경적 내용은 크게 물리적, 사회적, 문화적 환경으로 나눠짐 – 물리적 환경은 건물, 집, 가구, 각종 도구 등 – 사회적 환경은 중요한 인물, 사회단체 등 – 문화적 환경은 전통, 믿음, 윤리 등

1.6 작업치료의 과정 : 작업수행 모델 적용

1. 치료 과정

<table>
<tr><td>작업치료의 목표</td><td colspan="2">• 수행영역에서 최대의 독립성을 가질 수 있도록 병전 작업역할(occupational role)의 최대 회복과 새로운 작업역할에 복귀하는 것</td></tr>
<tr><td rowspan="5">치료 연속
(treatment continuum)</td><td colspan="2">• 작업치료는 급성기(acute stage)부터 시작되며 각 단계들은 오버랩(overlap) 됨</td></tr>
<tr><td>준비단계
(adjunctive methods : 1단계)</td><td>• 목적 있는 활동(purposeful activity)을 준비하는 과정
• 평가와 치료계획이 가장 큰 관심이 됨
• 운동(exercise), 자세(positioning), 감각자극(sensory stimulation), 물리요법(physical agent modalities), 부목(splint) 등의 사용</td></tr>
<tr><td>가용한 활동
(enabling activities : 2단계)</td><td>• 목적 있는(purposeful) 활동(activity)이 아닌 그것을 대신하는 과정
• 치료사는 수행요소의 평가와 치료에 초점을 두며, 수행영역의 활동들을 교육하기 시작
• 많은 가용한(enabling) 도구와 방법이 사용됨
– sanding board, skate board, stacking cone, putty 등
– 휠체어, 보행 보조도구, 특수 의복, 의사소통 보조도구 등</td></tr>
<tr><td>목적 있는 활동
(purposeful activity : 3단계)</td><td>• 작업치료의 핵심이 되는 단계
• 수행영역과 수행내용과 연관된 일상의 활동들을 평가, 회복, 유지하는 것에 초점을 둠
– 식사, 위생, 옷 입기, 이동, 의사소통, 예술, 수공예, 스포츠, 일, 교육 등</td></tr>
<tr><td>작업 수행 및 작업 역할
(occupational performance & occupational Role : 4단계)</td><td>• 환자가 자신의 삶에서 occupational role을 회복하는 단계
• 수행영역의 최대 독립성에 초점을 둠
• 작업치료가 축소 또는 종결됨</td></tr>
</table>

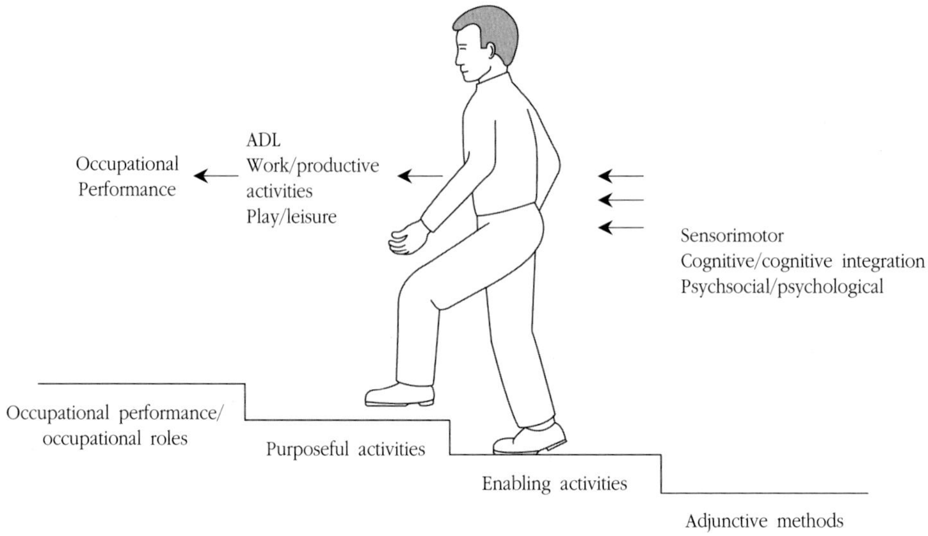

그림 1-1 치료 연속체(Treatment Continuum)

2. 평가와 사정(Evaluation & Assessment)

<table>
<tr><td rowspan="2">개요</td><td>① 사정(assessment)
• 정보 수집, 문제 정의, 가설설정, 의사 결정의 과정을 말함
• 형식적 스크리닝(screening)과 비형식적인 스크리닝 모두를 사용
• 의무기록, 관찰(observation), 표준화된/비표준화된 검사를 사용
② 작업치료의 작업수행 영역과 요소를 평가
• 치료는 평가과정을 통해 얻어진 문제점들을 치료하거나 또는 보상하는 것</td></tr>
<tr><td>③ 평가와 사정(evaluation & assessment) 비교
• 종종 서로 혼용되어 사용됨
• 평가(evaluation)는 문제점들을 측정하는 특정 검사들의 조합(battery)을 말함
– 평가 과정은 하나의 특정 방법을 말함
예 근력검사, 구조화된 관찰도구 등
• 사정(assessment)은 평가(evaluation)를 통해 얻어진 결과를 기초로 그 사람의 기능을 평가하는 것</td></tr>
</table>

2) 내용

<table>
<tr><td rowspan="2">개요</td><td>초기평가
(initial evaluation)</td><td>• 치료 시작 전 수행영역(PA), 수행요소(PC), 작업역할(occupational role) 수행 영역의 문제를 사정하기 위해 실시</td></tr>
<tr><td>재평가
(reevaluation)</td><td>• 정기적으로 실시함
• 재평가의 목적
– 치료의 효과를 결정하기 위함
– 환자의 요구에 적합한 치료의 수정을 위함
– 사정의 내용을 수정하기 위함
• 재평가의 내용
– 성취하기 어려운 목표들을 제거함
– 성취되었거나 부분적으로 성취된 목표의 수정
– 새롭게 발생된 문제들 또는 발생될 문제들을 위한 새로운 목표를 설정함</td></tr>
<tr><td>평가 및 사정의 중요성</td><td colspan="2">• 치료사에게 치료 행위자로서와 계획자로서 환자의 효과 정도를 결정해주는 특정 방법을 제공해 줌
• 치료 계획 시 과학적 기초가 됨
• 팀 멤버들과 의사소통할 수 있도록 특정 정보를 제공함
• 세심한 평가와 사정
– 작업치료 개발을 증진시킬 수 있음
– 평가 데이터가 체계적으로 수집되면 표준화된 평가 도구의 개발로 연결함
– 작업치료 수행 시 효과적이고 적절한 치료 테크닉을 제공함
– 평가 내용을 보다 쉽게 이해하도록 도움</td></tr>
<tr><td>효율적인 평가자의 조건</td><td colspan="2">• 치료사는 그 질환에 대한 지식을 갖추어야 함
– 질환의 원인, 과정(코스), 진행
• 다양한 평가도구와 그 사용 방법에 익숙해야 함
• 그 환자와 질환에 알맞은 평가 도구를 선택할 수 있어야 함
• 환자에 대해 열린 마음을 가져야 하며 환자의 한계나 성격에 대한 편견을 버려야 함
• 숙련된 평가기술이 필요하며 짧은 시간 내 환자의 신뢰를 얻어야 함</td></tr>
</table>

3) 임상적 추론(clinical reasoning)

개요	• 정의 : 지식과 경험을 통해 이루어진 보이지 않는 지식
	  – 임상적 경험은 직업의 전문성을 발달시키는 결과를 가져옴
	  – 실제 수행을 통해 얻게 되는 지식이므로 명백히 나타낼 수 없음
	• 임상적 추론을 통해 문제를 정의하고 치료를 계획함

Mattingly의 정의	• 임상적 이론의 다각적인 개념을 제안함 • "임상적 추론이란 언어로 표현할 수 없는 것이며, 이미지화되어 있는 현상학적 사고의 형태를 말한다. …… 또한 그것은 임상적 경험을 통해 발생되는 무언(無言)의 지식이며 습관적 지식을 바탕으로 한다(She described it as "a... tacit,... imagistic, and... phenomenological mode of thinking... based on tacit understanding and habitual knowledge gained through experience").

4) 평가 내용

개요	• 환자의 목표(goal), 기능할 수 있는 능력들, 문제점들에 대한 평가가 포함되어야 함
	  – 수행영역(PA), 수행요소(PC)
	• 환자에 대한 정보가 취득되어야 함
	  – 직업, 일, 과거사, 가족, 문화적 배경 등
	• 사회적, 문화적, 물리적 배경이 평가되어야 함
	  – 이 정보는 치료사가 의미 있고 적합한 치료 목표와 방법 선택에 도움을 줌

5) 평가 방법

의무기록 (medical record)	• 진단(diagnosis), 예후(prognosis), 병력(medical history), 주의사항(precautions), 최근 치료 내용(current treatment regime), 사회적 정보(social data), 심리적 정보(psychologic data), 기타 재활치료 등의 정보 획득 • 치료사는 의무기록의 정보 없이도 인터뷰와 몇 가지 간단한 스크리닝 테스트로 평가를 시작할 수도 있음

인터뷰
(interview)
	① 내용
	  • 작업치료사는 환자가 자신의 역할, 장애, 요구, 목표 등에 대한 정보교환
	  • 재활프로그램에서의 작업치료사의 역할을 소개
	  • 초기 면접 시 치료사와 환자사이의 라뽀(rapport) 형성과 신뢰 구축이 중요
	  • 초기 면접 시 필기 또는 녹취가 필요
	  • 면접 시작 시 치료사의 역할, 인터뷰의 목적, 어떻게 얻어진 정보가 사용되는지 여부에 대한 설명이 필요

<table>
<tr><td rowspan="3">인터뷰
(interview)</td><td colspan="2">• 환자의 정보를 구하기 위해 면접 도구들을 사용할 수도 있음
예 daily schedule
• 클라이언트(환자)가 장애에 대해 어떤 태도를 가지고 있는지, 자신의 가장 큰 문제가 무엇인지, 목표는 무엇인지에 대해 표현할 수 있는 기회를 제공해 주어야 함
② 성공적인 면접의 기본 요소</td></tr>
<tr><td>환경</td><td>• 초기 면접 환경
– 조용한 곳 및 프라이버시가 보장되는 곳에서 실시함
– 첫 몇 분 동안 작업치료의 역할과 목표에 대해 소개함</td></tr>
<tr><td>청취기술</td><td>• 확고한 지식을 바탕으로 한 능동적 청취 기술
– 확고한 지식 및 능동적 청취 기술을 위한 학습, 연습, 준비가 필요함
– 치료사의 지식 정도가 면접에 영향을 미치게 됨
– 적절한 질문의 선택 및 주제의 선택이 필요함
– 청취 기술이 필요함
→ 클라이언트(환자)가 말하는 단어의 의미, 감정 등을 이해하고 적절한 피드백을 제공해 주어야 함</td></tr>
<tr><td rowspan="2">관찰
(observation)</td><td>치료사의 관찰</td><td>• 면접과 평가를 실시하는 동안 환자 평가의 한 부분임
• 라뽀와 신뢰가 바탕이 되어야 함
– 서로의 의사소통에 기초가 됨
– 효과적 치료에 매우 중요함
• 치료사는 관찰 기술 및 관련 지식을 갖추어야 함
• 구조화된 관찰 형식을 이용할 수도 있음</td></tr>
<tr><td>치료 과정 중의 관찰</td><td>• 환자 재평가의 기초로 사용됨
• 환자가 치료에 임할 때 보다 많은 정보를 관찰을 통해 얻을 수 있음
예 자세, 보행상태, 보행패턴, ADL 정도, 운동기능, 목소리 등
• 자기관리(self care), 가사, 이동, 동작 등에 대한 수행 정도를 평가</td></tr>
<tr><td>공식적 평가
(formal evaluation)
과정</td><td colspan="2">① 수행(performance) 평가
• 작업치료의 주요 업무
• 명확하고, 정확한 평가
– 치료의 계획, 학교 및 지역 사회 수준 결정, 입원 및 퇴원의 결정 등에 영향
② 표준화된 평가(standardized tests)와 비표준화된 평가(nonstandardized tests)</td></tr>
</table>

공식적 평가 (formal evaluation) 과정	개요	• 양쪽 모두를 사용하지만 표준화된 검사가 우선적임 • 다수의 비표준화된 평가 도구들이 작업치료 현장에서 개발되고 사용됨 • 타 분야에서 개발된 표준화된 도구들이 작업치료 분야에서도 많이 사용되어지고 있음
	표준화된 검사 (standardized tests)	• 사용방법, 점수, 타당도와 신뢰도에 대한 통계적 근거를 가짐 • 환자로부터 얻은 정보를 기록함에 있어 표준화된 테스트의 사용이 바람직함 – 표준화된 테스트는 작업치료 평가를 형식화하는 능력을 향상시킴 • 초기평가와 Follow-up 시 일관되고, 객관적이며, 신뢰할 수 있는 정보를 제공 • 많은 표준화된 검사들이 작업치료사들에 의해 사용되고 있음
	비표준화된 검사 (nonstandardized tests)	• 평가 도구들은 주관적이며 특정 사용법을 가지고 있지 않음 • 점수의 기준이 없으며 평가 결과를 해석해 보여주는 정보를 제공하지 않음 • 결과와 해석이 임상적 기술, 경험, 판단, 그리고 검사자의 편견에 의해 결정됨 – 몇몇 검사들은 폭넓은 점수와 해석을 제공함 예 MMT 등

1.7 치료 계획(Treatment planning)

1. 정의

치료 프로그램을 위한 디자인	• 치료계획은 치료사의 능력과 작업치료의 전문성을 보여줌 • 치료 계획은 연구 데이터 수집 및 작업치료 서비스의 목적과 효과를 체계적으로 제공
Pelland의 정의	• "작업치료의 핵심"이라고 주장

치료사의 철저하고 주의 깊은 평가와 사정(assessment)	• 효과적인 치료 계획의 기본 • 평가 데이터를 검토, 분석, 요약 • 치료 목표와 목적을 선택 • 적합한 치료방법이 선택됨 • 지속적인 재평가 • 지속적인 정보 수집, 치료 우선순위 개발을 포함
장기 및 단기(long term & short term) 치료 목표 설정	• 치료 계획 및 목표를 기록하는 것이 중요함 • 미설정 시 치료사의 즉흥적 치료가 이루어질 수 있음 • 미설정 시 자신의 치료 계획 원칙을 분별하기가 어렵게 됨 • 다른 스태프(staff)들과 의사소통 및 보고에 있어 중요함 • 가장 중요한 목적은 치료사가 자신이 수행하고 있는 과정을 분석할 수 있게 됨

2. 치료계획 과정(Treatment planning process)

- 치료계획 과정이란?
  - 질환 또는 장애를 가진 사람들의 건강, 복지, 최상의 기능을 증진을 위해 문제점들을 정의하고 해결 방안을 찾는 것
  - '문제해결(problem-solving)' 과정의 논리적 진행

1) 개요

자료 수집 (data gathering)	• 환자가 작업치료에 의뢰된 후 적절한 치료 계획을 세우기 위해 자료를 수집하는 과정 • 자료들은 의무기록, 환자와의 면접, 그리고 평가 결과로부터 얻어짐
자료 분석 및 문제 정의	• 자료 수집 후 기능과 장애를 분석하는 과정 • 모든 자료를 주의 깊게 분석하므로 문제점과 장점들에 대한 리스트가 만들어짐 • 필요 시 다른 전문분야로의 적합한 의뢰 과정을 통해 교류가 이루어짐
이론의 틀(FOR) 또는 치료 접근법의 선택	• 하나 또는 그 이상의 작업치료 FOR의 선택이 이루어짐 • 환자에게 적합한 특정 치료접근법을 선택 • 문제해결 과정은 사용되는 FOR 또는 치료 접근법에 의해 영향을 받음 – 치료 선택은 치료 계획 시 임상적 추론 과정을 위해 결정됨 예) 상지골절로 인한 LOM 및 근력의 약화(weakness)가 발생 → 생역학적 접근(Biomechanical approach)이 선택되어짐 → 평가는 ROM 측정과 근력 검사에 초점이 맞춰짐 예) 뇌졸중으로 인한 운동장애 → NDT 등 감각운동(sensorimotor) 접근법이 선택됨 → 평가는 근긴장이나 자세(posture mechanism)에 집중됨

2) 치료 목표(goal)와 소목표(objective)의 선택 및 기록

- 치료 목표와 소목표는 작업치료 평가에서 정의된 문제점을 기초로 함
- 데이터의 수집 및 FOR(또는 치료 접근법) 결정 후 환자의 재활을 촉진하기 위한 여러 치료 방법들이 결정됨

<table>
<tr><td>목표
(goal)</td><td colspan="2">• 미래의 어떤 시점에서 나타날 기능상의 변화
• 장기간의 소목표(objective)가 됨
예 자기관리(self care) 부분의 독립성 확보
– 이유 : 자기관리 부분은 많은 활동(activity)들을 내포하고 있으며 그것은 많은 치료 소목표(objective) 없이 성취할 수 없기 때문임</td></tr>
<tr><td>소목표
(objective)</td><td colspan="2">• 목표(goal)를 성취하기 위한 과정의 단계들을 말함
• 치료 종결 시 획득 가능한 것들로 결정해야 함
• 환자의 요구를 반영해야 하며, 일반적인 의뢰 목표를 포함해야 함
• 평가를 기초로 결정되어야 함
예 도움 없이 화장실 오가기</td></tr>
<tr><td rowspan="2">소목표의 기록
(objective)</td><td colspan="2">• Mager와 Kemp
– 쉽게 이해할 수 있는 치료 목표를 위한 문장의 3요소 제안</td></tr>
<tr><td>최종 수행</td><td>• 신체적 변화 및 환자에게 예상되었던 수행 기술을 기록
• 문장은 동작을 나타내는 동사와 주어(또는 목적어)의 행동이 나타남
예 블라우스 벗기('벗기'는 동작 동사이고, '블라우스'는 목적어)</td></tr>
<tr><td rowspan="2">소목표의 기록
(objective)</td><td>상황
(condition)</td><td>• 최종수행을 실행하기 위해 요구되는 환경
• 보조도구, 장비 등을 포함하지만 필요하지 않을 경우 기록하지 않을 수도 있음
예 구두지시(verbal cue)를 사용하여 블라우스 벗기</td></tr>
<tr><td>기준</td><td>• 수량, 방법, 회수, 정확도 수준, 수행의 질, 수행 속도 등
• 환자의 성취 정도를 결정하기 위해 기준과 수행 기준을 나타내는 것이 중요함
• 상황과 마찬가지로 치료 소목표의 선택적 요소임
• 근력등급, ROM의 증가 정도, 수행만족도, 수행속도 등
예 5분 내에 블라우스 벗기</td></tr>
<tr><td>소목표의 사례
(sample objectives)</td><td colspan="2">• 보조도구를 이용하여 환자가 독립적으로 30분 내에 식사하기
• 왼쪽 팔꿉관절의 ROM을 증가시키기
• 도움 없이 의수를 사용하여 컵 들어올리기</td></tr>
</table>

치료 방법의 선택	• 소목표가 선택되면 치료 방법들도 선택됨 – 이 과정은 치료 계획 과정 중 가장 어려운 단계 중 하나 • FOR, 치료 접근법, 치료의 원칙 및 가정들은 적합한 치료 방법 선택을 유도함 예 말초신경손상 – 신경 재생이 진행되는 동안 대상 근육의 사용으로 긴장성(tone)과 힘을 유지 또는 증가시킴 • 치료 선택 시 고려해야 할 사항 – 환자의 치료목표 – 주의점 및 금기사항(precautions or contraindication) – 회복의 예후(prognosis for recovery) – 평가 결과(results for evaluations) – 현재 받고 있는 치료(other treatment receiving) – 작업치료의 목표와 진행되는 타 치료프로그램의 목표 – 치료 시 기대되는 환자의 에너지 정도 – 일반적 건강상태(patient's general health) – 환자의 흥미, 직업기술, 사회심리적 요구(patient's interests, vocational skills, and psychologic needs) – 환자의 물리적 환경 및 사회문화적 환경(patient's physical and sociocultural environment) – 지역사회 복귀 후 환자의 역할
치료 방법의 선택	– 환자에게 유용하며 의미 있는 운동 또는 활동 – 환자의 회복을 만드는 치료 수준의 차등화(graded treatment) – 특정 보조공학적 접근 및 적응(adaptations)
치료 계획의 실시	• 문제들은 개선시키고, 장점은 이용함
환자 재평가 및 초기치료계획 재평가	• 치료계획이 실행되면서 지속적인 관찰과 재평가를 통해 그 효과를 평가 • 치료사는 스스로 다음과 같은 질문을 가져야 함 – 환자의 요구와 능력에 맞는 적절한 목표가 세워졌는가? – 목표성취를 위한 가장 적절한 치료방법이 선택되어졌는가? – 치료방법이 환자에게 의미 있고 적절한가? – 치료목표는 현실적이며, 환자의 목표와 일치하는가? → 재평가 시에는 초기 평가에서 사용했던 과정들로 재평가를 하게 됨 = 객관적인 증거를 제공

치료 계획의 수정	• 관찰 및 재평가를 통해 얻어진 정보들은 초기 치료 계획을 수정하거나 재설정하는 자료 • 초기 치료계획은 환자의 요구 및 진행과정에 따라 지속적으로 수정될 수 있음 – 이런 과정은 치료 프로그램 전 과정을 통해 지속 됨
퇴원 계획과 치료 종결	• 치료 프로그램에는 환자의 퇴원을 준비시키는 것을 포함함 • 퇴원 후 적절한 삶의 준비를 위한 치료 방향이 설정됨 • 퇴원 계획은 반드시 준비되어야 하며, 그 계획은 환자, 가족, 그리고 재활 팀의 전문가들이 공조하며 노력해야 함 • 퇴원 준비 – 의학적 고찰, 보조도구 및 이동장비의 제공, home activity, 운동 프로그램의 계획, 건축 장애물 평가 등을 포함 – 환자교육 및 보호자 교육/훈련이 포함 • 환자와 가족의 정신적(심리적) 준비가 중요한 면을 차지함 – 가족들은 환자의 능력이나 도움 정도에 대한 정보를 잘 알지 못함 – 심리적 도움, 훈련, 상담, 자원(resource)에 대한 정보 등을 제공 • 가족들에게 필요한 정보 – 환자의 ADL 수준(patient's ADL status) – 기대되는 수행 수준(performance expectations) – 특정 장소의 접근성에 대한 해결방안(solutions to accessibility problems) – 가옥 변경에 대한 정보(information on home modification) – 보조도구 및 이동장치에 대한 관리 및 사용 정보 – 지역사회 자원에 대한 정보(availability of community resources)
퇴원 계획과 치료 종결	• 최종 환자 평가 – 치료 프로그램을 통해 성취된 목표들, 부분적으로 성취된 목표들, 그리고 성취되지 못한 것들을 알려줌 – 치료 종결은 치료 프로그램의 성공을 말해 주지만 모든 목표가 성취되는 것은 아님

1.8 작업치료 보고(Documentation of occupational therapy services)

개요	• 작업치료 서비스에 있어 보고(documentation)는 입원에서 퇴원까지 환자에 관한 모든 정보를 기록하는 것을 말함 • 보고 과정은 초기 의뢰 때부터 시작 – 의뢰서(confirmation of the referral), 초기평가(initial evaluation), 경과기록(ongoing progress notes), 정기적 재평가(periodic interim reassessments), 퇴원 요약(discharge summary) • 작업치료 서비스를 보고하는 표준화된 방법 또는 단일화된 방법은 존재하지 않음 • 보고의 내용은 분명하고, 간략하고, 객관적이고, 완성적이어야 함
보고(Documentation)의 목적	• 환자의 치료 진행에 대한 전문의 및 타 전문가들과의 의사소통 • 스태프(staff) 변경 시 치료의 연속성 촉진 • 환자에 대한 분명하고 명확한 정보 제공 • 치료 지속의 정당성 제공 • 의료수가 신청의 근거 • 소송, 기소 등 법적 문제에 대한 대응 • 기타 – 환자 및 가족들에게 치료 프로그램 정보 제공 – 연구의 자료 및 작업치료 분야 전문성 발전에 기여
기록	• 지속적으로 기록 • 업무일지, 평가, 경과 등이 포함됨 • 영구적인 법적 기록 – 전 치료팀이 제공하는 정보 • 환자와 관련된 공식적인 정보 – 의뢰서, 초기평가, 지속적인 경과기록(progress note), 중간평가, 퇴원 요약(summary)

1.9 주요 약어

abd	abduction	DOE	dyspnea on exertion	PWB	partial weight bearing
Add	adduction	Dx	diagnosis	q	every
ADLs	activites of daily living	ECF	extended care facility	qd	every day
Ⓐ	assistance	eval	evaluation	qh	every hour
AE	above elbow	ext	extension	qid	four times a day
AFO	ankle-foot orthosis	F/U	follow up	qn	every night
AK	above knee	flex	flexion	Ⓡ	right
AM	morning	FWB	full weight bearing	re:	regarding
ant	anterior	fx	fracture	rehab	rehabilitation
A/P	anterior-posterior	HOB	head of bed	reps	repetitions
AROM	active range of motion	HOH	hand over hand	R/O	rule out
Assist	Assistance, assistive	LE	lower extremity	ROM	range of motion
Ⓑ	bilateral	LOS	length of stay	RR	respiratory rate
BE	below elbow	NWB	non-weight bearing	RROM	resistive range of motion
BM	bowel movement	OOB	out of bed	Rx	prescription
BP	blood pressure	po	by mouth	$\bar{s}$	without
$\bar{c}$	with	PMH	past medical history	SLR	straight leg raise
CHF	congestive heart failure	PM	afternoon	SNF	skilled nursing facility
CHI	closed head injury	prn	as needed	SOB	short of breath
C/O	complains of	PWB	partial weight bearing	S/P	status post
D/C	discontinue or discharge	PMH	past medical history	S/S	signs and symptoms
dept	department	post	posterior	STM	short term memory
DNR	do not resuscitate	Pt, pt	patient	Sx	symptoms
DOB	date of birth	PTA	prior to admission	TDWB	touch down weight bearing
TTWB	toe touch weight bearing	WBAT	weight bearing as tolerated	<->	to and from
t.o.	telephone order	w/c	wheelchair	->	to; progressing toward
Tx	treatment	WFL	within functional limits	@	at
UE	upper extremity	WNL	within normal limits	1°	primary
VC	vital capacity	y.o.	year old	2°	secondary; due to
v.o.	verbal orders				

1.10 기록과 보고 과정 및 형식

<table>
<tr><td>의뢰</td><td colspan="2">• 작업치료의 평가와 치료는 의뢰 단계부터 시작</td></tr>
<tr><td rowspan="3">초기 평가
(Initial evaluation)</td><td>1단계 :
일반적 정보 수집</td><td>• 의무기록 확인과 같이 초기 평가 과정이 시작
• 면접 및 관찰을 통해 일반적인 정보 자료의 기초를 획득
– 환자의 이름, 주소, 중요한 전화번호, 가족 구성원, 재정 지원자, 가족, 교육수준, 과거의 직업 등
– 의학적, 신체적, 심리적 정보</td></tr>
<tr><td>2단계 :
수행의 기초 설립</td><td>• 수행의 기초가 되는 평가(evaluation)와 사정(assessment)이 포함됨
– 정확한 테스트의 실행과 평가 결과의 기록이 중요
– 앞으로의 모든 평가보고는 이것을 기초로 비교하게 됨
– 향상의 정도는 치료 코스와 치료의 수준을 결정하게 됨
• 수행된 평가 결과들은 자세히 기록되어야 함
• 평가 내용의 예
– ROM 측정(range of motion measurements)
– MMT(manual muscle testing), 감각평가(sensory testing), 인지지각(perceptual/cognitive)평가
– ADL, 기능적 이동(functional mobility), 가사관리(home management), 직업</td></tr>
<tr><td>3단계 :
치료 계획 설립</td><td>• 앞의 두 단계를 통해 얻어진 자료들을 토대로 명확한 수행 계획을 세우는 과정
• 기능을 방해하는 문제들을 결정하고 예상되는 기능의 결과를 결정하는 단계</td></tr>
<tr><td>초기 평가보고</td><td colspan="2">① 평가 형식(format)
• 폼(form) 형식의 보고
– 대부분 인쇄된 형태의 폼을 사용
– 폼(form)은 일반적으로 시간을 절약할 수 있으며, 대부분의 팀 멤버들이 원하는 정보를 보다 빨리 찾을 수 있음
• 서술 형식의 보고
– 포맷의 장점은 개인의 특별한 요구를 수용할 수 있음
– 완성을 위해 많은 시간이 걸리며, 그 내용을 읽기 또한 시간이 많이 소요됨</td></tr>
</table>

초기 평가보고	② 평가내용 • 일반적 정보 – 환자에 대한 기본적인 정보들로 구성 – 이름, 의무기록, 병상번호, 담당의사 등 – 관련된 병력(medical history) 등 • 임상적 평가(evaluation) – 평가의 결과들을 보여주는 하나의 '표' – 타인이 쉽게 해석을 할 수 있도록 표준화된 결과를 중계 예 뇌 손상 환자 : 신체평가, 지각/인지 테스트 우울증 환자 : 행동, 인지 요소 평가 • 기능적 상태 평가 – 환자의 기능 수행을 평가 – 도움의 정도가 기록됨 예 침대 내 이동(bed mobility) 이동(transfers) 휠체어 이동(wheelchair mobility) 등 • 평가 요약(evaluation summary) – 보고 내용 중 가장 중요한 부분 – 앞서 기록된 정보들이 분석되고, 문제 항목들이 만들어짐 – 목표는 실현가능하며 기능적이어야 함 – 치료 목표(goal)를 기록하는 것은 초기 평가과정 중 가장 중요한 부분 – 장기 목표(LTG : long term goal)와 단기 목표(STG : short term goal) → 장기 목표(LTG) : 환자가 치료를 마치게 될 때 얻을 수 있을 것으로 기대되는 최대의 결과를 말함 → 단기 목표(STG) : 기간은 보통 1주일 정도에서 1개월이며, 정해진 치료 기간 후 기대되는 기능의 수준을 기술한 것 – 각 목표는 측정가능하며, 실현가능하며, 기능적 결과를 내포해야 함 – 최종적으로 치료 계획이 세워져야 함 → 치료계획에는 치료의 횟수와 기간이 포함됨
중간평가 보고	• 형식은 초기평가와 같은 방법 • 중간평가 보고는 초기 평가와 재평가의 차이 및 현재 환자의 상태를 보여줌 – 초기 목표와 치료계획을 수정할 수 있음 • 치료의 효과 및 효율성을 보여주므로 치료를 계속할 수 있는 정당성을 제공

<table>
<tr><td>퇴원 요약보고</td><td>• 형식은 초기 평가와 중간평가와 같은 방법
• 퇴원시기의 환자 상태를 기술한 것
• 몇몇 중요한 요소들이 이 보고에 추가됨
– 어떤 목표들이 성취되었는지, 어떤 목표들이 성취되지 않았는지, 왜 그랬는지 등에 대한 내용이 포함</td></tr>
<tr><td>경과 기록
(Progress note)</td><td>• 이 기록은 매 치료마다, 매일 또는 매주 기록되어야 함
• 일반적으로 매일하는 기록은 매우 간략하며 치료에 대한 환자의 반응을 반영하게 됨
• 매주(주간) 기록은 보다 철저해야 하며, 제공된 치료들을 요약해야 함
• 횟수, 환자의 반응, 목표를 향한 진행 등이 요약됨
• 새로운 목표와 치료 계획은 보통 단기 목표(STG)에 반영되며, 기대되는 결과는 그 주에 실시된 치료에 근거함
• 기록은 다양한 스타일과 형식을 사용할 수 있지만, SOAP 노트 형식이 가장 일반적임
<table><tr><td>S</td><td>Subjective : 문제에 대한 환자의 시각(the patient's view of the problem)</td></tr><tr><td>O</td><td>Objective : 문제에 대한 임상학적 평가의 결과들(the clinical findings about the problem)</td></tr><tr><td>A</td><td>Assessment : 평가에 의한 만들어진 중요한 정보들(important data from reevaluations)</td></tr><tr><td>P</td><td>Plan : 치료 목표 및 사용될 치료법(treatment goals and modalities to be used)</td></tr></table><hr>※ SOAP 노트의 내용
1) Subjective : 주관적 보고
(1) 환자의 현재 상태 및 관련 정보를 환자로부터 얻어내는 부분
① 환자의 이름, 나이, 성별, 직업 등
② 환자의 병력
③ 생활약식 또는 가정상황
④ 환자 자신의 심적 상태 또는 태도
⑤ 자신의 목표
⑥ 자신의 호소 내용
⑦ 치료에 대한 반응, 자신의 입장 또는 현 상태 등
2) Objective : 객관적 보고
• 평가 및 검사의 결과를 객관적으로 기한 부분
• MMT, ROM, MAS, 감각검사, 피로척도, ADL 평가, 균형 평가, 보행 평가, 인지 평가, 시지각 평가, 손기능 평가, 상지기능 평가, 구강 평가 등의 결과
3) Assesment : 종합적 평가
(1) 문제 목록(problem list)</td></tr>
</table>

- S와 O를 통해 얻은 정보를 기초로 문제점을 요약

예) 이동시 보조도구 필요함
  → 오른쪽 팔꿉관절 폄에 LOM 존재함
  → 좌우구별 능력이 현저히 감소됨
  → 목욕 활동이 약간 의존적임

(2) 장기목표(long term goals)

- 치료에 의해 달성될 수 있는 장기목표를 기록함
- 치료 종료 시 얻게 되는 기능 수준을 기술함

예) → 독립적인 화장실 가기 성취하기
  → 보조도구 없이 독립적으로 2층의 계단 오르기
  → 오른쪽 팔꿉관절 굽힘 Full AROM 성취하기

(3) 단기목표(short term goals)

- 장기목표를 성취하기 위해 제시되는 단기의 목표들
- 보통 4주 이내에 성취 가능한 목표들을 기술함(1～4주 목표)
- 측정 가능하고 실현 가능한 작은 목표들을 설정함

예) → 보조도구 없이 평지에서 독립적으로 5m 걸어가기
  → 오른손 중지의 MP 관절 도움 없이 45도까지 굽히기
  → 보조도구를 사용하여 20내에 독립적으로 식사하기

4) Plan : 치료 계획

(1) 단기목표를 달성하기 위한 구체적 중재법을 기술

- 치료 횟수
- 치료의 종류
- 치료의 장소
- 치료의 진전
- 평가 또는 재평가 계획
- 퇴원 계획
- 환자/보호자 교육
- 사용할 보조도구, 기구 등

1.11 기타

1. ICF(국제기능·장애·건강분류 : International Classification of Functioning, Disability and Health)

ICF 구성요소 사이의 상호작용

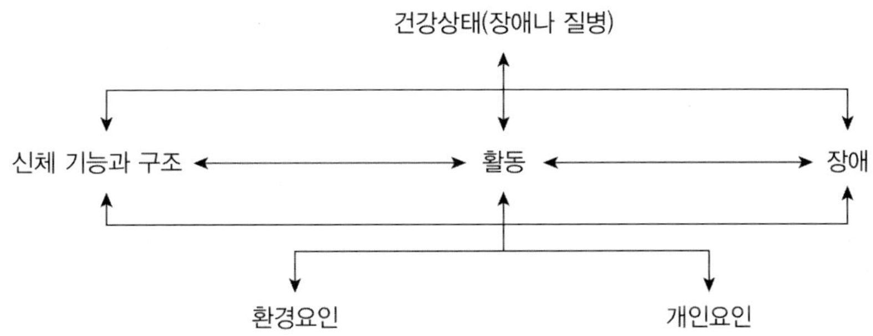

구성요소의 정의

구성요소	정의
신체 기능	신체 계통의 생리적 기능(심리적 기능 포함)
신체 구조	기관, 팔다리 및 그 구성 요소들과 같은 신체의 해부학적 요소
손상	변형이나 손상에 의해 신체 기능이나는 구조에 문제가 발생
활동	개인의 과제나 행위를 실행하는 것
참여	생활의 상황에 관여하는 것
활동 제한	개인이 활동을 실행하는 동안 겪을 수 있는 어려움
참여 제약	개인이 생활의 상황에 관여하는 동안 경험할 수 있는 문제
환경요인	사람들이 생활하고 삶을 수행하는 데 있어 물리적/사회적/태도적 환경을 구성하는 것

ICF 개요

	기능수행과 장애		배경요인	
구성요소	신체 기능과 구조	활동과 참여	환경요인	개인요인
영역	신체 기능 신체 구조	삶의 영역 (과제, 행위)	기능수행과 장애에 대한 외적 영향	기능수행과 장애에 대한 내적 영향
구성	신체 기능의 변화 (생리학적) 신체 구조의 변화 (해부학적)	표준 환경에서 과제를 실행하는 능력 현재 환경에서 과제를 실행하는 수행력	물리적, 사회적 및 태도적 측면에서 촉진하거나 저해하는 영향력	개인의 태도에 대한 영향력
긍정적 측면	기능과 구조의 통합	활동, 참여	촉진요인	적용 안 됨
	기능수행			
부정적 측면	손상	활동 제한, 참여 제약	장해요인/ 저해요인	적용 안 됨
	장애			

2. 이론의 틀(FOR : Frame of Reference)

1) 정신역동 FOR

인간에 대한 기본 가정 (basic assumption about people)	• 프로이딘안의 이론(freudian theory) – 사람은 의식과 무의식 모두를 가진 존재 – 무의식에 의해 행동이 많은 영향을 받음
기초 지식 (knowledge base)	• psychaiatry • psychonalytic theory • psychopathology • group dynamics • sysmbolic potentiol of activity • object relationship theory
기능과 장애 (function and dysfunction)	① 기능장애 • 이드(id)와 초자아(superego)의 갈등을 자아가 적절히 균형 맞추어 조절하는지 • 자아방어기제가 효과적으로 작동하는지 • 무의식적 개념이 기능을 방해하는지 ② 대상관계이론(object relationship theory) • 정신병리 또는 퇴행으로 인한 대상개념의 문제가 생긴다는 이론 – 대상관계(object-relationship)의 미성숙 시 dysfunction으로 봄
목표(goal)	• 좌절된 욕구를 만족시키는 방법을 찾도록 도움 • 정신병리를 교정함 • 정상적인 정신사회 및 정신성적 발달이 일어나도록 도움 • 자신에 대한 현실적인 이해를 촉진시킴 • 건강하고 통합된 자아가 될 수 있도록 도움

2) 인간발달 FOR(Human Development Frame of Reference)

기본가정 (basic assumption)	• 발달은 여러 영역에 걸쳐 진행됨 • 발달은 일생동안 지속됨 • 각 나이에 맞는 기술 습득이 필요함 – 성취를 통한 만족이 있음 – 발달과정에서 자연스럽게 성취됨 • 가족, 공동체, 사회집단이 발달에 도움이 됨 • 신체적, 정신사회적 상해가 성장 및 발달에 방해가 될 수 있음 – 방해가 발달주기에 기대되는 수준과의 격차를 만듦

기초 지식 (knowledge base)	• 발달이론 • 학습이론 같은 타 이론들과도 잘 융화됨
기능과 장애 (function and dysfunction)	① 기능(function) • 삶의 각 단계에서 적절한 기술(skill), 능력(ability), 인간관계(relationship)들을 발달시킴 • 적절한 극복 행동 및 적응 관계를 성취함 ② 장애(dysfunction) • 개인의 발달수준이 신체 연령과 관계된 요구들을 만족시키지 못 할 경우
목표(goal)	① 모든 영역에서의 기술(skill) 증진 • 나이에 맞는 발달 수준을 촉진함 • 정상발달과 멀어진 틈을 최소화 시킴 ② 단기 목표(STG) • 다음 발달단계에 필요한 기술(skill)을 학습함

3) 작업행동 FOR(Occupational behavior Frame of Reference)

기본가정 (basic assumption)	① 인간의 작업에 대한 세 가지 과정 • 무엇인가를 성취하고 싶은 내적 욕구(inner drive)를 가짐 • 이 욕구는 흥미, 능력, 기술, 보상습관, 협동을 만듦 – 놀이와 일 등과 같은 작업행동의 개발을 통해 표현됨 • 다양한 작업역할을 받아들이고 사회화 과정을 통해 적합한 행동을 학습함 ② 작업행동의 발달을 돕는 세 가지 과정 • 작업의 선택 – 성인의 직업과 사회적 역할을 형성함 – 놀이 및 일이 진보되어 나타남 – 놀이와 일을 통해 작업선택이 만들어짐 • 작업역할 – 수행하는 일에 따른 역할을 가짐 – 노동자, 가정주부, 학생, 유치원생 등 • 사회화 – 사회화 과정을 통해 작업 역할 행동을 학습함
기초 지식 (knowledge base)	• 세 가지 시스템 : 생물적/인격적/사회적 • 세 가지 과정 : 협동/인격발달/사회화

기초 지식 (knowledge base)	• 동기부여 • 학습과 발달에서 놀이의 기능에 대한 이론 • 작업 전반에 대한 이론 • 종합시스템이론
기능과 장애 (function and dysfunction)	① 기능(function) • 사회문화적으로 수용되며, 자신의 필요를 충족시켜주는 작업역할을 유지함 • 다양한 작업역할 균형을 유지하기 위해 꼭 필요한 요소 • 다양한 영역에서의 기술, 경쟁 수준을 가질 때 기능적임 ② 장애(dysfunction) • 질병, 외상 등에 의해 환경 내에서 성공적 행동을 수행하지 못했을 경우
목표(goal)	• 질환으로 인한 장애을 예방하고 감소시킴 • 사회적, 직업적 역할에 필요한 활동을 수행할 수 있도록 도움 • 만족스런 삶을 살아갈 수 있도록 만듦

4) MOHO(Model of Human Occupation, 인간작업모델)

기본가정 (basic assumption)	• 인간은 작업적 존재 • 작업수행을 돕는 3가지 하위체계 – 의지, 습관화, 수행역량 • Reilly의 작업행동이론을 토대로 개발
기초 지식 (knowledge base)	① 작업의지(Volition) • 원하는 목표로 이끄는 것, 동기화 • 작업 행동을 안내함 • 하위요소 : 개인적 유능감, 가치, 흥미 ② 습관화(Habituation) • 행동을 조직화하는 패턴을 제공하고 활동들을 조직화함 • 하위요소 : 습관, 역할 ③ 개인적 수행역량(Personal capacity) • 작업 행동을 생산하는 기술의 구성요소 • 하위요소 : 운동기술, 처리기술, 의사소통과 상호작용기술 • 환경의 영향 • 인간의 적응과 건강 : 주변환경과의 상호작용에 달려있음 • 수행을 위한 기회 제공 및 주변의 기대 또는 수행 요구

기능과 장애 (function and dysfunction)	• 상식에서 벗어난 가치를 지님 – 흥미를 상실하고 '의지'가 기능장애를 유발 • 신체적, 정신사회적 기능장애의 결과 – '역할'의 제한, 붕괴 • 의지, 습관화, 수행능력 간의 부조화로 인해 작업 기능 제한 유발
목표(goal)	• 대상자의 환경, 개개인과 흥미, 미래 작업 행동에 대한 요구와 관련하여 치료에서 사용되는 작업 선정 • 작업 참여를 통해 의지, 수행역량, 생활패턴 유지, 복구, 발전시킬 수 있음

5) PEO Model(사람-환경-작업 모델)

기본가정 (basic assumption)	• 작업 수행 – 사람, 환경, 작업 간의 역동적이고 교류적인 관계로 인한 산물 세 요소들이 서로 잘 융합될 때 최상의 작업 수행이 나타남
기초 지식 (knowledge base)	① 사람 P • 신체적 수행, 인지, 감각, 지각, 건강, 성격, 역할 자아 개념으로 구성 ② 환경 E • 문화적, 사회·경제적, 제도적, 물리적, 사회적 요소로 구성 ③ 작업 O • 개개인의 역할과 환경이라는 배경 속에서 자기유지, 표현, 성취를 충족시키기 위한 기능적 과제와 의미 있는 활동 • 가정, 직장, 지역사회 환경에서의 역할 반영 ④ 작업 수행 • 복잡하고 역동적인 현상으로 사람-환경-작업의 상호작용을 통해 형성됨
목표(goal)	• 생애 주기에 따라 사람의 역할과 역량, 환경과 작업이 역동적으로 변함 • 문제 영역과 요인을 분석 • 대상자의 작업 수행을 향상

6) 운동학습 FOR(Motor Learning Frame of Reference)

기본가정 (basic assumption)	• 과제와 환경과의 상호작용을 통해 운동 해결을 찾는데 중점을 둠 • 운동학습의 중요요소 : 의지(motivation), 되먹임(feedback), 연습
기초 지식 (knowledge base)	• 운동 회복을 위한 '과제 중심의 접근법' 　– 역동 시스템 이론을 기초로 하고 있음 　– 작업 수행 및 운동의 회복은 사람/환경/작업의 역동적 상호작용에 의한 결과 • 운동의 결과가 되는 되먹임 정보 　– 내재적 되먹임 : 과제수행 동안 클라이언트의 감각체계에 의해 생성된 것 　– 외재적 되먹임 : 치료사 또는 다른 사람의 활동 관찰을 통해 획득된 외적 자원
기능과 장애 (function and dysfunction)	• 중추신경계의 손상으로 수의적 움직임 조절 능력과 물리적 환경 조절 능력 상실
목표(goal)	• 기능적 활동 목표를 성취 위해 　– 움직임 공동작용을 분석 • 학습단계 고려하여 움직임 효과 증진시키기 위해 　– 내적/외적 되먹임의 효율적 제공방법 결정 • 연습을 위한 기회 제공 • 점진적으로 되먹임 감소

7) 재활 FOR(Rehabilitative Frame of Reference)

기본가정 (basic assumption)	• 만성 환자 또는 신체적·정신적 장애를 지닌 사람 　– 일상생활 수행능력을 최대화 시키기 위한 재활철학을 바탕 • 보상적 방법, 보조도구, 환경개조에 중점
기초 지식 (knowledge base)	• 보상적 방법 　– 보상적 방법과 보조도구 사용, 환경의 변경
목표(goal)	• 치료사와 대상자간의 협력 강조 • 중재의 요소 : 대상자의 의지, 인지기술, 환경적 요구 • 보상적 방법, 보조도구, 환경을 개조

8) 생체역학적 FOR(Biomechanical Frame of Reference)

기본가정 (basic assumption)	• 인간의 움직임 또는 동작 – 작업수행을 성공적으로 하기 위한 필수요소 • 근력, 지구력, 관절가동범위, 움직임을 향상시켜 기능 증진
기초 지식 (knowledge base)	• 비정상적이거나 부족한 자세조절을 보조하기 위해 외부적인 도움을 통해 – 독립성 향상시킴
기능과 장애 (function and dysfunction)	① 기능(function) • 근력, 근지구력, 관절가동범위가 적절히 갖추어진 상태 ② 장애(dysfunction) • 근골격계 등의 기능장애를 지닌 사람과 신경계 손상으로 신체적 장애 • 뼈, 관절, 근육, 힘줄, 신경 등의 손상은 근력, 근지구력과 관절가동범위에 제한 – 작업적 활동과 과제수행을 방해
목표(goal)	• 보조도구 : 변형 방지와 교정, 기능향상 • 재훈련, 활동의 조정 : 무게 조절, 도구 수정, 방법 변환

9) 감각운동접근법(Sensory Motor Approaches), 운동조절

☞ 신경계 작업치료 부분의 감각운동 접근법 참조
– 브론스트롬, NDT, ROOD, PNF, CIMT 등

10) 인지－지각 FOR(The Cognitive-Perceptual Frame of Reference)

기본가정 (basic assumption)	• 중추신경계 손상 대상에게 적용 • 뇌의 정보처리과정을 전제 – 손상된 인지, 지각 처리과정이 작업수행을 어떻게 제한하는지
기능과 장애 (function and dysfunction)	① 기능(function) • 작업 수행 – 감각 정보를 감지하여 평가, 이해, 계획하며 목적 있는 행동으로 실행하는 능력을 토대로 이루어짐 ② 장애(dysfunction) • 지각/인지적 기능장애 : 뇌손상과 분열의 결과 • 인지적 장애 : 정보를 조직화하고 구성함에 있어 효율성 감소
목표(goal)	• 교정적 접근, 적응적 접근 – 최근 보다 전인적인 관점에서 동적 시스템 접근을 중시

11) 인지기반작업수행(Cognitive Orientation to daily Occupational Performance, CO-OP)

기본가정 (basic assumption)	• 실제 환경에서의 활동에 대한 참여를 반영하고 복잡한 일상생활의 생태학적인 측면을 반응한 접근법
기초 지식 (knowledge base)	• 문제해결과 학습을 위한 언어기반 접근 • 실제적인 작업수행을 이끌어내는 상위하달식 접근 • 자신의 문제를 언어적으로 표현하며 배우는 언어기반의 체계 사용
전반적 전략	• 4단계 : 목표설정 – 계획세우기 – 실행하기 – 점검하기(goal – plan – do – check) – Goal : 성취해야 할 과제 목표를 결정 – Plan : 목표 달성을 위한 세부계획을 수립 – Do : 계획한 대로 과제를 수행 – Check : 수행결과를 확인하고 변경이나 개선이 필요한지 스스로 관찰하고 평가
목표(goal)	• 인지전략 도출, 기술획득, 일반화와 전이

OCCUPATIONAL THERAPY

2

C·H·A·P·T·E·R

시지각

2024 OCCUPATIONAL THERAPY

꼭!
알고 넘어가기!!

- 시지각 처리과정을 이해해야 한다.
- 시지각 피라미드를 이해해야 한다.
- 시지각의 종류와 위계를 이해해야 한다.

2.1 시각장애의 평가와 치료

1. 개요

시각의 역할	• 일상에서 다른 감각들과 같이 사용됨 – 고유수용성 감각, 촉각, 평형감각, 청각 등과 같이 환경에 적응하기 위해 사용함 • 우리에게 가장 큰 영향을 주는 감각계 – 외부 환경을 전달함 – 환경에 적응하기 위해 영상을 만듦 – 시각 입력은 상황 판단에 결정적인 역할을 함 예 "그는 선량해 보인다.", "저것은 맛있어 보인다." – 이동할 때 장애물에 대한 위험을 경고함 – 운동과 자세 조절에 중요한 역할을 함 • 의사소통에 중요한 역할을 함 • 시각 손상 – 질병, 외상, 노화에 의해 2차적으로 나타남 – 자신이 속한 환경요소들과의 상호작용에 있어 위험성이 발생함
중추신경계의 시각 처리과정	① 처리 과정(순서) a. 빛이 눈에 들어감 b. 망막에 초점이 형성됨 – 각막과 렌즈를 통과해 시작됨 c. 정보는 시신경을 통해 시상의 LGN(lateral geniculate nucleus)에 전달됨 d. 감각정보 통합을 위해 시각정보는 시각피질로 이동됨 e. 2개의 길을 지남 – 북쪽 길/위쪽 길 : 후 마루엽을 지남 – 남쪽 길/아래 길 : 후 관자엽을 지남

중추신경계의 시각 처리과정	f. 남쪽 길은 후 관자엽으로 옮겨지며 시각 정보는 언어와 청각의 입력과 결합함 – 시각적 물체 정보와 인식을 위한 과정임 – 물체를 확인하고 분류함 g. 북쪽 길은 마루엽을 지나 이마엽으로 시각정보를 옮김 – 모든 감각 입력 정보의 조각들을 가져와서 통합함 – 공간 내 몸의 지남력을 인식하는 내부 감각지도를 만듦 ② 다양한 시각 관련 구조물들 • 많은 신경계 경로가 시상하부와 뇌간을 포함한 피질하부를 지나감 • 뇌간 – 시각처리에 필요한 중요한 신경구조를 내포함 • 뇌신경 Ⅲ, Ⅳ, Ⅵ의 핵 – 눈의 외동안근 조절

2. 평가 및 이론

시지각 기능의 단계적 모델	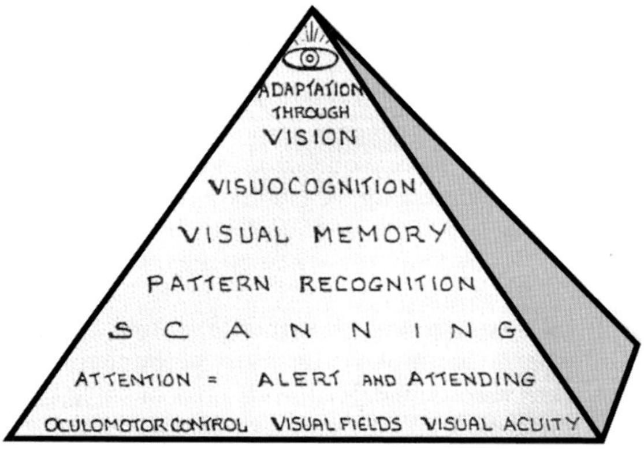 **그림 2-1** 중추신경계의 시지각 발달 위계 (Hierarchy of visual perceptual development in central nervous system) • 수직계층 구조로 구성됨

하위 단계	• 각 능력수준은 하위 단계에 의해 지원됨 • 하위 수준의 기술 통합 없이 적절한 기능이 어려움 • 모델의 기초를 형성하는 세 가지 기술 – 동안조절, 시야, 시력
최상위 단계	• 시지각 계층 모형 중 가장 높은 기술은 시각인지가 됨 • 시각인지는 지식을 얻고 문제를 풀고 계획을 세우고 의사를 결정하기 위해 정보를 정신적으로 조작하고 다른 감각정보와 통합하는 능력을 말함

시각 기억	① 정의 • 시각정보를 단기기억으로 저장할 수 있어야 하며 이것을 장기기억 이미지로 저장할 수 있어야 함(또한 저장된 정보를 회상할 수도 있어야 함) ② 시각적 이미지 • 정보의 저장 전 이미지를 만드는 형상인식이 반드시 필요함 • 형상인식은 철저한 탐색을 통해 성취됨 – 시각 탐색은 눈의 순간적 움직임을 통해 성취됨 • 시각탐색의 두 가지 단계 – 인지의 피질 과정에 의한 자발적인 수준 – 뇌간에 의해 조절되는 자동반응 또는 반사 수준 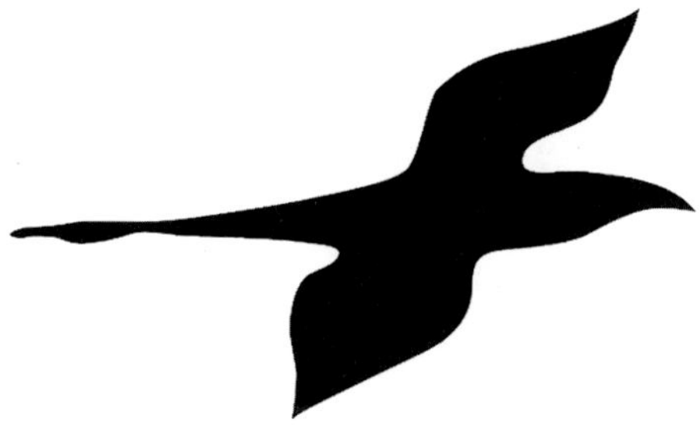 **그림 2-2** 거위일까? 매일까?
시각 평가	• 목적 – 기능적 손상을 확인하기 위해 – 기능적 손상과 시각손상의 연관성을 보기 위해 – 평가의 결과를 통해 적절한 치료적 중재를 결정하기 위해
시야 손상	• 편측 완전 손상 – 동측 시력의 완전 상실 (monocular blindness) ● ○ • 시신경 교차(optic chiasm) 부위 손상 – 양이측 반맹증(bitemporal hemianopsia) ◐◑ • 시삭(optic track : 시각로) 손상 – 동측성 반맹증(homonymous hemianopsia) ◑◑ • 측두섬유의 손상 – 동측 상부 사분의 일이 시야 결손 • 두정섬유의 손상 – 동측 하부 사분의 일이 시야 결손 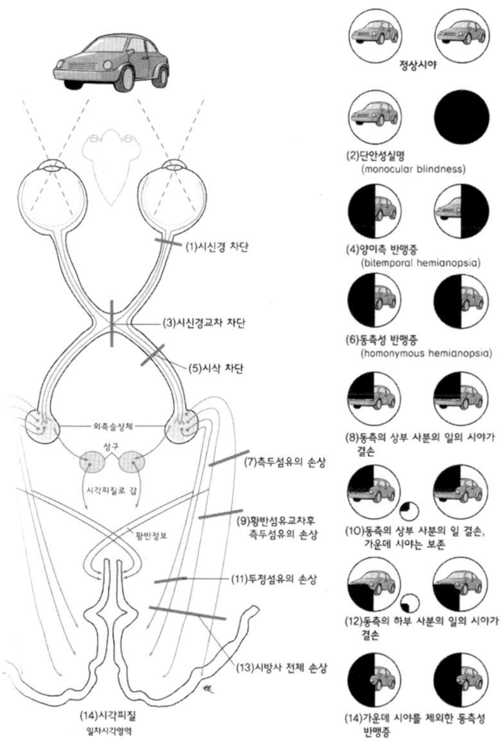

3. 작업치료 중재

접근법	• 치료적(remedial) 접근법 – 시각집중 및 시각탐색의 효율성 증진을 위해 – 시각처리 능력을 긍정적으로 변화시키기 위한 시도 • 보상적(compensatory) 접근법 – 자신의 현재 시각처리 수준을 사용하게 해줌 – 과제 또는 수행 환경을 바꿔줌
시력중재	① 종류 • 근시 – 물체의 상이 망막의 앞쪽에 맺혀지며 망막에 도달했을 때는 흐릿해짐 → 오목렌즈를 통해 교정함 • 원시 – 상이 망막의 뒤쪽에 맺혀지게 되는 현상 → 볼록렌즈를 통해 교정함 • 난시 – 망막에 두 정점이 맞춰지지 않아 상이 흐릿해짐 → 원통모양의 렌즈를 놓아둠으로써 교정함 ② 요소 • 망막의 상에 초점 맞추기 능력의 손상 – 빛을 모아주는 구조의 문제 : 망막과 눈 바깥쪽 사이의 중재물의 투명성에 의해 좌우됨 – 빛이 통과하는 중재물 : 각막, 안방수, 수정체, 초자체액 – 문제 원인 : 각막의 상처, 백내장, 초자체 출혈 등 • 상을 처리하는 망막 능력의 손상 – 망막의 수용기 세포의 손상이나 질병이 원인이 됨 • 망막의 상을 전달하는 시신경의 손상 – 뇌손상으로 인한 시신경의 변형, 2차적 신경 압박, 시신경 관련 질환 등이 원인이 됨 ③ 치료적 중재 • 배경의 대조를 증가시키기 – 물체와 배경색의 대조는 환자가 물체를 좀 더 명확히 볼 수 있게 함 예 검정 컵에 우유 담기. 흰 잔에 커피 담기 • 조명의 강도 증가시키기 – 빛의 강도와 양을 증가시키면 물체와 환경을 더 잘 볼 수 있음

시력중재	예 밝은 조명아래에서 사람의 얼굴을 더욱 쉽게 확인할 수 있음 • 배경무늬 감소시키기 – 무늬가 있는 배경은 물체 인식을 어렵게 함 • 물체의 특징 확대하기 – 물체를 확대하면 더 잘 보임 • 조직화 – 자주 사용하는 물건은 접근이 쉬운 곳에 배치함 – 자주 사용하지 않는 물건들은 낮고 접근성이 떨어지는 곳에 배치함 • 지역사회 서비스 이용하기 – 많은 지역사회 서비스가 시각 장애인들에게 제공되고 있음
시야 문제 중재	① 정상 시야 • 환자가 정면을 볼 때 볼 수 있는 시야의 범위 • 위로 60°, 아래로 70°, 내측으로 60°, 외측으로 100° ② 시야 결손(VFD, visual field deficit) • 원인 – 망막의 수용 세포 또는 정보를 중추신경으로 보내는 경로의 손상으로 인해 발생 • 증상 – 시야 결손의 위치, 경로에 따라 다양하게 나타남 → 대부분의 시야결손은 뇌 손상 후 발생됨 – 반맹증이 일반적 문제가 됨 → 눈의 시야 반에서 시각 손상이 나타남 ③ 시야 결손으로 인한 문제들 • 자신의 시각 부재를 잘 알지 못함 • 환경에서 환자는 장애물에 부딪힐 수 있음 • 보이지 않는 시야의 물건을 찾지 못함 • 모든 글자를 다 읽지 못함 예 18글자에서 15글자로 읽음 • 전체 단어를 모두 보지 못함 • 글자를 읽는 것보다 숫자를 읽는 것이 더 어려움 예 고지서의 28달러를 23달러로 잘못 읽을 수 있음 • VFD가 우세 손과 같은 쪽에 있을 경우 읽고 쓰기 능력의 저하가 나타남 예 펜 끝의 자리 잡기 어려움, 주시의 어려움, 선 위에 글쓰기 어려움 등 • 불안 발생으로 환자가 자율신경계 반응이 나타남

<table>
<tr>
<td>시야 문제 중재</td>
<td>
- 호흡이 짧아지고 구역질을 할 수 있음
• 지역사회 활동에서 사회적 고립이 발생할 수 있음
④ 중재
• 제한된 시야의 보상을 위해 돌리기를 학습해야 함
• 보이지 않는 시야 쪽으로 머리 회전을 함
• 보이지 않는 시야를 향한 머리와 눈의 움직임 횟수 증가시킴
• 보이지 않는 시야를 향한 머리와 눈의 빠른 움직임을 수행함
• 보이지 않는 쪽에서 시작되는 조직적 탐색을 실행함
• 보이지 않는 쪽의 시각적 발견과 집중 훈련을 함
• 주의를 빠르게 이동 시키는 능력 증진시킴
• 중앙시야와 주변 시야 간의 탐색 능력 증진시킴
• 읽기 제한에 대한 전략
- 읽기와 쓰기 연습
- 색을 이용한 보상
- 혼란스러운 것을 제거함
- 단색의 물체를 사용함 : 무늬를 감소시킴
</td>
</tr>
<tr>
<td>시각적 집중 및 탐색 중재</td>
<td>
① 시각적 집중
• 환경에서 특징에 대한 정보를 식별하기 위해 물체를 조심스럽게 관찰하는 능력
• 두 가지 범주로 나눔
a. 초점(또는 선택적)을 위한 시각집중
- 물체 인식과 확인을 위해
b. 환경(또는 주변)에 대한 시각집중
- 안전하게 움직이고 공간에 적응하기 위해
② 시각적 집중의 손상 및 사례
• 오른쪽 대뇌 반구 손상
- 좌측 시각적 공간을 탐색하기 어려움 : 편측부주의(hemi-inattention)으로 알려짐
- 편측부주의(hemi-inattention)이 종종 VFD와 혼동됨
→ VFD가 나타나면 시각집중을 사용함으로 시각손실을 보충하려고 함

※ VFD와 편측부주의(hemi-inattention) 비교
<table>
<tr><th>시야손실</th><th>편측 부주의</th></tr>
<tr>
<td>• 보이지 않는 쪽을 향한 탐색패턴 축소
• 보이지 않는 쪽의 탐색 시도
• 탐색 패턴은 일반적으로 효율적
• 수행의 정확도를 위한 재조사 실시
• 시간 : 과제의 난이도와 일치함</td>
<td>• 탐색 패턴의 비대칭
• 왼쪽 탐색을 시도하지 않음
• 탐색 패턴이 일반적으로 비효율적
• 수행의 정확도를 위한 재조사 없음
• 시간 : 과제의 난이도와 일치하지 않음(빨리 수행함)</td>
</tr>
</table>
</td>
</tr>
</table>

시각적 집중 및 탐색 중재	• 시각집중의 손상 – 환경에 적응하는 능력의 감소가 나타남 → 중추신경계가 조직화된 완전한 시각정보를 받지 못하기 때문 • 시각집중의 결여로 영향을 받는 활동들 – 동적 환경에서 수행되는 활동들 a. 읽기 – 높은 수준의 어려운 교과서를 읽을 경우 선택적 시각집중이 많이 요구됨 b. 광고를 볼 경우 – 보다 적은 선택적 집중이 필요함 c. 운전 – 속도가 다른 차량들과 물체들의 위치를 보기위해 지속적으로 폭넓은 집중이 필요함 – 지형, 표지판, 신호등을 위해 간간히 선택적 집중이 필요함 ③ biVABA의 Scan Board • 구조화되지 않은 숫자의 정렬이 있는 넓은 판(20 × 30인치)을 이용함 • 판을 환자의 중심선에 맞춤 – 환자의 눈높이에 위치시킴 • 환자는 판을 탐색하여 숫자를 가리킴 • 정상 시각 탐색 – 판의 왼쪽에서 시계방향(또는 반시계방향)으로 모든 숫자를 확인할 때까지 조직적이고 순차적인 탐색 패턴을 사용함 • 비정상적 시각 탐색 – 탐색이 조직적이지 않고 무작위적이며 탐색 전략 부족으로 한 쪽의 숫자를 빈번히 놓침 ④ 중재 • 시각 탐색 재조직하기 – 환자는 자신의 시각 탐색에 문제가 있음을 먼저 인식해야함 – OT사는 환자의 시각 탐색 검사를 수행하고 결과를 바탕으로 환자에게 어떤 문제가 정상과 다른지 교육함 – 환경 변화와 보상 방법 교육이 필요함 – 편측부주의(hemi inattention)를 가진 환자의 탐색 훈련 – 시각 배열의 왼쪽에서 시각 탐색을 시작하며, 왼쪽에서 오른쪽으로 탐색 패턴을 다시 훈련함

<table>
<tr><td>시각적 집중
및 탐색 중재</td><td>– 이 패턴은 시각 탐색을 오른쪽에서만 수행하려는 행동의 경향을 바꿔주어 탐색 패턴의 균형을 증가시킬 수 있음
• 왼쪽 대뇌반구 손상 환자의 문제
– 시각 탐색에는 비대칭적이지 않지만 시각 배열 탐색에 문제가 발생됨
→ 아이템을 확인하고 탐색하는 방법을 재학습해야 함
• 치료활동
– 카드 맞추기 활동 : 최대로 넓은 시공간 탐색이 이루어지도록 유도함
– 도미노, 공놀이, 큰 퍼즐 등 : 환자가 신체적 접촉을 좋아할 경우 더 효과적임
– 300~500조각 퍼즐, 단어 카드, 숫자 카드, 바느질공예 등
– 일상생활활동에서의 탐색 전략 사용
– 수행 후 결과에 대한 즉각적인 피드백의 제공
• 환경 개선
– 배경에 패턴을 줄여줌
→ 전경의 물체가 쉽게 보일 수 있도록 하기 위함
– 조명을 충분히 제공함
→ 배경과 전경의 물체 사이에 색의 대조를 증가시킴</td></tr>
<tr><td>안구운동</td><td>① 안구운동 문제
• 특정 뇌신경의 병변으로 인해 눈 움직임을 조절하는 외안근(extraocular)의 마비가 나타남
• 중추신경계 손상으로 협응력의 문제가 나타남
② 안구운동 부족에 의한 기능적 제한
• 눈 손 협응, 자세 조절, 눈동자의 동시 사용에 문제가 나타남
• 외상성 뇌 손상
– 뇌간 손상 시 뇌신경에 문제가 없어도 눈의 움직임에 장애가 발생함
• 눈의 운동성 장애가 활동에 필요한 집중력과 지구력을 감소시켜 시각적 스트레스를 발생함
– 스트레스로 인해 치료에 비 협동적이게 되고 산만해짐
– 두통 발생
– 눈의 긴장과 목의 긴장 발생
③ 평가
• 청취 및 관찰을 통한 접근이 사용됨
– 평가의 첫 단계는 환자의 시각 관련 병력을 얻는 것임
– 환자의 복시 경험 유무를 질문함
– 환자의 눈 및 눈동자의 움직임을 관찰함
– 복시 유무 검사</td></tr>
</table>

<table>
<tr>
<td>안구운동</td>
<td>
• 관찰 내용
– 눈 움직임의 균형
– 각 방향으로의 눈 움직임
– 눈의 경련 유무
– 눈의 고정 : 운동 범위에 끝에서 2~3초 동안 고정
④ 중재
• 폐쇄(occlusion)
– 완전 폐쇄
→ 한쪽 눈을 완전히 막음
– 부분적 폐쇄
→ 안경 렌즈의 일부분에 반투명 재료를 적용함
→ 장점 : 환자가 좀 더 편안하게 순응함
→ 단점 : 시력에 관계없이 안경을 착용해야 함
• 프리즘(prism)
• 눈 운동(eye exercises)
• 수술(surgery)
</td>
</tr>
</table>

OCCUPATIONAL THERAPY

3

C·H·A·P·T·E·R

ADL

2024 OCCUPATIONAL THERAPY

꼭!
알고 넘어가기!!

- ADL과 AIDL 항목을 반드시 이해해야 한다.
- 다양한 질환에 맞는 ADL기술을 이해해야 한다.
- 장애인을 위한 건축 구조물의 기준을 이해해야 한다.

3.1 ADL과 IADL(OTPF Ⅲ 기준)

1. ADL

목욕/샤워 (bathing/showering)	• 관련 물품 구하기 및 사용하기 • 특정 부위의 몸에 비누칠하고, 헹구고, 말리기 • 목욕자세 유지하기 • 목욕 자세로 이동하기, 목욕 자세에서 돌아오기
화장실 및 화장실 위생 (toileting and toilet hygiene)	• 관련 물품 구하기 및 사용하기 • 화장실 자세 유지하기 • 화장실 자세 취하기 및 돌아오기 • 신체 청결(cleaning) 유지하기 • 월경 및 요실금 관리하기 – 카데터(catheter), 인공항문(colostomy), 좌약(suppository) 관리 등도 포함됨 • 자발적인 대소변 조절 • 필요할 경우 소변배출 보조도구의 사용이나 소변 조절 약물도 포함됨
옷 입고 벗기 (dressing)	• 그 시간대, 날씨, 상황 등을 고려하여 올바른 옷과 액세서리 선택하기 • 옷장에서 옷 꺼내기 • 올바른 순서에 맞게 옷 입고 벗기 • 옷과 신발이 잘 맞도록 조이기 및 풀기 • 개인용품, 보조기 및 의지 등을 착용하고 벗기
삼키기/먹기 (swallowing/eating)	• 입속의 음식물을 유지하고 조작하기 및 삼키기 • 삼키기는 음식물이 입에서 위로 이동하는 것을 의미함 – 음식/음료수

피딩/식사 (feeding)	• 컵이나 접시의 음식물을 정렬하고, 위치시킨 후 입으로 가져오기 • 자신에게 먹이기 즉, 셀프 피딩(self-feeding)이라 명하기도 함
기능적 이동 (functional mobility)	• 일상생활활동 수행 중 한 지점에서 다른 한 지점으로 이동하는 것을 의미함 – 침대 이동(in-bed mobility), 휠체어 이동(wheel chair mobility) – 기타 다양한 이동들(transfers) ◦ 휠체어, 침대, 자동차, 변기, 욕조, 의자, 바닥 등에서 이동하기 • 기능적 보행 및 교통수단의 이용도 포함됨
개인 용품 관리하기 (personal device care)	• 개인 용품 사용, 세척, 관리하기 – 보청기, 콘택트렌즈, 안경, 보조기, 의지, 혈당측정기, 피임기구, 각종 성인용품, 적응도구(adaptive equipment) 등
개인위생 및 몸치장 (personal hygiene and grooming)	• 관련 물품 구하기 및 사용하기 • 제모하기(예 면도기, 핀셋, 로션 등 사용하기) • 화장하고 지우기 • 머리감기, 말리기, 빗기, 모양내고 손질하기 • 손톱 및 발톱 관리 • 피부, 귀, 눈, 코 관리 • 향수 뿌리기 • 구강청결 유지하기, 양치질하기, 치실 사용하기 • 틀니 및 보철기구 제거하기/착용하기/세척하기
성적 활동 (sexual activity)	• 성적 만족을 주는 활동에 참여하기 • 관계 요구 및 임신 요구를 성취하기(meet needs)

2. IADL

타인돌보기 (care of others)	• 타인 보살피기, 감독하기, 정리하기(arranging)
애완동물 관리하기 (care of pets)	• 애완동물 돌보기, 감독하기, 정리하기(arranging)
자녀 양육 (child rearing)	• 아동 발달에 필요한 요구를 지지하는 감독(supervision) 및 보호(care) 제공하기
운전 및 지역사회 이동 (driving and community mobility)	• 지역사회 이동을 계획하고 실행하기 및 대중 또는 개인 교통수단 이용하기 – 운전/보행/자전거로 이동 – 버스/택시/기타 교통 시스템 이용하기

의사소통 관리 (communication management)	• 다양한 시스템 및 도구를 이용해 보내기/받기/해석하기 – 필기도구, 전화(휴대폰, 스마트폰), 타자(키보드), 컴퓨터 또는 태블릿, 음성영상 기록 장치들, 커뮤니케이션보드, 비상 호출등(call light), 각종 비상 시스템들, 점자 타자기(Braille writer), 청각장애인을 위한 의사소통 보조도구들(tele-communication devices), 각종 대체의사소통(augmentative communication) 시스템, 개인 디지털 시스템들(digital systems)
재정 관리 (financial management)	• 재원 관리하기(다양한 지불 방법(transaction)에 대한 대처법이 포함됨) • 단기 및 장기 재정 목표를 세우고, 돈 사용하기
건강관리와 유지 (health management and maintenance)	• 건강과 웰빙 전략을 개발하고, 관리하고, 유지하기 – 적절한 신체 운동(physical fitness), 영양 섭취, 건강을 해치는 행동의 감소, 일상적 약물 복용
집 관리 (home establishment and management)	• 개인 및 가정에 속한 소유물 및 환경을 유지하고 관리하기 예 집, 뜰, 정원, 전기용품, 자동차 등 • 개인 소유물을 수리하고 유지하기(옷, 가정용품 등) • 어떻게 도움을 청할 수 있는지, 누구를 만나야 하는지를 인지하기(knowing)
식사 준비 및 뒤처리 (meal preparation and cleanup)	• 균형 잡힌 영양 식단을 계획하고, 준비하고, 제공하기 • 식후 남은 음식물 처리하기 및 식사 도구 세척하기(cleaning up)
종교적(영적) 활동 및 표현 (Religious and spiritual activities and expression)	• 종교 활동에 참여하기 • 자신보다 더 큰 어떤 존재와 연결되어 있다는 신념과 관련된 활동에 참여하기 • 아이와 놀며 시간보내기, 자연 속 활동에 참여하기, 필요시 타인 돕기 등과 같은 특별한 의미를 지닌 활동에 참여하기
안전처리 및 긴급상황 대처 (safety and emergency maintenance)	• 안전한 환경을 만들기 위해 예방적 조치에 대해 이해하고 수행하기 • 예상치 못한 갑작스런 위기상황을 인식하기 • 건강 및 안전을 위협하는 요소들을 감소시키기 위해 응급상황 대처활동을 수행하기 예 – 집에서 나가고 들어올 때 안전 확인하기 – 응급 시 연락할 대상 정하기 – 연기 탐지기 또는 비상전구 배터리와 같은 물품 준비하기
쇼핑 (shopping)	• 쇼핑 목록 작성하기 • 품목 선택하고, 구매하기 • 물건 배송하기 • 지불 방법 선택하기 • 계산 완료하기 • 인터넷 쇼핑, 컴퓨터, 휴대폰, 태블릿 등을 이용한 구매도 포함됨

3.2 ADL 및 IADL 요소

관련요소	• 신체적 요소 : 근력, ROM, 협응능력, 감각, 균형 등 • 지각과 인지기능 • 환자의 문화, 가치, 윤리 등 • 환자가 돌아갈 집안 환경

3.3 평가

1. 대표적 평가도구 : '측정 및 평가' 참조

ADL 평가	• Klein-Bell ADL Scale 등
IADL 평가	• Assessment of Motor and Process Skills(AMPS) 등
ADL 및 IADL 평가	• Canadian Occupational Performance Measure(COPM) 등

2. 결과

ADL 수준	• 독립(Independent) • 감독(Supervised) • 최소의 보조(Minimal assist) • 중간수준의 보조(Moderate assist) • 최대의 보조(Maximal assist) • 의존(Dependent)

3.4 중재방법

사례	• 단계적 접근 • 후방연쇄(backward chaining) VS 전방연쇄(forward chaining) • 도움의 양 조절 : 신체적, 언어, 환경적 큐 등 • 시범 및 구두지시 • 기타

3.5 문제에 따른 중재

1. 제한된 ROM 또는 근력 문제를 지닌 사람들

하지 옷 입기 활동	• 드레싱스틱(dressing stick), sock aid, 벨크로(velcro-fastened) 신발, 리처(reacher) 등의 사용
상지 옷 입기 활동	• 앞이 터진 옷, 한 치수 크고 신축성이 있는 옷, 고리가 달린 지퍼, 큰 단추, snap, 버튼훅(buttonhook), 드레싱스틱(dressing stick) 등의 사용
식사활동	• 확대 손잡이(built-up handle), 'swivel spoon', 스포크, 긴 플라스틱 빨대와 빨대 클립, 'plate guard', 'scoop dish' 등의 사용
개인위생과 신변처리 활동	• 손잡이가 긴 목욕 솔(long-handled bath brush), 비누와 스펀지(sponge with a soap holder), 긴 목욕 수건(long cloth scrubber), 목욕장갑(mitt), 리처(reacher), dressing stick, 안전 손잡이(safety rail) • 안전 매트(safety mats), 바닥 스티커(strips), 욕조 의자(transfer tub bench), 샤워의자(shower stool), 손잡이(grasp bar) 등의 사용
의사소통과 환경적 도구의 적용	• 수도꼭지의 신장 또는 확대 손잡이(built-up handle), 레버 타입의 손잡이 등의 사용
기능적 이동	• 플래폼 크러치(platform crutch), 목발, 지팡이 등의 사용 • 워커의 손잡이를 두껍게 하기, 높이를 올린 좌변기 등의 사용
가정관리, 식사 준비와 청소활동	• 미끄럼방지 매트(nonslip mat), 변형된 칼, 잡아당기는 선반 등의 사용

2. 협응장애를 지닌 사람들

- 진전, 운동실조증(ataxia), 무정위성(athetoid) 움직임의 협응 장애
  - 파킨슨병, 다발성 경화증, 뇌성마비, 두부 손상 등과 같은 CNS 손상의 결과로 나타남

옷 입기 활동	• 헐렁한 앞이 터진 옷, 큰 단추, 벨크로나 고리가 달린 지퍼, 크고 무거운 손잡이가 달린 버튼 훅(buttonhook) • 탄력 있는 신발 끈, 벨크로가 달린 신발, 기타 변형된 신발, 슬립온(slip on) 타입의 신발, 바지는 고무줄 또는 벨크로의 이용, 클립온(clip-on) 타입의 넥타이 등의 사용
식사 활동	• 미끄러짐 방지 매트(nonskid mat), 'suction base'나 젖은 수건, 'plate guard', 'scoop dish', 'weighted utensil' • swivel utensil, 모래주머니, 'weighted cuff', 바닥이 무거운 컵, 빨대 클립, 긴 플라스틱 빨대 등의 사용
개인위생과 신변처리 활동	• 물건에 손목 걸이 끈 달기, 전동 칫솔, 'suction brush', 전기면도기, 미끄럼방지 매트 등의 사용
의사소통 및 환경적 도구 적용	• 큰 버튼의 전화기, 스피커폰, 수화기 홀더, 목소리 인식 프로그램, 길이가 긴 수도꼭지, 스위치 등의 사용
기능적 이동성	• 바닥으로 물건밀기, 보행보조도구, 카펫 제거, 경사로 설치 등
가사관리 : 식사준비와 청소활동	• 휠체어의 랩보드(lapboard), 무거운 수저, 믹싱 용기, 미끄럼 방지 매트, 전동 제품 등

3. 편마비 또는 한쪽 상지만을 사용하는 환자

옷 입기 활동

- 일반적으로 옷을 입을 때는 환측의 팔과 다리를, 옷을 벗을 때는 건측의 팔과 다리를 먼저 사용함

① 앞이 열린 셔츠(front-opening shirt) 입기

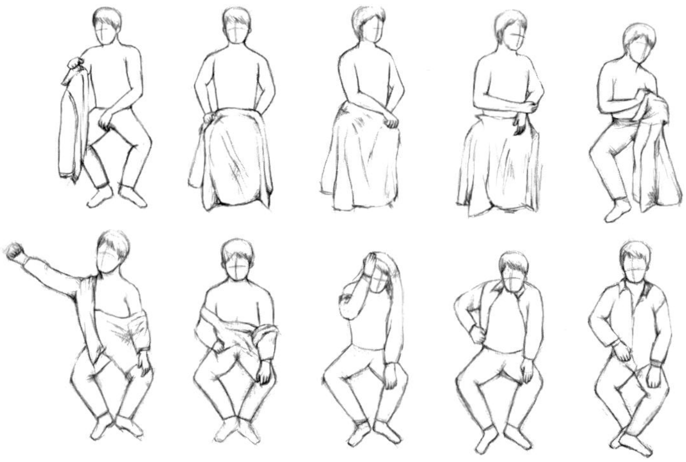

그림 3-1 앞이 열린 셔츠(front-opening shirt) 입기

② 바지 입기

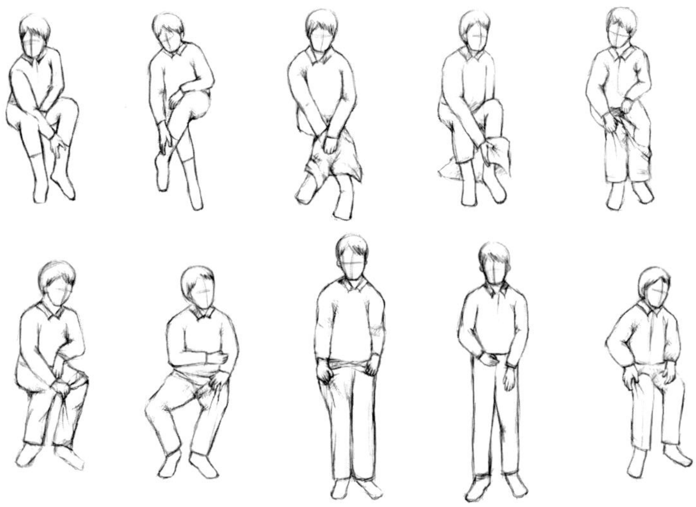

그림 3-2 바지 입기

③ 양말/스타킹

- 신기 : 똑바로 앉기 → 환측 다리를 건측 다리 위로 교차하여 올리기 → 엄지와 검지를 스타킹에 넣기 → 스타킹을 발에 넣고 잡아당기기 → 주름 펴기 → 다리 위로 스타킹을 올리기

옷 입기 활동	• 벗기 : 건측 팔로 스타킹 아래로 내리기 → 건측 다리 위에 환측 다리를 교차하여 올려놓기 → 스타킹을 벗기기 → 건측 다리의 스타킹 벗기 ④ 신발신기 • 실내화 같은 신발의 선택 – 환자가 AFO와 같은 하지 보조기를 사용한다면 발을 밀어 넣는 신발이 일반적임 – 신축성 있는 구두끈과 끈이 묶여진 신발사용 – 새로운 형태의 여밈장치(adapted shoe fasteners) 사용 – 한손으로 구두끈 묶는 방법의 사용 → 많은 반복 훈련과 좋은 시지각 능력 및 운동계획능력이 필요함 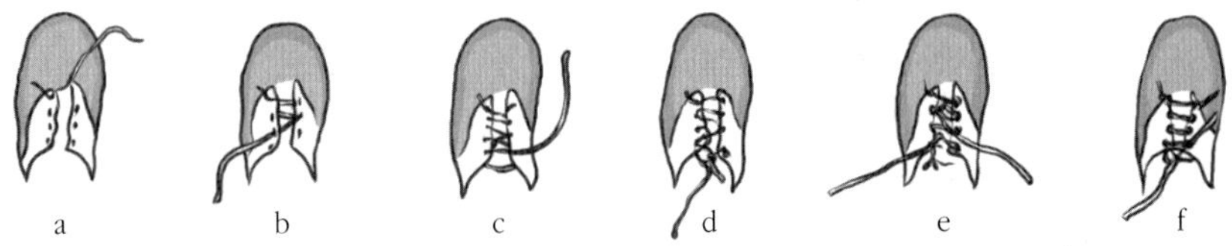 **그림 3-3** 신발신기 ⑤ AFO 착용법 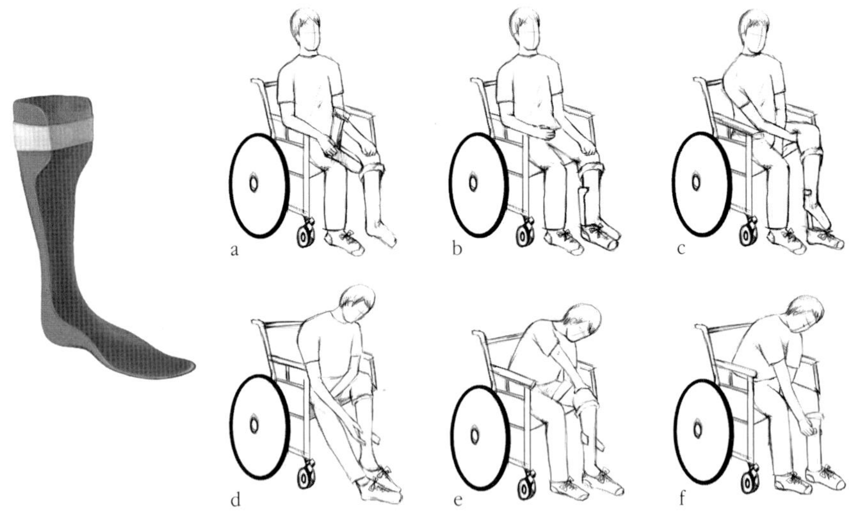 **그림 3-4** AFO 착용 방법
식사활동	• 락커나이프(rocker knife) 사용 – 칼을 잡을 때 엄지/중지/약지/소지는 손잡이를 잡으며 검지는 칼 등을 따라 폄자세를 함 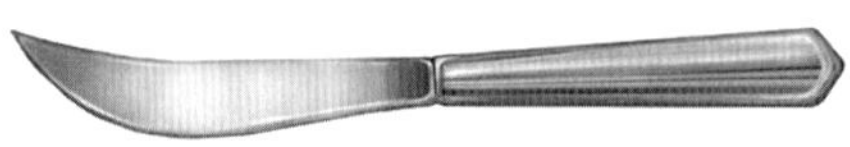 **그림 3-5** rocker knife

<table>
<tr><td>위생과
신변처리 활동</td><td>• 전기면도기, 샤워 의자, 목욕매트, 목욕 장갑, 손잡이가 긴 목욕 스펀지, 안전 손잡이, 비누에 줄달기 등</td></tr>
<tr><td>의사소통과
환경적 도구</td><td>• 책 홀더, 바닥의 종이에 테이프 부착, 환측 팔을 이용한 종이 고정 등</td></tr>
<tr><td>가정관리 : 식사준비
및 청소활동</td><td>• 흡입컵(suction cup), 알루미늄 못이 박힌 도마, 짐자오프너(Zim jar opener), ‘suction base’, 팬 고정대, 카트의 사용 등
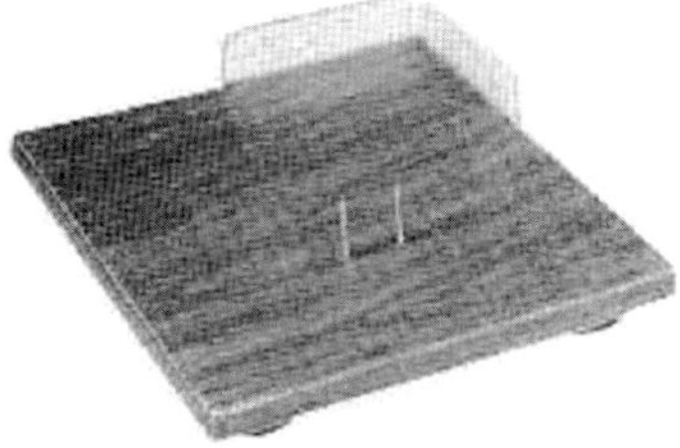
그림 3-6 알루미늄 못이 박힌 도마
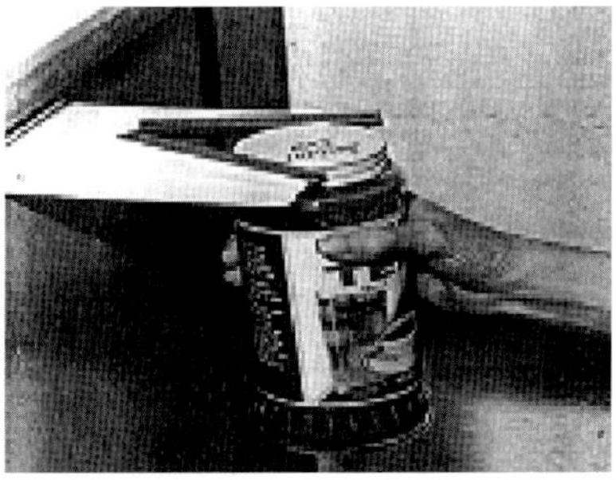
그림 3-7 Zim jar opener
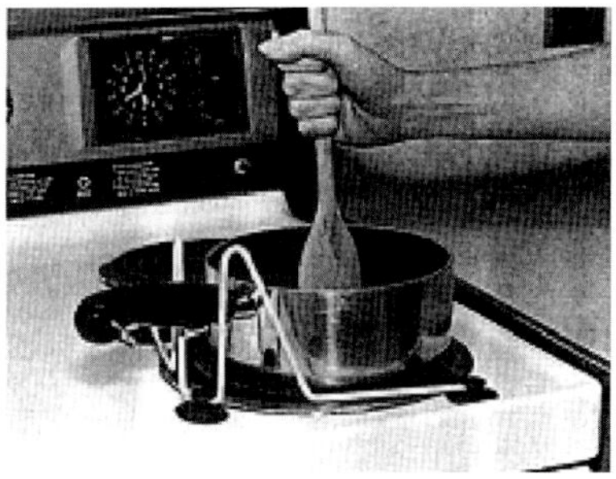
그림 3-8 팬 고정대
• 무릎 사이에 또는 열린 서랍에 용기 고정하기
• 손바닥으로 계란을 잡고 용기의 가장자리를 계란으로 친 후 엄지와 검지로 껍질 쪼개기
– 약지와 새끼손가락은 반을 아래로 밀어 계란을 깨뜨림
• 팬 고정대, 한 손 사용이 가능한 캔 따개, 물건을 운반하기 위한 카트, 바퀴 달린 운반통 등의 사용
• 전기용품의 사용
– 한 손으로 작동할 수 있는 가벼운 손 전기 믹서, 부엌용 믹서, 음식처리 장치 등</td></tr>
</table>

4. 하지마비

옷입기 활동	• '스타킹 → 속옷 → 보조기 → 바지 → 신발 → 셔츠 또는 원피스' 순서로 훈련함 ① 바지 • 앞쪽에 큰 단추나 지퍼, 신축성 있는 바지, dressing stick 등의 사용 • 보조기 착용 시 측면에 지퍼 부착 ② 양말 또는 스타킹 • 부드럽고 신축성 있는 양말 • 팬티스타킹의 경우는 약간 큰 것 • 밴드 스타킹은 혈액순환 문제로 피해야 함 – 드레싱스틱(dressing stick), 스타킹 보조도구 등의 사용 – 양말/스타킹 신기 방법 : 침대에 앉기 → 한 손으로 한쪽 다리를 구부려 당겨 다른 다리 위로 교차시키기 → 다른 손을 사용하여 양말/스타킹을 발에 넣어 잡아당기기 ③ 셔츠 • 넓은 소매와 넓은 등판을 가진 셔츠가 적합함 • 셔츠 입기 – 매트리스 위에서 균형 잡기(팔을 이용 또는 외부적 도움) → 무릎 위에 셔츠 놓기 → 소매를 넣어 팔꿈치까지 올리기 → 등 쪽의 옷을 잡고 머리 위로 올리기 → 내리기 → 정리하기 • 셔츠 벗기 – 앉기 → 옷 풀기 → 뒤쪽 옷 모아 쥐기 → 앞쪽으로 기울이기 → 머리를 숙이기 → 셔츠를 머리 위로 당기기 → 지지 팔의 소매 빼기 → 반대 팔 소매빼기 ④ 신발 a. 신발 신기 Ⅰ – 침대에 앉기 → 한쪽 무릎을 당기기 → 한 손으로 구부린 다리를 잡고 다른 손으로 신발 신기 b. 신발 신기 Ⅱ – 침대의 모서리나 휠체어에 앉기 → 한쪽 무릎을 팔로 지지해 구부리기 → 반대 손으로 신발 신기 c. 신발 신기 Ⅲ – 침대의 모서리나 휠체어에 앉기 → 한쪽 다리를 반대 다리 위에 올리기 → 신발 신기 → 발을 발받침에 놓고 무릎을 눌러 밀어 넣기
식사활동	• 팔걸이 의자의 사용 • 스윙어웨이(swing away) 타입의 발판이 달린 휠체어의 사용

개인위생과 몸단장	• 리처(reacher)의 사용 • 목욕, 샤워 시 보조도구의 사용 • 손 샤워기의 사용, 물을 손으로 만져봄으로 갑작스런 온도 변화에 대비함 • 손잡이가 긴 목욕 브러시, 줄 달린 비누, 액체비누 등의 사용 • 샤워 의자, 욕조 의자, 안전 손잡이, 미끄럼 방지 매트 등의 사용 • 문을 제거하고 샤워커튼으로 대체 – 이동을 쉽게 하고 안정성을 제공함
의사소통도구 및 환경적 도구	• 짧은 리처(short-handled reacher), 무선전화기, 타자기, 테이프 녹음기, 컴퓨터 등의 사용
가정관리 : 음식준비 및 청소 활동	① 개요 • 주요 문제는 작업의 높이, 움직임 공간, 접근성, 재료와 도구 옮기기 등이 됨 ② 찬장 • 문을 제거하여 손사용을 줄임 • 자주 사용하는 물건은 싱크대의 위나 아래쪽 찬장의 앞쪽에 둠 ③ 입구 및 실내 문 • 충분히 넓지 않을 경우 휠체어의 너비를 줄이는 도구를 사용 또는 문틀의 제거 – 오프셋(offset) 경첩을 이용하면 문의 너비를 2인치 넓힐 수 있음 ④ 휠체어 • 방석을 놓아 일반 싱크대 높이에 맞춰줌 • 랩보드(lap board)를 이용하여 물건을 쉽게 옮기고 음식 준비와 식기를 건조시키는 데 사용함 ⑤ 드롭리프보드(drop-leaf board)의 사용 • 경첩으로 달아 접는 판 • 편안한 높이로 교체함

5. 사지마비

옷 입기 활동의 기준	• 척추가 안정적일 때 시작할 수 있음 ① 상지 근력 기준 • 'deltoid, upper and middle trapezius, shoulder rotators, rhomboids, biceps, supinators, radial wrist extensors'의 근력이 F～G ② 상지 ROM 기준 • 어깨관절 굽힘 및 벌림 : 0～90° • 어깨관절 안쪽돌림 : 0～80°

<table>
<tr><td>옷 입기 활동의 기준</td><td>
• 바깥돌림 : 0～30°
• 팔꿉관절 굽힘 : 15～140°
③ 앉기 균형 기준
• 침대난간(손잡이)을 이용할 수 있어야 함
• 전동침대 이용하기
• 휠체어에서 'safety belt'를 이용해 균형을 잡을 수 있어야 함
④ 잡기 방법 기준
• 'tenodesis grasp'을 사용할 수 있어야 함
• 'wrist-driven flexor-hinge splint'를 이용할 수도 있음
⑤ 기타 근력 기준
• 'pectoralis major & minor, serratus anterior, rhomboid major & minor'의 근력이 F～G
⑥ 하지 ROM 기준
• 무릎관절 굽힘 0～120°
• 엉덩관절 굽힘 0～110°
• 엉덩관절 바깥돌림 0～80°
⑦ 체간 조절
• 이동을 위한 체간 조절이 가능해야함
⑧ 구르기
• 측면에서 측면으로 구르기 가능
• 등으로 누운 자세(supine)에서 바로 누운 자세(prone)로 돌아눕고 다시 돌아오기가 가능함
• 측면으로 눕기(side lying)에서의 균형 유지가 가능함
⑨ 심폐기능(vital capacity)
• 50% 이상의 심폐능력이 있어야 함

※ 옷 입기의 금기 대상자
1. 손상부위의 척추가 불안정할 때
2. 구르기, 이동, 굽히기 동안 욕창 또는 피부 탈락의 가능성이 있을 때
3. 하지에 근경련(muscle spasm)이 조절되지 않을 때
4. 심폐기능(vital capacity)이 50% 미만일 때
</td></tr>
<tr><td>옷 입기 방법</td><td>
① 옷 입기 순서
• 침대에서 속옷과 바지를 착용 후 휠체어로 옮겨 셔츠, 양말, 신발을 착용함
② 기대되는 기술
• C_7 이상의 상위 레벨 : 상지와 하지 옷 입고 벗기 가능
• C_6 레벨 : 전체 옷 입기 기술을 성취할 수 있지만 하의 입기에서는 어렵거나 시간이 걸림
</td></tr>
</table>

<table>
<tr>
<td rowspan="2">옷 입기 방법</td>
<td colspan="2">
• C_5와 C_6 레벨
– 몇 가지를 제외하고 상의입기 기술을 성취할 수 있음
– 브래지어 착용, 손목 밴드가 있는 셔츠 착용, 셔츠 앞면 및 손목 단추 잠그기가 어려움
③ 착용이 쉬운 옷의 유형
• 헐렁하고 앞이 트인 의복
• 바지는 소변 도구나 하지 보조기 착용을 위해 한 치수 큰 것
• 지퍼와 벨크로(velcro)의 사용
• 고리의 부착
– 엄지로 걸어서 착의(예 신발 뒤쪽에 끈 부착)
• 브래지어
– 신축성 있는 스트랩
– 브래지어에 고리 부착 또는 벨크로(velcro) 부착
• 신발
– 평소 착용하던 것보다 큰 사이즈 착용
– 벨크로, 신축성 있는 신발끈, 큰 단추, flip-back tongue 등의 이용
• 양말
– 초기 : 신축성 없는 커프 또는 헐렁한 모직이나 순면 양말의 사용
– 피부에 꽉 끼는 나일론 양말은 기술 획득 후 사용
• 넥타이
– 클립온 타입(clip on tie)의 이용
– 미리 매듭이 만들어진 일반 넥타이의 사용
</td>
</tr>
<tr>
<td>바지와 팬티</td>
<td>
① 입기 순서
a. 침대에 앉기
b. 바지다리가 침대 끝에 오고 앞면이 위로 오도록 놓기
c. 오른손을 고리처럼 만들어 무릎 뒤 당기기
d. 한쪽 무릎을 들고 바지 넣기
e. 반대 무릎에 앞의 절차를 반복하는 동안 다리를 다시 펴거나 반쯤 펴진 자세 유지하기
f. 바지를 다리위로 올리기
– 손바닥을 이용하여 밀어 올리기
g. 바로 누운 자세와 앉기 자세의 반복을 통해 허벅지까지 올리기
h. 균형이 적절할 경우 앉은 자세로 팔꿈관절을 바닥에 기대고 엉덩이를 들어 바지 당기기
</td>
</tr>
</table>

<table>
<tr><td rowspan="2">옷 입기 방법</td><td>바지와
팬티</td><td>i. 반대쪽도 같은 방법으로 반복하기
j. 바로 누운 자세에서 한쪽으로 구르기
– 등 뒤로 반대 쪽 팔(엄지를 걸어)을 이용해 바지를 엉덩이 위로 올리기
k. 바지 정돈하기
– 손바닥 사용
l. 지퍼 올리기
– 바로 누운 자세에서 고리달린 지퍼 이용하기
– 벨크로 부착하기
② 벗기 순서
a. 침대에 바로 눕기
b. 벨트와 바지 풀기
c. 벨트고리, 손목 밴드, 주머니 등을 이용하여 바지를 엉덩이 밑으로 당기기
– 동시에 침대 위쪽(머리맡)으로 몸통 이동시키기
d. 팔을 이용해 바지가 내려가도록 움직이기
e. 앉은 자세에서 다리를 구부려 바지를 아래로 내리기
f. 드레싱 스틱(dressing stick)이나 엄지를 이용해 발 빼기</td></tr>
<tr><td>가디건
또는 풀오버
(Pullover)
셔츠</td><td>① 입기 순서
a. 옷의 뒷면이 위쪽으로 오게 놓기
– 목 부분이 무릎 쪽으로 위치하게 하여 허벅지 위에 올려놓음
b. 두 팔을 팔 구멍에 넣음
c. 소매가 팔꿉관절을 지나게 함
d. 손목 폄근을 이용한 잡기(wrist extensor grip)를 이용해 엄지를 옷 뒤쪽에 걸고 모아서 올림
e. 옷이 머리 위를 넘어감
– 머리를 굽힘
– 어깨관절 모음/바깥돌림 및 팔꿉관절 굽힘을 이용함
f. 옷이 머리 위에 있을 때 옷의 뒤쪽으로부터 손을 뺌
g. 옷을 몸 쪽으로 내리기 위해 팔꿉관절 굽힘과 손목 폄을 이용함
– 균형 유지를 위해 휠체어 팔걸이(arm rest)를 이용함
h. 손의 기능이 적절하지 않을 경우 보조도구를 이용함
– 버튼훅(buttonhook), wrist-driven flexor hinge splint
– 밑에서부터 위로 단추를 잠금</td></tr>
</table>

<table>
<tr><td rowspan="3">옷 입기 방법</td><td>가디건
또는 풀오버
(Pullover)
셔츠</td><td>② 벗기 순서
a. 휠체어에 앉기
b. wrist-driven flexor hinge splint 착용
c. 스플린트 착용한 상태로 버튼훅(buttonhook)을 이용하여 단추 풀기
d. 풀오버(pullover) 의류를 벗기 위해 엄지를 옷의 목에 걸고 손목을 폄
– 옷을 위로 당기는 동안 올린 팔 쪽으로 머리를 돌림
e. 옷을 벗기 위해 엄지를 반대쪽 팔구멍에 걸고 소매를 팔 아래쪽으로 밈
h. 옷이 팔 아래로 미끄러져 내리도록 어깨와 팔꿉관절을 이용함
g. 팔꿉관절을 구부려 소매 빼기
– 반대쪽 엄지는 소매 끝을 잡고 있음</td></tr>
<tr><td>양말</td><td>① 신기 순서
a. 휠체어에 앉거나 침대에 앉기
b. 한 쪽 발목을 반대쪽 무릎 위에 교차하여 올려놓기
c. wrist extension grip과 손바닥을 이용해 양말 넣기
d. 양말 신기
– stocking aid나 sock cone을 사용
② 벗기 순서
a. 휠체어에 앉기 또는 침대에 눕기
b. 양말을 뒤꿈치 아래로 내리기
– 드레싱 스틱(dressing stick)이나 긴 손잡이의 구두주걱(long-handled shoehorn)을 이용함
c. 드레싱 스틱을 이용하여 양말 벗겨냄</td></tr>
<tr><td>신발</td><td>① 신기 순서
a. 양말 신기와 같은 자세를 취함
b. 발을 신발입구에 넣음
– 긴 손잡이를 지닌 도구(long-handled dressing aid)를 이용함
c. 신발에서 dressing aid 빼내기
d. 손을 이용해 신발 바닥을 뒤꿈치 쪽으로 당김
– 엄지 두덩과 손의 측면을 이용하여 밀어 올리기
e. 발을 바닥에 편평하게 두고 무릎을 90° 구부려긴손잡이의 구두주걱(long-handles shoehorn)을 이용해 뒤꿈치 넣기
f. 신발 끈 마무리
② 벗기 순서
a. 신기와 같이 다리를 교차하여 앉기</td></tr>
</table>

<table>
<tr><td>옷 입기 방법</td><td>신발</td><td>b. 구두주걱(shoehorn)이나 드레싱 스틱(dressing stick)을 이용하여 발꿈치 부분을 밀어 신발을 빼냄
c. 드레싱 스틱(dressing stick)을 이용하여 신발을 떨어뜨리기</td></tr>
<tr><td>식사</td><td colspan="2">• C_5 레벨 이하의 손상
– MAS(mobile arm support) 또는 외부동력 보조기(externally powered splint & braces)가 필요함
• 손목 스플린트(손목 고정 목적)와 유니버샬 커프(universal cuff)
– wrist-driven flexor hinge splint가 사용되지 않을 때 사용함
• 안정성 제공
– 미끄럼방지 매트(nonskid mat), plate guard 등의 사용
• 양쪽 상지를 사용하지 못하는 환자
– 약간의 머리 움직임과 턱 조절로 작동되는 electric self-feeder를 사용함
– 구강조절, 머리 및 몸통 조절, 동기부여 등에 의해 결정됨
• swivel spoon-fork
– 근력이 최소일 때(C_4에서 C_5) 병행하여 사용함
• 긴 플라스틱 빨대
– 빨대를 컵이나 잔에 고정시켜 줌
• 손잡이가 확대된 도구(built up utensil)
– 기능적 잡기나 건고정 잡기(tenodesis grasp)에 유용함
→ quad-quip knife
◦ 팔 근력이 적절할 경우 사용함
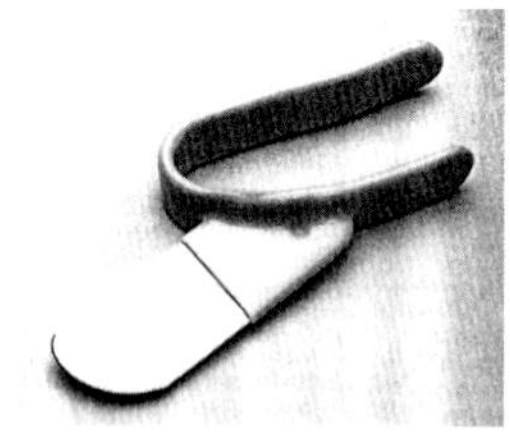
그림 3-9 Quad-quip knife
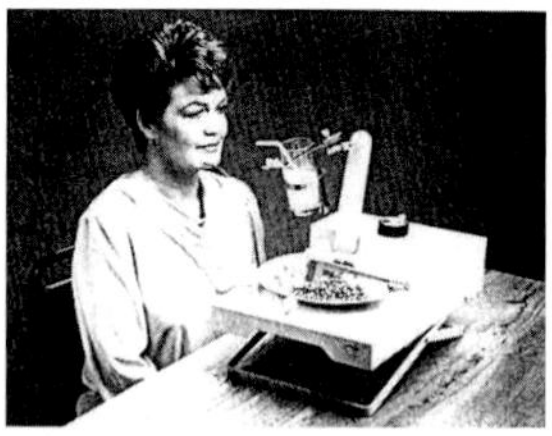
그림 3-10 Electric self-feeder(Courtesy Sammons Preston)
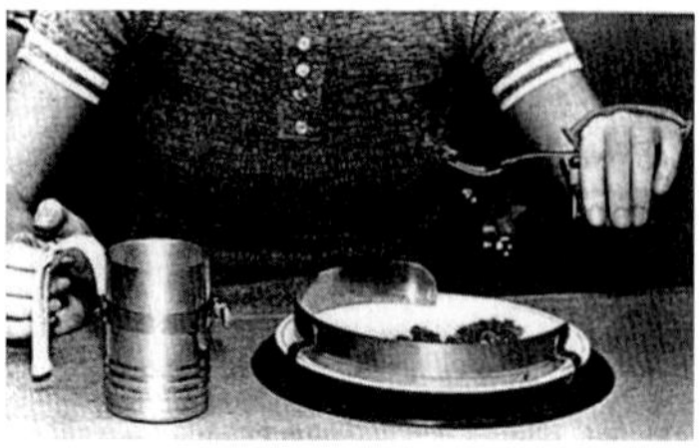
그림 3-11 U커프를 이용한 'self feedling'</td></tr>
</table>

개인위생과 몸단장	• 이동 – shower or bath tub seat, transfer board 등을 사용함 • 긴손잡이의 목욕 스폰지(long handled bath sponge) – 팔 뻗기를 보상함 • 목욕미트(bath mitts), 목욕장갑(bath gloves) – 목욕 수건 자기의 필요를 줄여줌 • 유니버샬 커프(universal cuff) – 빗과 칫솔을 고정시킴 • 머리 손질 – 브러시, 빗 등을 고정하기 위해 유니버샬 커프(universal cuff) 사용 – 벽에 고정된(wall-mounted) 헤어드라이어 사용 • 전기면도기 – clip type holder 사용 • 대변 조절 – 좌약을 삽입함 • 독립적인 피부관리 – 피부 관찰 거울(skin inspection mirror)의 사용 • 카테터 주머니(catheter leg bags) 청소 – adapted leg bag이 손기능에 제한이 있는 환자들에게 사용됨 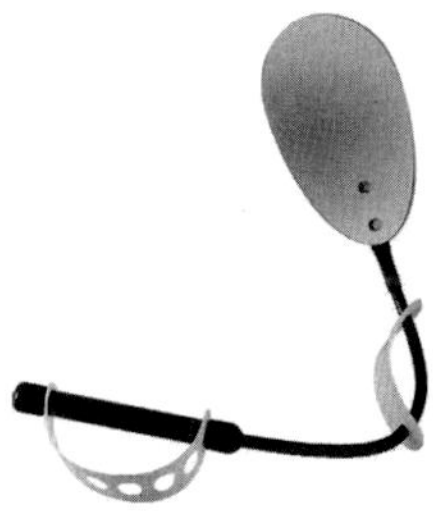 **그림 3–12** Skin inspection mirror
의사소통과 환경적 도구의 적용	• 개요 – 손과 팔의 기능을 위해 electric page-turner, 마우스 스틱(mouth stick), head wand 등이 사용됨 – 유니버샬 커프(universal cuff), 타이핑 스틱(typing stick) 등이 사용됨 • 전화 – 유니버샬 커프(universal cuff), 스피커폰, 마우스 스틱(mouth stick) 등의 사용 – 팔의 움직임이 없는 환자 → 음성 인식 프로그램의 사용

의사소통과 환경적 도구의 적용	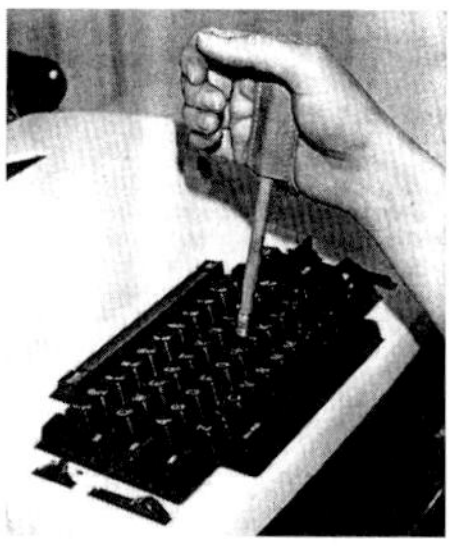 **그림 3-13** 타이핑 스틱  **그림 3-14** Wand mouth stick • 손기능이 약한 경우 – built up handle, special pencil holders, wanchik writer 등의 사용 • 상지기능 없는 환자 – pneumatic controls, head control 등의 이용 → sophisticated electronic communications device
기능적 이동	• 전동 휠체어 • 휠체어 리프트를 단 밴(vans) • C_6 레벨 : 적용을 통해 독립적 운전이 가능함
가정관리, 음식준비와 치우기 활동	• 근력이 C_6 레벨 이상인 환자 – 적절한 기구를 이용해 가벼운 집안일이 가능함 • 상지의 약화가 있는 환자 – 가벼운 기구 또는 특별히 고안된 기구를 사용함

6. 저시력 환자

조명과 돋보기	• 조명이 작업환경 쪽으로 비치도록 개선함 • 눈부심 예방 – 블라인드, 얇은 커튼, 색이 들어간 창문, 어두운 안경 등을 사용함 • 과제와 대조적인 배경 – 식탁이 어두운 색이면 음식을 하얀 그릇에 담음 – 벽과 대조를 이루기 위해 벽 전등 스위치를 검정색으로 교체함 • 환경 – 통로를 깨끗이 하고 어지러운 것을 치워 전경–배경 지각력을 쉽게 함 • 의자를 창가로 놓아 자연 빛에서 일하게 함 • 돋보기 사용
옷입기 활동	• 옷장에 조명과 어울리는 옷끼리 걸어둠 • 양말은 짝을 지어 건조기에서도 놓음

식사 활동	• 강한 대조의 사용 – 그릇과 식탁, 그릇과 매트 – 식탁보에 무늬가 없어야함 • 방향 – 시계 방향으로 음식을 배열함
개인위생과 몸단장 활동	• 화장실 서랍과 장에 지저분한 것들을 정리 • 전기면도기 사용 • 확대되는 거울 사용 • 욕조와 대조되는 매트 사용 • 샤워장에 대조되는 손잡이 설치
의사소통과 환경적 도구의 적용	• 시간을 알려주는 벽시계나 손목시계 사용 • 말하는 체중계 사용 • 컴퓨터에 큰 글자 확대 스크린의 사용 • 인쇄물을 위한 여러 가지 적응 도구의 사용 • 대조적인 문손잡이 사용 • 전화기 – 스피커폰, 번호저장 전화기, 글씨가 크고 대조되는 버튼 등의 사용 – 전화기 버튼에 큰 버튼 스티커, velcro dot을 붙임 • 독서 – 읽어주는 테이프, 말하는 책의 사용
기능적 이동성	• 통로를 치우고 지저분한 것들과 가구를 정리함 • 현관과 출입구에 전등을 설치함 • 시야를 확보함 – 머리 돌리기와 자세잡기 등을 배워 활동에 참여할 때 시각적 추적 능력을 최대한으로 활용함
가정관리, 음식준비와 치우기 활동	• 안전을 위해 세제와 음식 재료를 함께 두지 않음 • 필요 없는 세척 도구들을 줄이고 다기능 청소기로 대체함 • 약품 – 특별한 모양의 병, 특정한 장소에 보관함 • 전원 버튼 – 잘 보이도록 테이프를 붙이거나 색칠함 – 자주 사용하는 스위치에 velcro tap을 붙임 • 녹음기 사용으로 물품 리스트를 녹음함

※ **장애인 편의시설 기준**

1. 장애인등의 통행이 가능한 접근로
   가. 유효폭 및 활동공간
      (1) 휠체어사용자가 통행할 수 있도록 접근로의 유효폭은 1.2미터 이상으로 하여야 한다.
      (2) 휠체어사용자가 다른 휠체어 또는 유모차 등과 교행할 수 있도록 50미터마다 1.5미터 × 1.5미터 이상의 교행구역을 설치할 수 있다.
      (3) 경사진 접근로가 연속될 경우에는 휠체어사용자가 휴식할 수 있도록 30미터마다 1.5미터 × 1.5미터 이상의 수평면으로 된 참을 설치할 수 있다.
   나. 기울기 등
      (1) 접근로의 기울기는 18분의 1이하로 하여야 한다. 다만, 지형상 곤란한 경우에는 12분의 1까지 완화할 수 있다.
      (2) 대지 내를 연결하는 주접근로에 단차가 있을 경우 그 높이 차이는 2센티미터 이하로 하여야 한다.
   다. 경계
      (1) 접근로와 차도의 경계부분에는 연석·울타리 기타 차도와 분리할 수 있는 공작물을 설치하여야 한다. 다만, 차도와 구별하기 위한 공작물을 설치하기 곤란한 경우에는 시각장애인이 감지할 수 있도록 바닥재의 질감을 달리하여야 한다.
      (2) 연석의 높이는 6센티미터 이상 15센티미터 이하로 할 수 있으며, 색상과 질감은 접근로의 바닥재와 다르게 설치할 수 있다.
   라. 재질과 마감
      (1) 접근로의 바닥표면은 장애인등이 넘어지지 아니하도록 잘 미끄러지지 아니하는 재질로 평탄하게 마감하여야 한다.
      (2) 블록 등으로 접근로를 포장하는 경우에는 이음새의 틈이 벌어지지 아니하도록 하고, 면이 평탄하게 시공하여야 한다.
      (3) 장애인등이 빠질 위험이 있는 곳에는 덮개를 설치하되, 그 표면은 접근로와 동일한 높이가 되도록 하고 덮개에 격자구멍 또는 틈새가 있는 경우에는 그 간격이 2센티미터 이하가 되도록 하여야 한다.
   마. 보행장애물
      (1) 접근로에 가로등·전주·간판 등을 설치하는 경우에는 장애인등의 통행에 지장을 주지 아니하도록 설치하여야 한다.
      (2) 가로수는 지면에서 2.1미터까지 가지치기를 하여야 한다.
2. 삭제 <2007.3.9>
3. 삭제 <2007.3.9>

4. 장애인전용주차구역

가. 설치장소

(1) 건축물의 부설주차장과 영 별표 1 제2호하목(1)의 주차장의 경우 장애인전용주차구역은 장애인등의 출입이 가능한 건축물의 출입구 또는 장애인용 승강설비와 가장 가까운 장소에 설치하여야 한다.

(2) 장애인전용주차구역에서 건축물의 출입구 또는 장애인용 승강설비에 이르는 통로는 장애인이 통행할 수 있도록 높이차이를 없애고, 유효폭은 1.2미터 이상으로 하여 자동차가 다니는 길과 분리하여 설치하여야 한다.

(3) 통로와 자동차가 다니는 길이 교차하는 부분의 색상과 질감은 바닥재와 다르게 하여야 한다. 다만, 기존 건축물에 설치된 지하주차장의 경우 바닥재의 질감을 다르게 하기 불가능하거나 현저히 곤란한 경우에는 바닥재의 색상만을 다르게 할 수 있다.

나. 주차공간

(1) 장애인전용주차구역의 크기는 주차대수 1대에 대하여 폭 3.3미터 이상, 길이 5미터 이상으로 하여야 한다. 다만, 평행주차형식인 경우에는 주차대수 1대에 대하여 폭 2미터 이상, 길이 6미터 이상으로 하여야 한다.

(2) 주차공간의 바닥면은 장애인등의 승하차에 지장을 주는 높이차이가 없어야 하며, 기울기는 50분의 1 이하로 할 수 있다.

(3) 주차공간의 바닥표면은 미끄러지지 아니하는 재질로 평탄하게 마감하여야 한다.

다. 유도 및 표시

(1) 장애인전용주차구역의 바닥면과 주차구역선에는 운전자가 식별하기 쉬운 색상으로 아래의 그림과 같이 장애인전용표시를 하여야 한다. 장애인전용표시의 규격은 다음과 같다.

(가) 바닥면에 설치되는 장애인전용표시 : 가로 1.3미터, 세로 1.5미터

(나) 주차구역선에 설치되는 장애인전용표시 : 가로 50센티미터, 세로 58센티미터

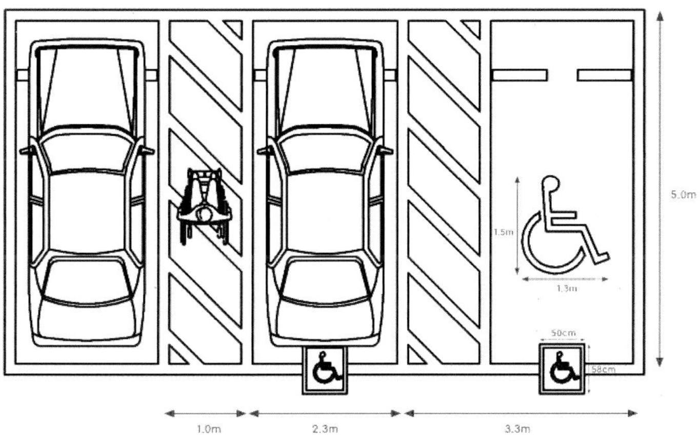

(2) 장애인전용주차구역 안내표지를 주차장 안의 식별하기 쉬운 장소에 부착하거나 설치하여야 한다. 이 경우 안내표지의 규격과 안내표지에 기재될 내용은 다음과 같다.

(가) 장애인전용주차구역 안내표지의 규격은 가로 0.7미터, 세로 0.6미터로 하고, 지면에서 표지판까지의 높이는 1.5미터로 한다.

(나) 안내표지에 기재될 내용은 다음과 같다.

장애인전용주차구역 도움이 필요한 경우 : (지역번호)○○○－○○○○

- 장애인전용주차구역 주차표지가 붙어있는 자동차로서 보행에 장애가 있는 사람이 타고 있는 자동차만 주차할 수 있습니다. 이를 위반한 사람에 대해서는 10만원의 과태료를 부과합니다.
- 장애인전용주차구역에 물건을 쌓거나 그 통행로를 가로막는 등 주차를 방해하는 행위를 한 사람에 대해서는 50만원의 과태료를 부과합니다.
- 위반사항을 발견하신 분은 신고전화번호(지역번호)○○○－○○○○로 신고하여 주시기 바랍니다.

5. 높이차이가 제거된 건축물 출입구

가. 턱낮추기

- 건축물의 주출입구와 통로의 높이차이는 2센티미터 이하가 되도록 설치하여야 한다.

나. 휠체어리프트 또는 경사로 설치

- 휠체어리프트 및 경사로에 관한 세부기준은 제11호 및 제12호의 휠체어리프트 및 경사로에 관한 규정을 각각 적용한다.

6. 장애인등의 출입이 가능한 출입구(문)

가. 유효폭 및 활동공간

(1) 출입구(문)은 아래의 그림과 같이 그 통과유효폭을 0.9미터 이상으로 하고, 출입구(문)의 전면 유효거리는 1.2미터 이상으로 하며, 연속된 출입문의 경우 문의 개폐에 소요되는 공간은 유효거리에 포함하지 아니한다.

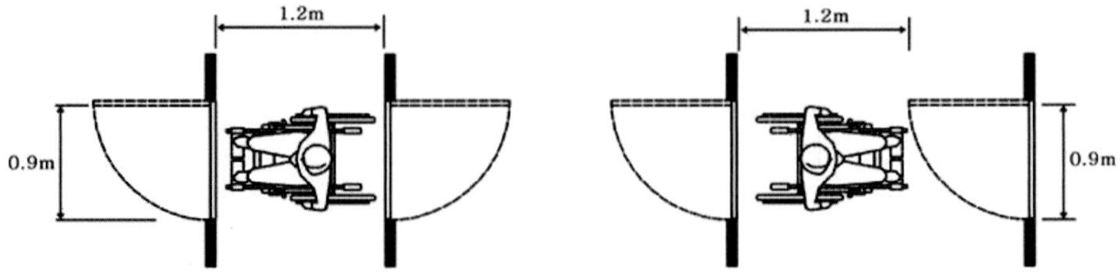

(2) 자동문이 아닌 경우에는 아래의 그림과 같이 출입문 옆에 0.6미터 이상의 활동공간을 확보하여야 한다.

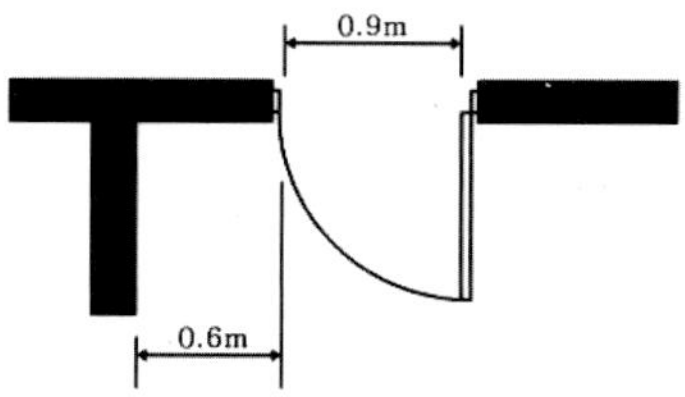

(3) 출입구의 바닥면에는 문턱이나 높이차이를 두어서는 아니된다.

나. 문의 형태

(1) 출입문은 회전문을 제외한 다른 형태의 문을 설치하여야 한다.

(2) 미닫이문은 가벼운 재질로 하며, 턱이 있는 문지방이나 홈을 설치하여서는 아니된다.

(3) 여닫이문에 도어체크를 설치하는 경우에는 문이 닫히는 시간이 3초 이상 충분하게 확보되도록 하여야 한다.

(4) 자동문은 휠체어사용자의 통행을 고려하여 문의 개방시간이 충분하게 확보되도록 설치하여야 하며, 개폐기의 작동장치는 가급적 감지범위를 넓게 하여야 한다.

다. 손잡이 및 점자표지판

(1) 출입문의 손잡이는 중앙지점이 바닥면으로부터 0.8미터와 0.9미터사이에 위치하도록 설치하여야 하며, 그 형태는 레버형이나 수평 또는 수직막대형으로 할 수 있다.

(2) 건축물안의 공중의 이용을 주목적으로 하는 사무실 등의 출입문옆 벽면의 1.5미터 높이에는 방이름을 표기한 점자표지판을 부착하여야 한다.

라. 기타 설비

(1) 건축물 주출입구의 0.3미터 전면에는 문의 폭만큼 점형블록을 설치하거나 시각장애인이 감지할 수 있도록 바닥재의 질감 등을 달리하여야 한다.

(2) 건축물의 주출입문이 자동문인 경우에는 문이 자동으로 작동되지 아니할 경우에 대비하여 시설관리자 등을 호출할 수 있는 벨을 자동문옆에 설치할 수 있다.

7. 장애인등의 통행이 가능한 복도 및 통로

가. 유효폭

• 복도의 유효폭은 1.2미터 이상으로 하되, 복도의 양옆에 거실이 있는 경우에는 1.5미터 이상으로 할 수 있다.

나. 바닥

(1) 복도의 바닥면에는 높이차이를 두어서는 아니된다. 다만, 부득이한 사정으로 높이차이를 두는 경우에는 경사로를 설치하여야 한다.

(2) 바닥표면은 미끄러지지 아니하는 재질로 평탄하게 마감하여야 하며, 넘어졌을 경우 가급적 충격이 적은 재료를 사용하여야 한다.

(3) 삭제 <2007.3.9>

다. 손잡이

(1) 「장애인복지법」 제58조에 따른 장애인복지시설, 「의료법」 제3조에 따른 의료기관 중 병원급 의료기관 및 「노인복지법」 제31조에 따른 노인복지시설의 복도 양측면에는 손잡이를 연속하여 설치하여야 한다. 다만, 방화문 등의 설치로 손잡이를 연속하여 설치할 수 없는 경우에는 방화문 등의 설치에 소요되는 부분에 한하여 손잡이를 설치하지 아니할 수 있다.

(2) 손잡이의 높이는 아래의 그림과 같이 바닥면으로부터 0.8미터 이상 0.9미터 이하로 하여야 하며, 2중으로 설치하는 경우에는 윗쪽 손잡이는 0.85미터 내외, 아랫쪽 손잡이는 0.65미터 내외로 하여야 한다.

(3) 손잡이의 지름은 아래의 그림과 같이 3.2센티미터 이상 3.8센티미터 이하로 하여야 한다.

(4) 손잡이를 벽에 설치하는 경우 벽과 손잡이의 간격은 5센티미터 내외로 하여야 한다.

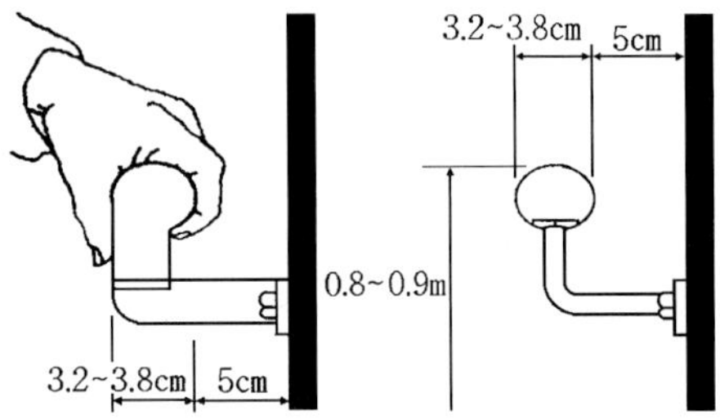

(5) 손잡이의 양끝부분 및 굴절부분에는 점자표지판을 부착하여야 한다.

라. 보행장애물

(1) 통로의 바닥면으로부터 높이 0.6미터에서 2.1미터 이내의 벽면으로부터 돌출된 물체의 돌출폭은 0.1미터 이하로 할 수 있다.

(2) 통로의 바닥면으로부터 높이 0.6미터에서 2.1미터 이내의 독립기둥이나 받침대에 부착된 설치물의 돌출폭은 0.3미터 이하로 할 수 있다.

(3) 통로상부는 바닥면으로부터 2.1미터 이상의 유효높이를 확보하여야 한다. 다만, 유효높이 2.1미터 이내에 장애물이 있는 경우에는 바닥면으로부터 높이 0.6미터 이하에 접근방지용난간 또는 보호벽을 설치하여야 한다.

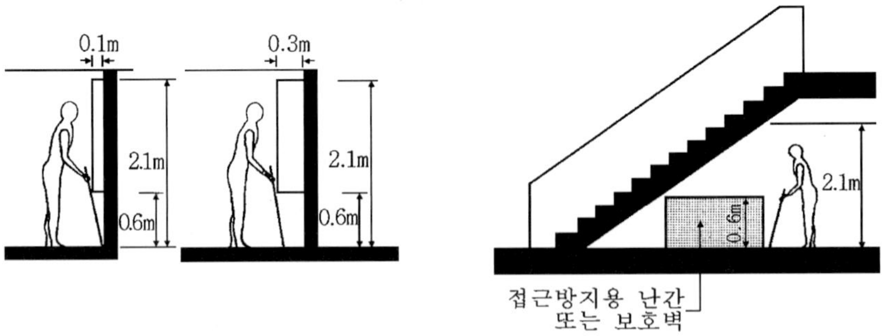

마. 안전성 확보

(1) 휠체어사용자의 안전을 위하여 복도의 벽면에는 바닥면으로부터 0.15미터에서 0.35미터까지 킥플레이트를 설치할 수 있다.

(2) 복도의 모서리 부분은 둥글게 마감할 수 있다.

8. 장애인등의 통행이 가능한 계단

가. 계단의 형태

(1) 계단은 직선 또는 꺾임형태로 설치할 수 있다.

(2) 바닥면으로부터 높이 1.8미터 이내마다 휴식을 할 수 있도록 수평면으로된 참을 설치할 수 있다.

나. 유효폭

• 계단 및 참의 유효폭은 1.2미터 이상으로 하여야 한다. 다만, 건축물의 옥외피난계단은 0.9미터 이상으로 할 수 있다.

다. 디딤판과 챌면

(1) 계단에는 챌면을 반드시 설치하여야 한다.

(2) 디딤판의 너비는 0.28미터 이상, 챌면의 높이는 0.18미터 이하로 하되, 동일한 계단(참을 설치하는 경우에는 참까지의 계단을 말한다)에서 디딤판의 너비와 챌면의 높이는 균일하게 하여야 한다.

(3) 디딤판의 끝부분에 아래의 그림과 같이 발끝이나 목발의 끝이 걸리지 아니하도록 챌면의 기울기는 디딤판의 수평면으로부터 60도 이상으로 하여야 하며, 계단코는 3센티미터 이상 돌출하여서는 아니된다.

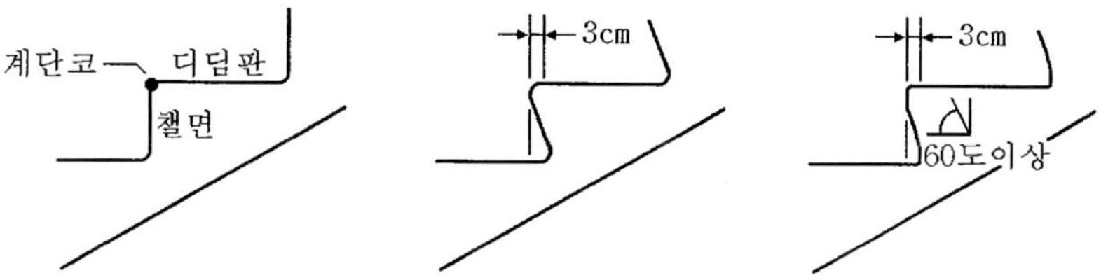

라. 손잡이 및 점자표지판

(1) 계단의 양측면에는 손잡이를 연속하여 설치하여야 한다. 다만, 방화문 등의 설치로 손잡이를 연속하여 설치할 수 없는 경우에는 방화문 등의 설치에 소요되는 부분에 한하여 손잡이를 설치하지 아니할 수 있다.

(2) 경사면에 설치된 손잡이의 끝부분에는 0.3미터 이상의 수평손잡이를 설치하여야 한다.

(3) 손잡이의 양끝부분 및 굴절부분에는 층수·위치 등을 나타내는 점자표지판을 부착하여야 한다.

(4) 손잡이에 관한 기타 세부기준은 제7호의 복도의 손잡이에 관한 규정을 적용한다.

마. 재질과 마감

(1) 계단의 바닥표면은 미끄러지지 아니하는 재질로 평탄하게 마감할 수 있다.

(2) 계단코에는 줄눈넣기를 하거나 경질고무류 등의 미끄럼방지재로 마감하여야 한다. 다만, 바닥표면 전체를 미끄러지지 아니하는 재질로 마감한 경우에는 그러하지 아니하다.

(3) 계단이 시작되는 지점과 끝나는 지점의 0.3미터 전면에는 계단의 폭만큼 점형블록을 설치하거나 시각장애인이 감지할 수 있도록 바닥재의 질감 등을 달리하여야 한다.

바. 기타 설비

(1) 계단의 측면에 난간을 설치하는 경우에는 난간하부에 바닥면으로부터 높이 2센티미터 이상의 추락방지턱을 설치할 수 있다.

(2) 계단코의 색상은 계단의 바닥재색상과 달리 할 수 있다.

9. 장애인용 승강기

가. 설치장소 및 활동공간

(1) 장애인용 승강기는 장애인등의 접근이 가능한 통로에 연결하여 설치하되, 가급적 건축물 출입구와 가까운 위치에 설치하여야 한다.

(2) 승강기의 전면에는 1.4미터 × 1.4미터 이상의 활동공간을 확보하여야 한다.

(3) 승강장바닥과 승강기바닥의 틈은 3센티미터 이하로 하여야 한다.

나. 크기

(1) 승강기내부의 유효바닥면적은 폭 1.1미터 이상, 깊이 1.35미터 이상으로 하여야 한다. 다만, 신축하는 건물의 경우에는 폭을 1.6미터 이상으로 하여야 한다.

(2) 출입문의 통과유효폭은 0.8미터 이상으로 하되, 신축한 건물의 경우에는 출입문의 통과유효폭을 0.9미터 이상으로 할 수 있다.

다. 이용자 조작설비

(1) 호출버튼·조작반·통화장치 등 승강기의 안팎에 설치되는 모든 스위치의 높이는 바닥면으로부터 0.8미터 이상 1.2미터 이하로 설치하여야 한다. 다만, 스위치는 수가 많아 1.2미터 이내에 설치하는 것이 곤란한 경우에는 1.4미터 이하까지 완화할 수 있다.

(2) 승강기내부의 휠체어사용자용 조작반은 진입방향 우측면에 가로형으로 설치하고, 그 높이는 바닥면으로부터 0.85미터 내외로 하며, 수평손잡이와 겹치지 않도록 하여야 한다. 다만, 승강기의 유효바닥면적이 1.4미터 × 1.4미터 이상인 경우에는 진입방향 좌측면에 설치할 수 있다.

(3) 조작설비의 형태는 버튼식으로 하되, 시각장애인 등이 감지할 수 있도록 층수 등을 점자로 표시하여야 한다.

(4) 조작반·통화장치 등에는 점자표시를 하여야 한다.

라. 기타 설비

(1) 승강기의 내부에는 수평손잡이를 바닥에서 0.8미터 이상 0.9미터 이하의 위치에 연속하여 설치하거나, 수평손잡이 사이에 3센티미터 이내의 간격을 두고 측면과 후면에 각각 설치하되, 손잡이에 관한 세부기준은 제7호의 복도의 손잡이에 관한 규정을 적용한다.

(2) 승강기 내부의 후면에는 내부에서 휠체어가 180도 회전이 불가능할 경우에는 휠체어가 후진하여 문의 개폐여부를 확인하거나 내릴 수 있도록 승강기 후면의 0.6미터 이상의 높이에 견고한 재질의 거울을 설치하여야 한다.

(3) 각 층의 승강장에는 승강기의 도착여부를 표시하는 점멸등 및 음향신호장치를 설치하여야 하며, 승강기의 내부에는 도착층 및 운행상황을 표시하는 점멸등 및 음성신호장치를 설치하여야 한다.

(4) 광감지식개폐장치를 설치하는 경우에는 바닥면으로부터 0.3미터에서 1.4미터 이내의 물체를 감지할 수 있도록 하여야 한다.

(5) 사람이나 물체가 승강기문의 중간에 끼었을 경우 문의 작동이 자동적으로 멈추고 다시 열리는 되열림장치를 설치하여야 한다.

(6) 각 층의 장애인용 승강기의 호출버튼의 0.3미터 전면에는 점형블록을 설치하거나 시각장애인이 감지할 수 있도록 바닥재의 질감 등을 달리하여야 한다.

(7) 승강기내부의 상황을 외부에서 알 수 있도록 승강기전면의 일부에 유리를 사용할 수 있다.

(8) 승강기 내부의 층수 선택버튼을 누르면 점멸등이 켜짐과 동시에 음성으로 선택된 층수를 안내해주어야 한다. 또한, 층수선택버튼이 토글방식인 경우에는 처음 눌렀을 때에는 점멸등이 켜지면서 선택한 층수에 대한 음성안내가, 두 번째 눌렀을 때에는 점멸등이 꺼지면서 취소라는 음성안내가 나오도록 하여야 한다.

(9) 층별로 출입구가 다른 경우에는 반드시 음성으로 출입구의 방향을 알려주어야 한다.

(10) 출입구, 승강대, 조작기의 조도는 저시력인 등 장애인의 안전을 위하여 최소 150LX 이상으로 하여야 한다.

10. 장애인용 에스컬레이터

가. 유효폭 및 속도

(1) 장애인용 에스컬레이터의 유효폭은 0.8미터 이상으로 하여야 한다.

(2) 속도는 분당 30미터 이내로 하여야 한다.

나. 디딤판

(1) 휠체어사용자가 승·하강할 수 있도록 에스컬레이터의 디딤판은 3매 이상 수평상태로 이용할 수 있게 하여야 한다.

(2) 디딤판 시작과 끝부분의 바닥판은 얇게 할 수 있다.

다. 손잡이

(1) 에스컬레이터의 양측면에는 디딤판과 같은 속도로 움직이는 이동손잡이를 설치하여야 한다.

(2) 에스컬레이터의 양끝부분에는 수평이동손잡이를 1.2미터 이상 설치하여야 한다.

(3) 수평이동손잡이 전면에는 1미터 이상의 수평고정손잡이를 설치할 수 있으며, 수평고정손잡이에는 층수·위치 등을 나타내는 점자표지판을 부착하여야 한다.

11. 휠체어리프트

가. 일반사항

(1) 계단 상부 및 하부 각 1개소에 탑승자 스스로 휠체어리프트를 사용할 수 있는 설비를 1.4미터 × 1.4미터 이상의 승강장을 갖추어야 한다.

(2) 승강장에는 휠체어리프트사용자의 이용편의를 위하여 시설관리자 등을 호출할 수 있는 벨을 설치하고, 작동설명서를 부착하여야 한다.

(3) 운행중 돌발상태가 발생하는 경우 비상정지시킬 수 있고, 과속을 제한할 수 있는 장치를 설치하여야 한다.

나. 경사형 휠체어리프트

(1) 경사형 휠체어리프트는 휠체어받침판의 유효면적을 폭 0.76미터 이상, 길이 1.05미터 이상으로 하여야 하며, 휠체어사용자가 탑승가능한 구조로 하여야 한다.

(2) 운행중 휠체어가 구르거나 장애물과 접촉하는 경우 자동정지가 가능하도록 감지장치를 설치하여야 하며, 안전판이 열린 상태로 운행되지 아니하도록 내부잠금장치를 갖추어야 한다.

(3) 휠체어리프트를 사용하지 아니할 때에는 지정장소에 접어서 보관할 수 있도록 하되, 벽면으로부터 0.6미터 이상 돌출되지 아니하도록 하여야 한다.

다. 수직형 휠체어리프트

- 수직형 휠체어리프트는 내부의 유효바닥면적을 폭 0.9미터 이상, 깊이 1.2미터 이상으로 하여야 한다.

12. 경사로

가. 유효폭 및 활동공간

(1) 경사로의 유효폭은 1.2미터 이상으로 하여야 한다. 다만, 건축물을 증축·개축·재축·이전·대수선 또는 용도변경하는 경우로서 1.2미터 이상의 유효폭을 확보하기 곤란한 때에는 0.9미터까지 완화할 수 있다.

(2) 바닥면으로부터 높이 0.75미터 이내마다 휴식을 할 수 있도록 수평면으로된 참을 설치하여야 한다.

(3) 경사로의 시작과 끝, 굴절부분 및 참에는 1.5미터 × 1.5미터 이상의 활동공간을 확보하여야 한다. 다만, 경사로가 직선인 경우에 참의 활동공간의 폭은 (1)에 따른 경사로의 유효폭과 같게 할 수 있다.

나. 기울기

(1) 경사로의 기울기는 12분의 1 이하로 하여야 한다.

(2) 다음의 요건을 모두 충족하는 경우에는 경사로의 기울기를 8분의 1까지 완화할 수 있다.

(가) 신축이 아닌 기존시설에 설치되는 경사로일 것

(나) 높이가 1미터 이하인 경사로로서 시설의 구조 등의 이유로 기울기를 12분의 1이하로 설치하기가 어려울 것

(다) 시설관리자 등으로부터 상시보조서비스가 제공될 것

다. 손잡이

(1) 경사로의 길이가 1.8미터 이상이거나 높이가 0.15미터 이상인 경우에는 양측면에 손잡이를 연속하여 설치하여야 한다.

(2) 손잡이를 설치하는 경우에는 경사로의 시작과 끝부분에 수평손잡이를 0.3미터 이상 연장하여 설치하여야 한다. 다만, 통행상 안전을 위하여 필요한 경우에는 수평손잡이를 0.3미터 이내로 설치할 수 있다.

(3) 손잡이에 관한 기타 세부기준은 제7호의 복도의 손잡이에 관한 규정을 적용한다.

라. 재질과 마감

(1) 경사로의 바닥표면은 잘 미끄러지지 아니하는 재질로 평탄하게 마감하여야 한다.

(2) 양측면에는 휠체어의 바퀴가 경사로 밖으로 미끄러져 나가지 아니하도록 5센티미터 이상의 추락방지턱 또는 측벽을 설치할 수 있다.

(3) 휠체어의 벽면충돌에 따른 충격을 완화하기 위하여 벽에 매트를 부착할 수 있다.

마. 기타 시설

- 건물과 연결된 경사로를 외부에 설치하는 경우 햇볕, 눈, 비 등을 가릴 수 있도록 지붕과 차양을 설치할 수 있다.

13. 장애인등의 이용이 가능한 화장실

가. 일반사항

(1) 설치장소

(가) 장애인등의 이용이 가능한 화장실은 장애인등의 접근이 가능한 통로에 연결하여 설치하여야 한다.

(나) 장애인용 변기와 세면대는 출입구(문)와 가까운 위치에 설치하여야 한다.

(2) 재질과 마감

(가) 화장실의 바닥면에는 높이차이를 두어서는 아니되며, 바닥표면은 물에 젖어도 미끄러지지 아니하는 재질로 마감하여야 한다.

(나) 화장실(장애인용 변기·세면대가 설치된 화장실이 일반 화장실과 별도로 설치된 경우에는 일반 화장실을 말한다)의 0.3미터 전면에는 점형블록을 설치하거나 시각장애인이 감지할 수 있도록 바닥재의 질감 등을 달리하여야 한다.

(3) 기타 설비

(가) 화장실(장애인용 변기·세면대가 설치된 화장실이 일반 화장실과 별도로 설치된 경우에는 일반 화장실을 말한다)의 출입구(문)옆 벽면의 1.5미터 높이에는 남자용과 여자용을 구별할 수 있는 점자표지판을 부착하고, 출입구(문)의 통과유효폭은 0.9미터 이상으로 하여야 한다.

(나) 세정장치·수도꼭지 등은 광감지식·누름버튼식·레버식 등 사용하기 쉬운 형태로 설치하여야 한다.

(다) 장애인복지시설은 시각장애인이 화장실(장애인용 변기·세면대가 설치된 화장실이 일반 화장실과 별도로 설치된 경우에는 일반 화장실을 말한다)의 위치를 쉽게 알 수 있도록 하기 위하여 안내표시와 함께 음성유도장치를 설치하여야 한다.

나. 대변기

(1) 활동공간

(가) 건물을 신축하는 경우에는 대변기의 유효바닥면적이 폭 1.6미터 이상, 깊이 2.0미터 이상이 되도록 설치하여야 하며, 대변기의 좌측 또는 우측에는 휠체어의 측면접근을 위하여 유효폭 0.75미터 이상의 활동공간을 확보하여야 한다. 이 경우 대변기의 전면에는 휠체어가 회전할 수 있도록 1.4미터×1.4미터 이상의 활동공간을 확보하여야 한다.

(나) 신축이 아닌 기존시설에 설치하는 경우로서 시설의 구조 등의 이유로 (가)의 기준에 따라 설치하기가 어려운 경우에 한하여 유효바닥면적이 폭 1.0미터 이상, 깊이 1.8미터 이상이 되도록 설치하여야 한다.

(다) 출입문의 통과유효폭은 0.9미터 이상으로 하여야 한다.

(라) 출입문의 형태는 자동문, 미닫이문 또는 접이문 등으로 할 수 있으며, 여닫이문을 설치하는 경우에는 바깥쪽으로 개폐되도록 하여야 한다. 다만, 휠체어사용자를 위하여 충분한 활동공간을 확보한 경우에는 안쪽으로 개폐되도록 할 수 있다.

(2) 구조

(가) 대변기는 등받이가 있는 양변기형태로 하되, 바닥부착형으로 하는 경우에는 변기 전면의 트랩부분에 휠체어의 발판이 닿지 아니하는 형태로 하여야 한다.

(나) 대변기의 좌대의 높이는 바닥면으로부터 0.4미터 이상 0.45미터 이하로 하여야 한다.

(3) 손잡이

(가) 대변기의 양옆에는 아래의 그림과 같이 수평 및 수직손잡이를 설치하되, 수평손잡이는 양쪽에 모두 설치하여야 하며, 수직손잡이는 한쪽에만 설치할 수 있다.

(나) 수평손잡이는 바닥면으로부터 0.6미터 이상 0.7미터 이하의 높이에 설치하되, 한쪽 손잡이는 변기중심에서 0.4미터 이내의 지점에 고정하여 설치하여야 하며, 다른쪽 손잡이는 0.6미터 내외의 길이로 회전식으로 설치하여야 한다. 이 경우 손잡이간의 간격은 0.7미터 내외로 할 수 있다.

(다) 수직손잡이의 길이는 0.9미터 이상으로 하되, 손잡이의 제일 아랫부분이 바닥면으로부터 0.6미터 내외의 높이에 오도록 벽에 고정하여 설치하여야 한다. 다만, 손잡이의 안전성 등 부득이한 사유로 벽에 설치하는 것이 곤란한 경우에는 바닥에 고정하여 설치하되, 손잡이의 아랫부분이 휠체어의 이동에 방해가 되지 아니하도록 하여야 한다.

(라) 장애인등의 이용편의를 위하여 수평손잡이와 수직손잡이는 이를 연결하여 설치할 수 있다. 이 경우 (다)의 수직손잡이의 제일 아랫부분의 높이는 연결되는 수평손잡이의 높이로 한다.

(마) 화장실의 크기가 2미터×2미터 이상인 경우에는 천장에 부착된 사다리형태의 손잡이를 설치할 수 있다.

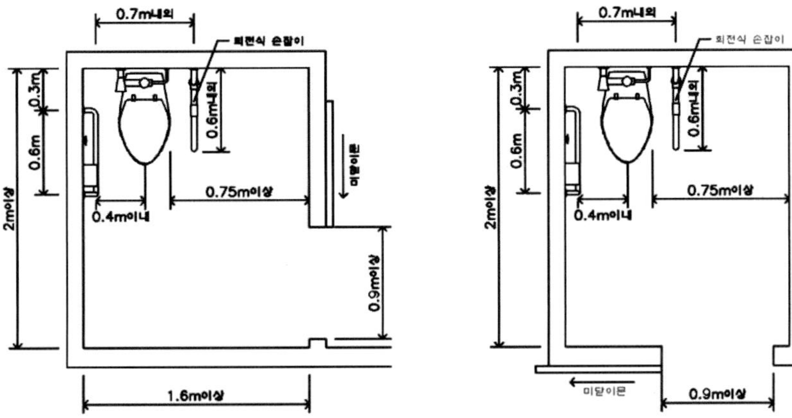

장애인등의 이용이 가능한 화장실(신축건물)

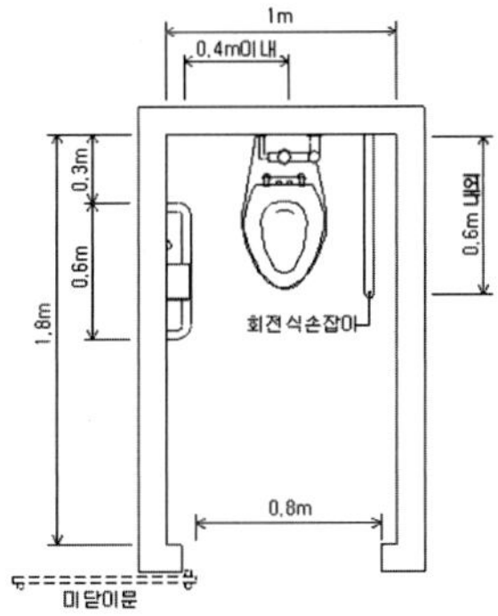

장애인등의 이용이 가능한 화장실(신축이 아닌 기존시설)

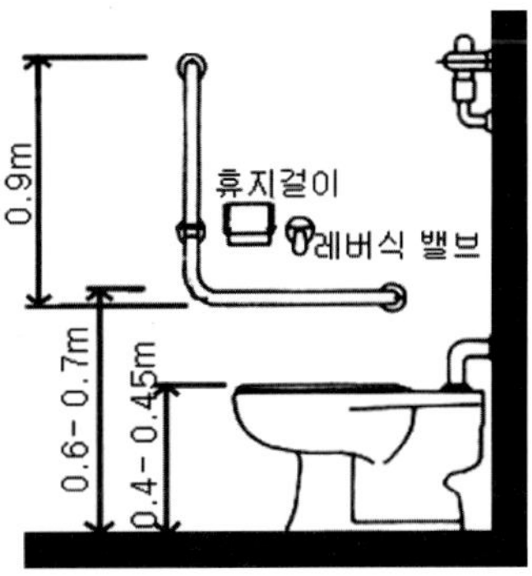

장애인등의 이용이 가능한 화장실

(4) 기타 설비

(가) 세정장치·휴지걸이 등은 대변기에 앉은 상태에서 이용할 수 있는 위치에 설치하여야 한다.

(나) 출입문에는 화장실사용여부를 시각적으로 알 수 있는 설비 및 잠금장치를 갖추어야 한다.

(다) 공공업무시설, 병원, 문화 및 집회시설, 장애인복지시설, 휴게소 등은 대변기 칸막이 내부에 세면기와 샤워기를 설치할 수 있다. 이 경우 세면기는 변기의 앞쪽에 최소 규모로 설치하여 대변기 칸막이 내부에서 휠체어가 회전하는데 불편이 없도록 하여야 하며, 세면기에 연결된 샤워기를 설치하되 바닥으로부터 0.8미터에서 1.2미터 높이에 설치하여야 한다.

(라) 화장실 내에서의 비상사태에 대비하여 비상용 벨은 대변기 가까운 곳에 바닥면으로부터 0.6미터와 0.9미터 사이의 높이에 설치하되, 바닥면으로부터 0.2미터 내외의 높이에서도 이용이 가능하도록 하여야 한다.

다. 소변기

(1) 구조

• 소변기는 바닥부착형으로 할 수 있다.

(2) 손잡이

(가) 소변기의 양옆에는 아래의 그림과 같이 수평 및 수직손잡이를 설치하여야 한다.

(나) 수평손잡이의 높이는 바닥면으로부터 0.8미터 이상 0.9미터 이하, 길이는 벽면으로부터 0.55미터 내외, 좌우 손잡이의 간격은 0.6미터 내외로 하여야 한다.

(다) 수직손잡이의 높이는 바닥면으로부터 1.1미터 이상 1.2미터 이하, 돌출폭은 벽면으로부터 0.25미터 내외로 하여야 하며, 하단부가 휠체어의 이동에 방해가 되지 아니하도록 하여야 한다.

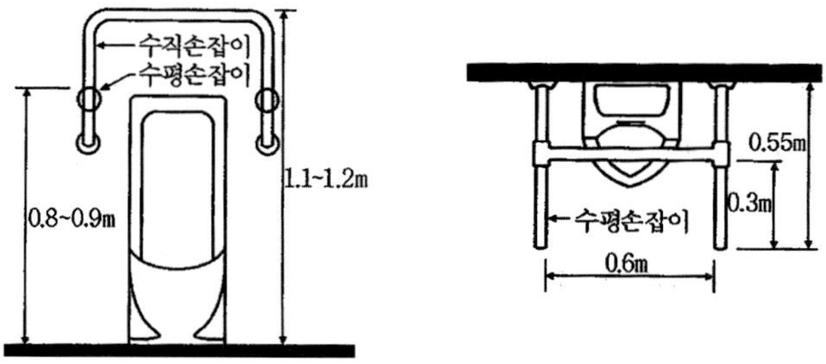

라. 세면대

(1) 구조

(가) 휠체어사용자용 세면대의 상단높이는 바닥면으로부터 0.85미터, 하단 높이는 0.65미터 이상으로 하여야 한다.

(나) 세면대의 하부는 무릎 및 휠체어의 발판이 들어갈 수 있도록 하여야 한다.

(2) 손잡이 및 기타 설비

(가) 목발사용자 등 보행곤란자를 위하여 세면대의 양옆에는 수평손잡이를 설치할 수 있다.

(나) 수도꼭지는 냉·온수의 구분을 점자로 표시하여야 한다.

(다) 휠체어사용자용 세면대의 거울은 아래의 그림과 같이 세로길이 0.65미터 이상, 하단 높이는 바닥면으로부터 0.9미터 내외로 설치할 수 있으며, 거울상단부분은 15도정도 앞으로 경사지게 하거나 전면거울을 설치할 수 있다.

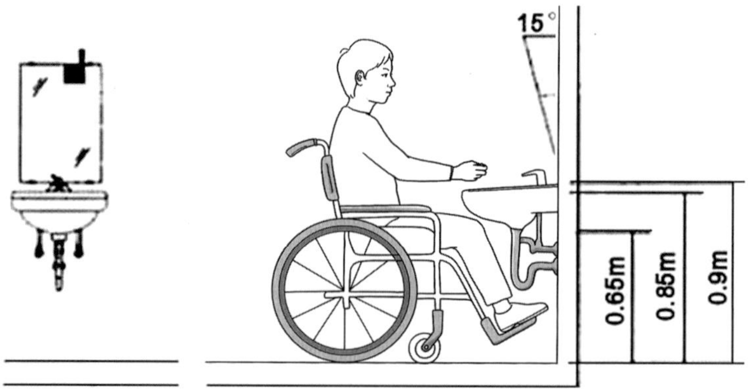

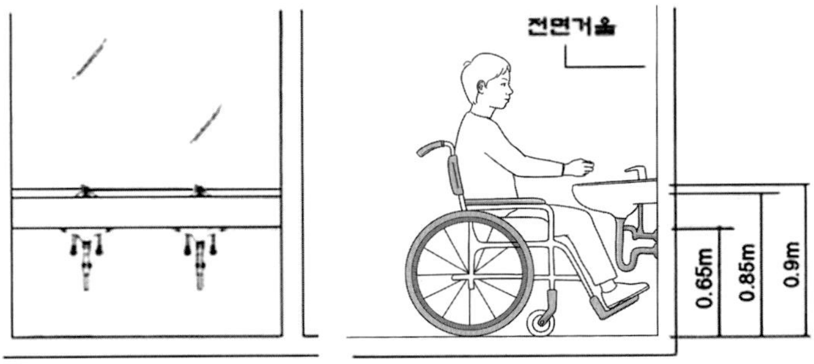

14. 장애인등의 이용이 가능한 욕실

가. 설치장소

• 욕실은 장애인등의 접근이 가능한 통로에 연결하여 설치하여야 한다.

나. 구조

(1) 출입문의 형태는 미닫이문 또는 접이문으로 할 수 있다.

(2) 욕조의 전면에는 휠체어를 탄 채 접근이 가능한 활동공간을 확보하여야 한다.

(3) 욕조의 높이는 바닥면으로부터 0.4미터 이상 0.45미터 이하로 하여야 한다.

다. 바닥

(1) 욕실의 바닥면높이는 탈의실의 바닥면과 동일하게 할 수 있다.

(2) 바닥면의 기울기는 30분의 1 이하로 하여야 한다.

(3) 욕실 및 욕조의 바닥표면은 물에 젖어도 미끄러지지 아니하는 재질로 마감하여야 한다.

라. 손잡이

• 욕조주위에는 수평 및 수직손잡이를 설치할 수 있다.

마. 기타 설비

(1) 수도꼭지는 광감지식·누름버튼식·레버식 등 사용하기 쉬운 형태로 설치하여야 하며, 냉·온수의 구분은 점자로 표시하여야 한다.

(2) 샤워기는 앉은 채 손이 도달할 수 있는 위치에 레버식 등 사용하기 쉬운 형태로 설치하여야 한다.

(3) 욕조에는 휠체어에서 옮겨 앉을 수 있는 좌대를 욕조와 동일한 높이로 설치할 수 있다.

(4) 욕실내에서의 비상사태에 대비하여 욕조로부터 손이 쉽게 닿는 위치에 비상용 벨을 설치하여야 한다.

15. 장애인등의 이용이 가능한 샤워실 및 탈의실

가. 설치장소

• 샤워실 및 탈의실은 장애인등의 접근이 가능한 통로에 연결하여 설치하여야 한다.

나. 구조

(1) 출입문의 형태는 미닫이문 또는 접이문으로 할 수 있다.

(2) 샤워실(샤워부스를 포함한다)의 유효바닥면적은 0.9미터 × 0.9미터 또는 0.75미터 × 1.3미터 이상으로 하여야 한다.

다. 바닥

(1) 샤워실의 바닥면의 기울기는 30분의 1 이하로 하여야 한다.

(2) 샤워실의 바닥표면은 물에 젖어도 미끄러지지 아니하는 재질로 마감하여야 한다.

라. 손잡이

• 샤워실에는 장애인등이 신체일부를 지지할 수 있도록 수평 또는 수직손잡이를 설치할 수 있다.

마. 기타 설비

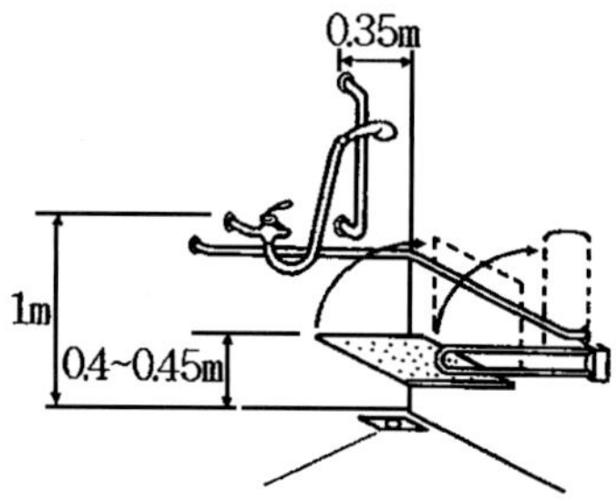

(1) 수도꼭지는 광감지식·누름버튼식·레버식 등 사용하기 쉬운 형태로 설치하여야 하며, 냉·온수의 구분은 점자로 표시할 수 있다.

(2) 샤워기는 앉은 채 손이 도달할 수 있는 위치에 레버식 등 사용하기 쉬운 형태로 설치하여야 한다.

(3) 샤워실에는 아래의 그림과 같이 샤워용 접이식의자를 바닥면으로부터 0.4미터 이상 0.45미터 이하의 높이로 설치하여야 한다.

(4) 탈의실의 수납공간의 높이는 휠체어사용자가 이용할 수 있도록 바닥면으로부터 0.4미터 이상 1.2미터 이하로 설치하여야 하며, 그 하부는 무릎 및 휠체어의 발판이 들어갈 수 있도록 하여야 한다.

16. 점자블록

가. 규격 및 색상

(1) 시각장애인의 보행편의를 위하여 점자블록은 아래의 그림과 같은 감지용점형블록과 유도용 선형블록을 사용하여야 한다.

(2) 점자블록의 크기는 0.3미터 × 0.3미터인 것을 표준형으로 하며, 그 높이는 바닥재의 높이와 동일하게 하여야 한다.

(3) 점형블록은 블록당 36개의 돌출점을 가진 것을 표준형으로 한다.

(4) 점형블록의 돌출점은 반구형·원뿔절단형 또는 이 두가지의 혼합배열형으로 하며, 돌출점의 높이는 0.6±0.1센티미터로 하여야 한다.

(5) 선형블록은 블록당 4개의 돌출선을 가진 것을 표준형으로 한다.

(6) 선형블록의 돌출선은 상단부평면형으로 하며, 돌출선의 높이는 0.5±0.1센티미터로 하여야 한다.

(7) 점자블록의 색상은 원칙적으로 황색으로 사용하되, 바닥재의 색상과 비슷하여 구별하기 어려운 경우에는 다른 색상으로 할 수 있다.

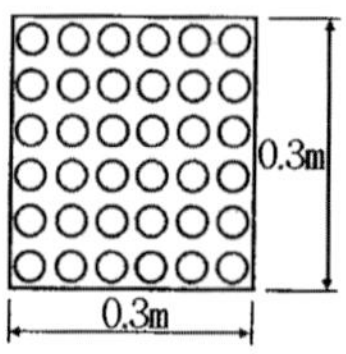

점형블록

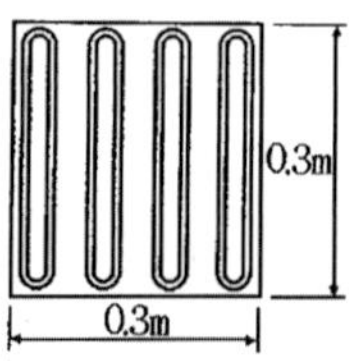

선형블록

(8) 실외에 설치하는 점자블록의 경우 햇빛이나 불빛 등에 반사되거나 눈, 비 등에 미끄러지기 쉬운 재질을 사용하여서는 아니 된다.

나. 설치방법

(1) 점형블록은 계단·장애인용 승강기·화장실 등 시각장애인을 유도할 필요가 있거나 시각장애인에게 위험한 장소의 0.3미터 전면, 선형블록이 시작·교차·굴절되는 지점에 이를 설치하여야 한다.

(2) 선형블록은 대상시설의 주출입구와 연결된 접근로에서 시각장애인을 유도하는 용도로 사용하며, 유도방향에 따라 평행하게 연속해서 설치하여야 한다.

(3) 점자블록은 매립식으로 설치하여야 한다. 다만, 건축물의 구조 또는 바닥재의 재질 등을 고려해볼 때 매립식으로 설치하는 것이 불가능하거나 현저히 곤란한 경우에는 부착식으로 설치할 수 있다.

17. 시각장애인 유도·안내설비

가. 점자안내판 또는 촉지도식 안내판

(1) 점자안내판 또는 촉지도식 안내판에는 주요시설 또는 방의 배치를 점자, 양각면 또는 선으로 간략하게 표시하여야 한다.

(2) 일반안내도가 설치되어 있는 경우에는 점자를 병기하여 점자안내판에 갈음할 수 있다.

(3) 점자안내판 또는 촉지도식 안내판은 점자안내표시 또는 촉지도의 중심선이 바닥면으로부터 1.0미터 내지 1.2미터의 범위안에 있도록 설치하여야 한다. 다만, 점자안내판 또는 촉지도식 안내판을 수직으로 설치하거나 점자안내표시 또는 촉지도의 내용이 많아 1.0미터 내지 1.2미터의 범위 안에 설치하는 것이 곤란한 경우에는 점자안내표시 또는 촉지도의 중심선이 1.0미터 내지 1.5미터의 범위에 있도록 설치할 수 있다.

나. 음성안내장치

• 시각장애인용 음성안내장치는 주요시설 또는 방의 배치를 음성으로 안내하여야 한다.

다. 기타 유도신호장치

• 시각장애인용 유도신호장치는 음향·시각·음색 등을 고려하여 설치하여야 하고, 특수신호장치를 소지한 시각장애인이 접근할 경우 대상시설의 이름을 안내하는 전자식 신호장치를 설치할 수 있다.

18. 시각 및 청각 장애인 경보·피난 설비

• 시각 및 청각 장애인 경보·피난 설비는 「화재예방, 소방시설 설치·유지 및 안전관리에 관한 법률」에 따른다. 이 경우 청각장애인을 위하여 비상벨설비 주변에는 점멸형태의 비상경보등을 함께 설치하고, 시각 및 청각 장애인용 피난구유도등은 화재발생 시 점멸과 동시에 음성으로 출력될 수 있도록 설치하여야 한다.

19. 장애인등의 이용이 가능한 객실 또는 침실

가. 설치장소

• 장애인용 객실 또는 침실(이하 "객실등"이라 한다)은 식당·로비 등 공용공간에 접근하기 쉬운

곳에 설치하여야 하며, 승강기가 가동되지 아니할 때에도 접근이 가능하도록 주출입층에 설치할 수 있다.

나. 구조

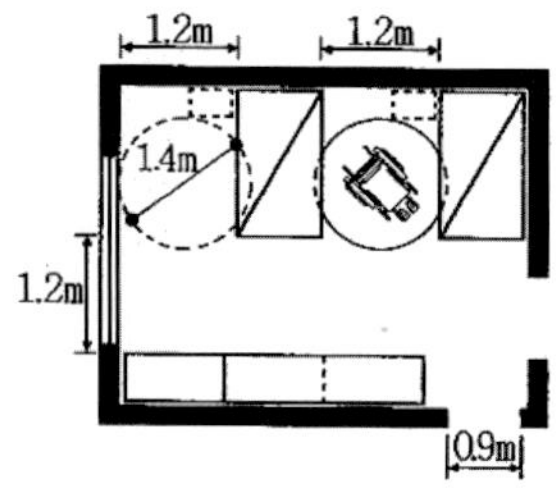

(1) 휠체어사용자를 위한 객실등은 온돌방보다 침대방으로 할 수 있다.

(2) 객실등의 내부에는 휠체어가 회전할 수 있는 공간을 확보하여야 한다.

(3) 침대의 높이는 바닥면으로부터 0.4미터 이상 0.45미터 이하로 하고, 그 측면에는 1.2미터 이상의 활동공간을 확보하여야 한다.

다. 바닥

(1) 객실등의 바닥면에는 높이차이를 두어서는 아니된다.

(2) 바닥표면은 미끄러지지 아니하는 재질로 평탄하게 마감하여야 한다.

라. 기타 설비

(1) 객실등의 출입문옆 벽면의 1.5미터 높이에는 방이름을 표기한 점자표지판을 부착하여야 한다.

(2) 객실등에 화장실 및 욕실을 설치하는 경우에는 제13호가목(2)(가)·(3)(나), 나목(1)부터 (3)까지·(4)(가), 라목 및 제14호나목부터 마목까지의 규정을 적용한다.

(3) 콘센트·스위치·수납선반·옷걸이 등의 높이는 바닥면으로부터 0.8미터 이상 1.2미터 이하로 설치하여야 한다.

(4) 객실등·화장실 및 욕실에는 초인종과 함께 청각장애인용 초인등을 설치하여야 한다.

(5) 객실등에는 건축물전체의 비상경보시스템과 연결된 청각장애인용 경보설비를 설치하여야 한다.

20. 장애인등의 이용이 가능한 관람석 또는 열람석

가. 설치장소

• 휠체어사용자를 위한 관람석 또는 열람석은 출입구 및 피난통로에서 접근하기 쉬운 위치에 설치하여야 한다.

나. 관람석의 구조

(1) 휠체어사용자를 위한 관람석은 이동식 좌석 또는 접이식 좌석을 사용하여 마련하여야 한다. 이동식 좌석의 경우 한 개씩 이동이 가능하도록 하여 휠체어사용자가 아닌 동행인이 함께 앉을 수 있도록 하여야 한다.

(2) 휠체어사용자를 위한 관람석의 유효바닥면적은 1석당 폭 0.9미터 이상, 깊이 1.3미터 이상으로 하여야 한다.

(3) 휠체어사용자를 위한 관람석은 시야가 확보될 수 있도록 관람석 앞에 기둥이나 시야를 가리는 장애물 등을 두어서는 아니 되며, 안전을 위한 손잡이는 바닥에서 0.8미터 이하의 높이로 설치하여야 한다.

(4) 휠체어사용자를 위한 관람석이 중간 또는 제일 뒷 줄에 설치되어 있을 경우 앞 좌석과의 거리는 일반 좌석의 1.5배 이상으로 하여 시야를 가리지 않도록 설치하여야 한다.

(5) 영화관의 휠체어사용자를 위한 관람석은 스크린 기준으로 중간 줄 또는 제일 뒷 줄에 설치하여야 한다. 다만, 휠체어사용자를 위한 좌석과 스크린 사이의 거리가 관람에 불편하지 않은 충분한 거리일 경우에는 스크린 기준으로 제일 앞 줄에 설치할 수 있다.

(6) 공연장의 휠체어사용자를 위한 관람석은 무대 기준으로 중간 줄 또는 제일 앞 줄 등 무대가 잘 보이는 곳에 설치하여야 한다. 다만, 출입구 및 피난통로가 무대 기준으로 제일 뒷 줄로만 접근이 가능할 경우에는 제일 뒷 줄에 설치할 수 있다.

(7) 난청자를 위하여 자기(磁氣)루프, FM송수신장치 등 집단보청장치를 설치할 수 있다.

다. 열람석의 구조

(1) 열람석상단까지의 높이는 바닥면으로부터 0.7미터 이상 0.9미터 이하로 하여야 한다.

(2) 열람석의 하부에는 무릎 및 휠체어의 발판이 들어갈 수 있도록 바닥면으로부터 높이 0.65미터 이상, 깊이 0.45미터 이상의 공간을 확보하여야 한다.

21. 장애인등의 이용이 가능한 접수대 또는 작업대

가. 활동공간

• 접수대 또는 작업대의 전면에는 휠체어를 탄 채 접근이 가능한 활동공간을 확보하여야 한다.

나. 구조

(1) 접수대 또는 작업대상단까지의 높이는 아래의 그림과 같이 바닥면으로부터 0.7미터 이상 0.9미터 이하로 하여야 한다.

(2) 접수대 또는 작업대의 하부에는 무릎 및 휠체어의 발판이 들어갈 수 있도록 바닥면으로부터 높이 0.65미터 이상, 깊이 0.45미터 이상의 공간을 확보하여야 한다.

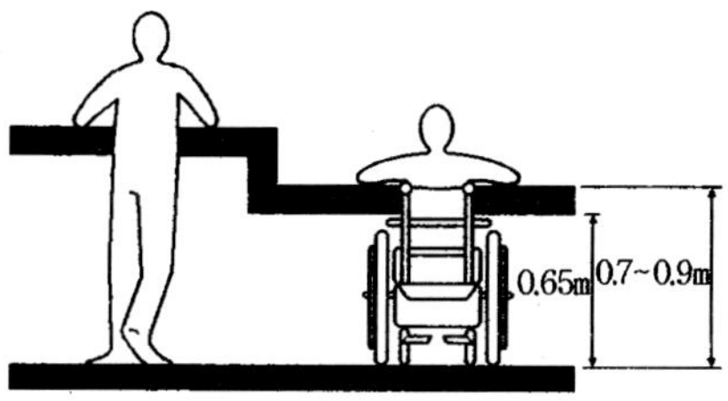

22. 장애인등의 이용이 가능한 매표소·판매기 또는 음료대

가. 활동공간

• 매표소·판매기 또는 음료대의 전면에는 휠체어를 탄 채 접근이 가능한 활동공간을 확보하여야 한다.

나. 구조

(1) 매표소의 높이는 바닥면으로부터 0.7미터 이상 0.9미터 이하로 하여야 하며, 하부에는 무릎 및 휠체어의 발판이 들어갈 수 있도록 바닥면으로부터 0.65미터 이상, 깊이 0.45미터 이상의 공간을 확보하여야 한다.

(2) 자동판매기 또는 자동발매기의 동전투입구·조작버튼·상품출구의 높이는 0.4미터 이상 1.2미터 이하로 하여야 한다.

(3) 음료대의 분출구의 높이는 0.7미터 이상 0.8미터 이하로 하여야 한다.

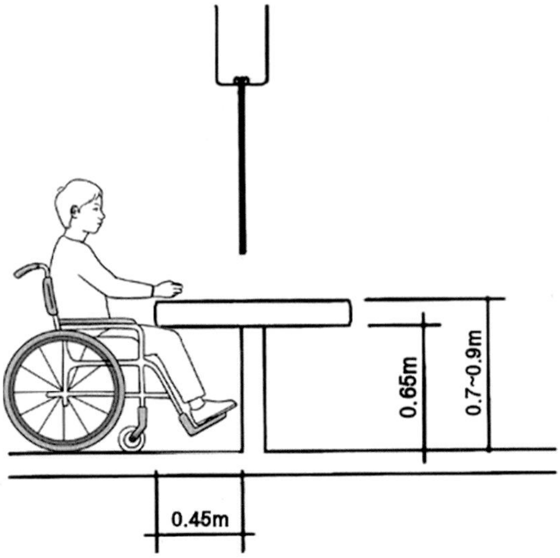

다. 기타 설비

(1) 자동판매기 및 자동발매기의 조작버튼에는 품목·금액·목적지 등을 점자로 표시하여야 한다.

(2) 음료대의 조작기는 광감지식·누름버튼식·레버식 등 사용하기 쉬운 형태로 설치하여야 한다.

(3) 매표소 또는 자동발매기의 0.3미터 전면에는 점형블록을 설치하거나 시각장애인이 감지할 수 있도록 바닥재의 질감등을 달리하여야 한다.

23. 삭제 <2007.3.9>

24. 삭제 <2007.3.9>

25. 삭제 <2007.3.9>

26. 삭제 <2007.3.9>

27. 임산부 등을 위한 휴게시설

가. 설치장소

• 임산부 등을 위한 휴게시설은 휠체어 사용자 및 유모차가 접근가능한 위치에 설치하여야 한다.

나. 구조

(1) 임산부 등을 위한 휴게시설에는 수유실로 사용할 수 있는 장소를 별도로 마련하되, 기저귀교환대, 세면대 등의 설비를 갖추어야 한다.

(2) 기저귀교환대, 세면대 등은 휠체어사용자가 접근 가능하도록 가로 1.4미터, 세로 1.4미터의 공간을 확보하고, 기저귀교환대 및 세면대의 상단 높이는 바닥면으로부터 0.85미터 이하, 하단 높이는 0.65미터 이상으로 하여야 하며, 하부에는 휠체어의 발판이 들어갈 수 있도록 설치하여야 한다.

(3) 공간의 효율적인 이용을 위하여 기저귀교환대는 접이식으로 설치할 수 있다.

28. 장애인등의 이용이 가능한 공중전화
   가. 설치장소
      • 공중전화는 장애인 등의 접근이 가능한 보도 또는 통로에 설치하여야 한다.
   나. 구조
      (1) 전화대의 하부에는 무릎 및 휠체어의 발판이 들어갈 수 있도록 바닥면으로부터 높이 0.65미터 이상, 깊이 0.25미터 이상의 공간을 확보하여야 한다.
      (2) 전화부스를 설치하는 경우에는 보도 또는 통로와 높이차이를 두어서는 아니된다.
   다. 이용자 조작설비
      • 아래의 그림과 같이 동전 또는 전화카드투입구, 전화다이얼 및 누름버튼 등의 높이는 바닥면으로부터 0.9미터 이상 1.4미터 이하로 하여야 한다.

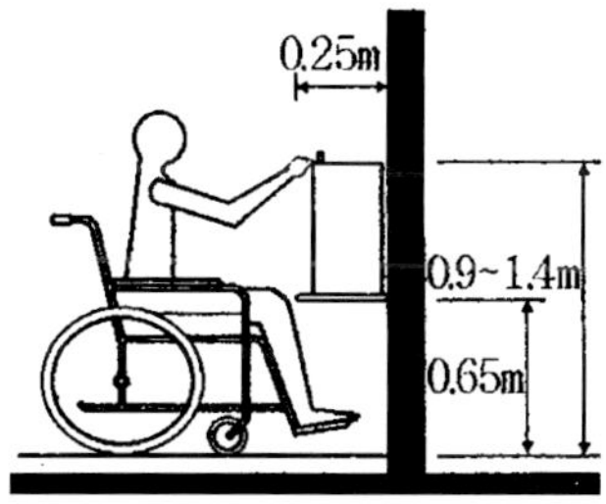

   라. 기타 설비
      • 지팡이 및 목발사용자가 몸을 지지할 수 있도록 전화부스의 양쪽에 손잡이를 설치하거나, 지팡이 및 목발을 세울 곳을 마련할 수 있다.
29. 장애인등의 이용이 가능한 우체통
   가. 설치장소
      • 우체통은 장애인등의 접근이 가능한 보도 또는 통로에 설치하여야 한다.
   나. 구조
      • 우체통투입구의 높이는 0.9미터 이상 1.2미터 이하로 하여야 한다.

※ 비고 : 위의 편의시설의 구조·재질 등에 관한 세부기준의 항목 중 "··할 수 있다"로 규정된 사항은 장애인 등의 이용편의를 위한 권장사항임

2024 OCCUPATIONAL THERAPY

OCCUPATIONAL THERAPY

4

C·H·A·P·T·E·R

치료적 작업 및 도구들

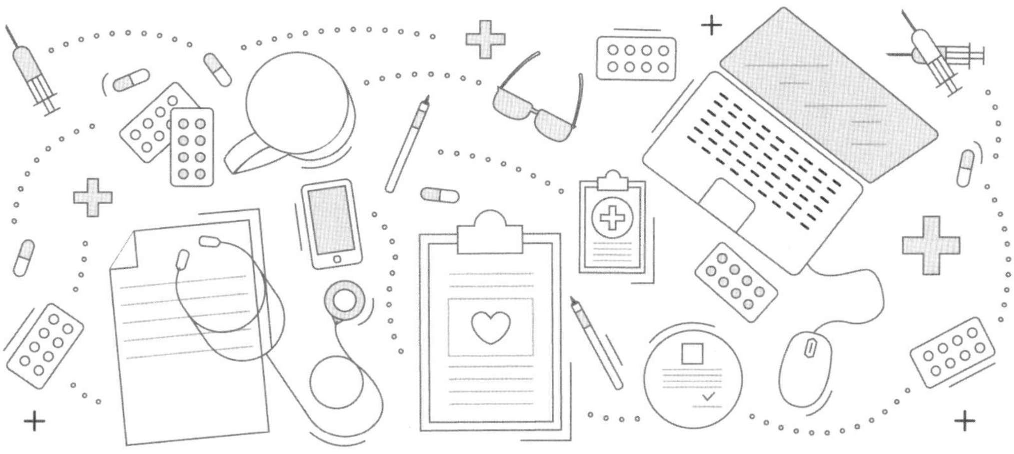

2024 OCCUPATIONAL THERAPY

OCCUPATIONAL THERAPY

꼭!
알고 넘어가기!!

- 활동의 등급화의 개념을 이해해야 한다.
- 운동의 종류 및 사례를 이해해야 한다.
- 다양한 작업 활동과 적용사례를 이해해야 한다.

4.1 적응 및 등급화

1. 활동의 적응

- 환경에 대한 적응을 의미함
- 치료사는 효과적이고 편안한 자세를 추천함
  예 손잡이 달린 보조도구, 독서 스탠드, 프리즘 안경 등

2. 활동의 등급화

- 환자에게 적절한 페이스(pace) 유지 및 최대수행의 제공을 의미함
- 치료사는 활동 적용 시 단계화된 수행과정을 제공해야 함
  - 지금 할 수 있는 수준의 도전(Just right challenge)을 제공하여 쉽게 접근할 수 있도록 함
- 활동의 등급화
  - 근력, 관절가동범위, 지구력, 내구력, 협응, 지각, 인지, 사회적인 기술 등을 증가시킴

근력	• 저항 증감에 따라 등급화시킴 – 중력의 감소 또는 제공 – 저항의 변화(예 손목에 부착된 모래주머니)
운동범위	• 관절 가동범위의 활동을 증가시킴 예 도구 손잡이 굵기의 변화
지구력과 인내력	• 작업 시간을 늘림 • 횟수를 늘림 • 견디기 쉬운 작업에서 어려운 작업으로 점진적으로 진행함 예 서기 및 걷기의 시간을 늘림

협응력	• 큰 것으로부터 작은 것으로 진행 – 보다 섬세하고 조절이 요구되는 활동으로 등급화 시켜 나감
인지 및 사회 기술	• 보다 많은 판단과 결정이 필요한 활동으로 등급화시켜 나감 – 문제 해결과정이 보다 많은 작업이 요구됨 • 작업 수행 시 도움의 양을 줄이므로 등급화시켜 나감 • 참여 그룹을 이용한 등급화 – 점차 참여 인원을 증가시켜 나감

4.2 운동

1. 운동 프로그램의 종류

근육강화 운동	• 능동보조운동, 능동운동, 등장성 및 등척성 저항운동을 이용한 근력 증가 • 운동의 형태는 근육의 등급과 환자의 장애수준에 적합해야 함
근지구력 운동	• 근력을 장시간 동안 사용하고 피로에 저항하는 근육의 능력을 의미함 • 시간과 빈도수의 증가가 사례가 됨
심혈관 적성 (fitness)	• 신체지구력과 심혈관 능력을 향상시키는 운동을 의미함 • 수영, 걷기, 자전거 타기, 뛰기 등이 사례가 됨
ROM 운동	• 관절의 유연성과 기능적 범위를 유지하기 위해 사용함
협응 및 신경근 조절	• 근육들의 유연한 패턴과 연속 동작의 복합된 활동을 증가시킴

2. 운동의 분류

등장성 저항 운동	① 정의 • 정해진 관절가동범위 내에서 저항이 일정한 운동 – 저항은 운동이 가능한 근육에 최대로 적용함 ② 적용 • 톱질 및 해머의 사용 : 상지 근육에 저항 제공 • 반죽덩어리 또는 점토의 사용 : 손과 팔의 근육에 저항 제공

진행성 저항 운동 (PRE)	① 운동 진행 • 3세트마다 각각 10회 반복 ② 저항 • 1세트 : 50% 최대저항 10회 반복 • 2세트 : 75% 최대저항 10회 반복 • 3세트 : 최대저항 10회 반복 ③ 운동 스케줄 • 일주일 동안 매일 4∼5시간 수행함 – 각 세트는 10회씩 반복 후 2∼4분의 휴식을 제공함 • 운동의 진행은 개인에게 적합하게 수정됨
등장성 능동 운동	• 가능한 ROM 범위 내에서 환자 스스로 관절을 움직이는 운동 • 활동 적용 – 바느질 : 손목 폄근의 능동운동 제공
능동보조 운동	• 부분적인 ROM 범위에서 치료사 또는 기계적 도구를 통해 관절을 움직이는 운동
수동 운동	• 근수축이 일어나지 않음 • ROM 유지, 수축 및 고착을 예방하기 위해 사용함
수동 신장	• 수동적으로 또는 강요된 운동으로 ROM을 증가시키는 운동
능동 신장	• 길항근의 신장을 위해 주동근의 힘을 사용하는 운동
저항 없는 등척성 운동	• 길이의 변화가 없는 근육군의 등척성 수축을 이용한 운동 • 석고붕대 착용 중 또는 수술 후에 유용함 예 관절염, 화상 등
저항 있는 등척성 운동	• 외부 저항에 등척성 근수축을 사용하는 운동 • ‘F^{+}, G, N’ 등급의 근육이 대상이 됨
협응훈련	• 보다 빠르고 정확한 움직임을 만들기 위해 사용함 – 근육 운동 패턴을 향상시킴 • 편안한 환경에서 훈련해야 함 • 속도, 힘, 완성 정도에 따라 등급화를 실시함 – 환자 협응 정도에 따라 노력을 증가시킴

4.3 능동적 작업(active occupation)

개요	• 작업치료 실행의 기초가 됨 • 자신의 삶에 참여하게 하는 활동을 의미함 – 자기관리, 손과 기계적 도구를 사용하는 과제, 계산기 컴퓨터 전자 기구를 포함하는 도구를 사용하는 활동, 여러 종류의 게임, 직업 기술
작업치료사의 역할	• 능동적 작업과 같은 치료도구를 이용하여 환자의 기능을 향상시키고, 일상 작업을 다시 할 수 있도록 치료방향을 제시해야함

4.4 철학적 배경(Philosophical foundation)

개요	• 중재를 조직화하기 위한 요소 – 환자의 몸과 정신의 포괄적인 지식 : 자아중심 영역(egocentric realm) – 실제 세상의 지식 : 외심적 영역(exocentric realm) – 사회적 영향 : 교감성 영역(consensual realm) • 위 3요소는 능동적인 작업에 의해 자극을 받아 일생의 발달과정에 의해 끊임없이 변함
자아중심 영역 (egocentric realm)	• 신체와 마음의 수행에 기여하는 것에 대한 지식 – 클라이언트의 운동(motor), 신경적(neurologic), 시지각적(perceptual-cognitive), 감정적인 기술(emotional skills)등의 다양한 요소
외심적 영역 (exocentric realm)	• 사람이 살고 활동하고 반응하는 세계에 대한 이해 • 질감, 무게, 방향, 위치 같이 실질적이고 객관적인 실상에 일어나는 일
교감성 영역 (consensual realm)	• 개인 또는 그룹의 수행에 있어 사회적 상호작용의 영향들에 대한 지식 – 클라이언트가 사회에서 맡은 역할을 달성하게 됨

영역 간의 관계 (relationship among realms)	• 영역 간의 관계가 작업 참여에 대한 가능성을 높여 줌 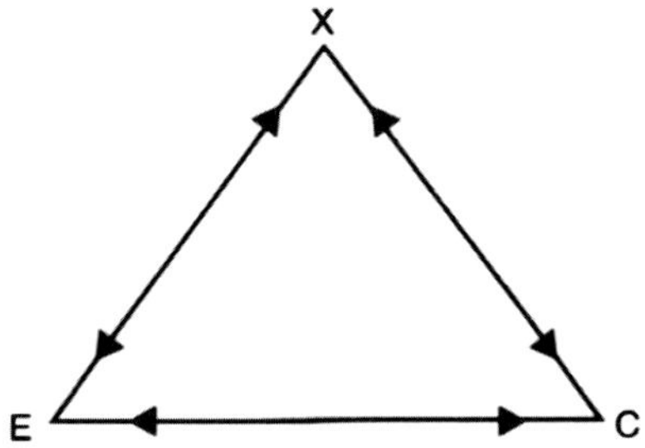 **그림 4-1** 작업치료 기초지식의 자아 중심적(E), 외심적(X), 교감성(C) 영역은 연관되어 있음

4.5 작업과 건강(Occupation and health)

작업(occupation)의 정의	• 활동에 참여하는 것을 의미함 • 인체의 건강과 안녕에 기여하는 작업과정에 참여함
작업치료 (occupational therapy)	• 실제 생활의 활동들에 참여함으로써 기능장애를 기능으로 바꾸는 개념에 기초함 • 변화의 과정을 촉진하는 역할 • 건강한 사람은 건강유지에 도움이 됨 • 질병이나 장애를 가진 사람은 회복에 도움이 됨
활동(Activity)	• 손상 측의 사용을 돕는 데 필요한 운동을 제공함 • 감정적·사회적 및 개인적 만족감을 느낄 수 있는 기회를 제공함 • 생활 패턴을 형성하는 활동은 주기적, 자동적으로 수행됨
작업치료사의 역할	• 클라이언트가 일상생활 능력을 되찾을 수 있도록 활동을 선택·적용함

4.6 활동분석(Activity analysis)

개요	• 적절한 치료활동을 선택하기 위해서는 신중한 활동분석이 필수적임 • 신체기능장애와 건강유지를 위한 다양한 치료활동에 대한 정보를 제공해야 함
세 가지 요소	• 사람 • 물리적 환경 • 사회적 환경

4.7 치료적 접근(Therapeutic approaches)

생체역학적 접근 (Biomechanical approaches)	• 생체역학적인 접근은 하위운동신경단위(lower motor neuron)와 정형외과적 기능장애에 사용됨 • 근력, 관절가동범위, 근지구력을 향상시킴 • 활동분석의 중점은 근육, 관절, 활동수행 시 필요한 운동패턴에 있음 • 각 단계의 수행을 위한 관절가동범위, 근력, 근육 수축 종류를 파악해야 함
감각운동적 접근 (Sensorimotor approaches)	• 치료는 뇌성마비, 뇌졸중, 뇌손상과 같은 상위운동신경 손상이 있는 클라이언트에게 사용됨 – 기능장애를 위한 활동 분석은 클라이언트의 감각지각과 특정 치료적 접근 시 요구되는 움직임 패턴에 초점을 둠 – 치료사는 균형감각, 자세, 근 긴장도, 비정적 반사작용, 움직임 촉진과 억제의 효과 등을 고려해야 함

4.8 활동의 적응과 단계화(Adapting and grading activity)

활동의 적응 (Adaptation of activity)	• 클라이언트나 환경에 의해 요구되는 특정 요소들을 위한 적응이 필요함 • 활동은 클라이언트의 자세 또는 환경을 위해 수정 될 수 있음(그림 4-2) • 치료사가 알아야 할 것 – 적응이 효율적이기 위해선 클라이언트가 편안한 자세에서 사용할 수 있어야 함 – 클라이언트는 활동 수정의 필요성과 목적을 이해해야 함 → 변경된 활동을 할 의욕이 있어야 함 → 자주 조절하고 고쳐야 하는 복잡한 것은 피해야 함 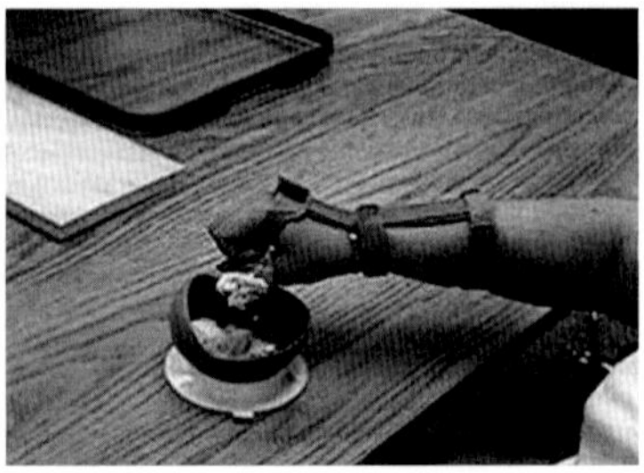 **그림 4-2** 수저가 달린 특수 스플린트(splint)를 손에 착용하고 식사를 하는 경우

활동의 단계화 (Grading of activity)	• 최적의 성과를 위해 활동을 적절하게 조정하거나 수정하는 것 • 숙련된 작업치료사는 활동을 단계화하고 변형시켜 클라이언트가 쉽게 받아들이도록 적합한 난이도를 조절함 • 활동 – 클라이언트의 욕구와 치료 목적을 충족시키기 위해 단계화할 수 있음 – 근력, 관절가동범위, 지구력, 협응능력, 지각·인지·사회적 기술 향상을 위해 단계화가 필요함 – 파킨슨병, 다발성 경화증, 루게릭병과 같이 진행성인 질병의 경우 클라이언트의 능력 감퇴에 맞추어 단계화할 수도 있어야 함 ① 힘(Strength) • 저항의 증가 또는 감소에 따라 단계화할 수 있음 • 방법 – 중력 영향을 덜 받는 방향에서 많이 받는 방향으로 변경하는 것 – 클라이언트가 쓰는 기구에 무게를 추가하는 것 – 무게가 무거운 도구를 이용하는 것 – 재료의 질감을 부드러움에서 단단한 것으로 바꾸는 것 또는 정도가 다른 저항 활동(resistive activity)으로 바꾸는 것 등 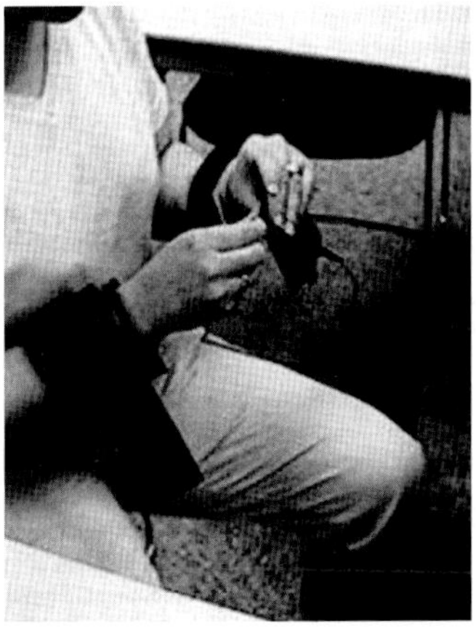 **그림 4-3** 가죽공예나 뜨개질 활동 시 저항을 증가시키기 위해 손목에 무게를 담 ② ROM(Range of motion) • 관절 ROM을 증가 또는 유지하는 활동 – 물체와 장비의 위치를 교정함 – 긴 손잡이를 선택하여 더 멀리 뻗음

<table>
<tr>
<td>활동의 단계화
(Grading of activity)</td>
<td>

• 예시

<table>
<tr><td>예시 1</td><td>어깨의 사용을 위해 직물을 엮을 때 수직으로 위치시킴</td></tr>
<tr><td>예시 2</td><td>

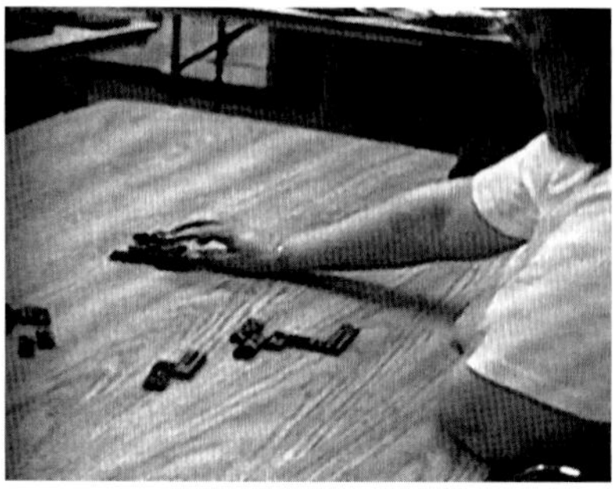

그림 4-4 다른 거리에 물체를 배치하는 것은 물체에 도달하는 데 필요한 범위를 변화시킴

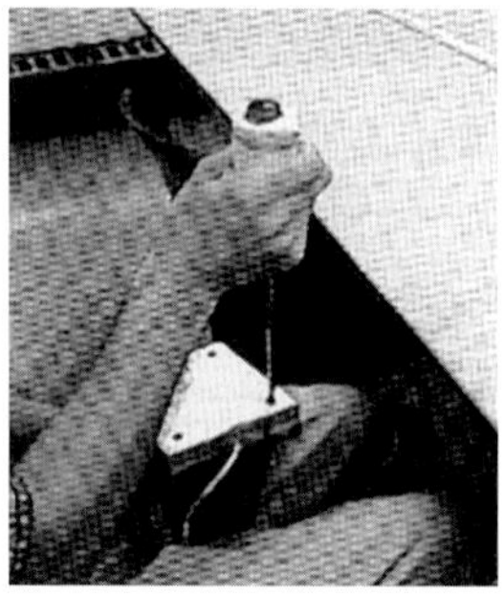

그림 4-5 공구 손잡이의 크기는 스펀지 고무(foam rubber)의 크기로 조절할 수 있음

</td></tr>
</table>

③ 지구력과 인내력(Endurance and Tolerance)

• 지구력의 단계화

– 쉬운 작업에서 어려운 작업으로 진행함

– 작업의 지속기간을 증가시킴(시간의 증진)

– 서 있는 시간을 늘리면 걷기에 필요한 지구력이 증가됨

• 예시

<table>
<tr><td>예시 1</td><td>종이 냅킨을 접는 일 → 무거운 물체를 분류하는 일</td></tr>
<tr><td>예시 2</td><td>

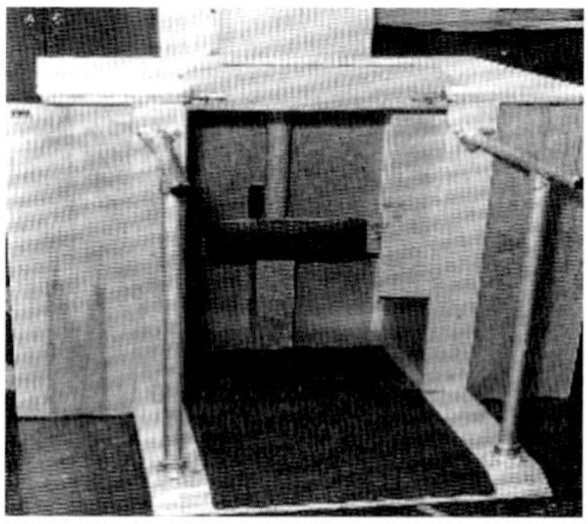

그림 4-6 'standup table'은 슬라이딩 문과 무릎을 지지해주는 패드, 등 받침으로 이루어짐

• 처음에는 'stand-up' 테이블에서 시작하고 나중에는 걷는 거리와 시간을 늘려 집안 일과 직장 활동으로 확대함

</td></tr>
</table>

</td>
</tr>
<tr>
<td>활동의 단계화</td>
<td>④ 협응력(Coordination)</td>
</tr>
</table>

(Grading of activity)	• 협응과 근력 조절이 필요함
	  – 전체적 저항운동은 감소됨
	  – 정교한 움직임을 늘림으로 단계화시킴
	• 움직임의 민첩성과 속도가 필요함
	  – 움직임 패턴이 익숙해지면 속도는 점차 증가함
	⑤ 지각적·사회적 기술(Perceptual, and Social Skills)
	• 인지 기술의 단계화 프로그램
	  – 적은 판단력/결정력/문제해결능력을 요구하는 한 두 단계의 활동에서 더 난이도가 높은 여러 단계의 활동으로 진행함
	• 사회적 상호작용의 단계화
	  – 처음 : 치료사와의 교류만을 요구함
	  – 나중 : 최종적으로는 그룹 활동을 함
	  – 관찰자에서 리더로 전환할 수 있게 도와줌
	    → 감독, 지도, 보조를 줄이면서 독립적으로 행동할 수 있도록 도움

4.9 활동의 선택(Selection of activity)

신체장애 치료활동	• 감각운동 기능, 심리사회적 요소들을 개선시킴
신체적 기능을 향상시키기 위한 선택적 활동	• 손상 측을 사용하여 원하는 움직임을 하도록 함 – 습득한 움직임, 근력과 협응 능력을 일상생활에 접목하도록 함

신체적 기능을 회복시키기 위한 활동	• 손상된 근육과 관절의 자세를 교정하는 것이 아니라 실제로 움직이도록 해야 함
	  – 가능한 관절가동범위 내에서 움직이도록 함
	• 반복된 움직임을 제공함
	  – 운동패턴을 상당한 횟수로 반복

목적적인 활동	• 능동적 운동과 저항 운동을 사용함 • 운동 수행의 요구 사항을 충족시키며 성공적으로 수행할 수 있음 – 긍정적인 개인 또는 사회 피드백 제공
치료사의 역할	• 적당한 난이도 제시 – 만족감과 내적 동기를 부여함 • 욕구와 흥미를 고려해야 함

4.10 모의 활동(Simulated or enabling activity)

기울어진 샌딩 보드 (Inclined sanding board)	• 능동적인 작업을 모방하기 위한 방법임 • 다른 활동에 사용되던 기구를 이용해 고안됨 • 나무를 세워 놓고 사포질을 하기 위해 설계됨 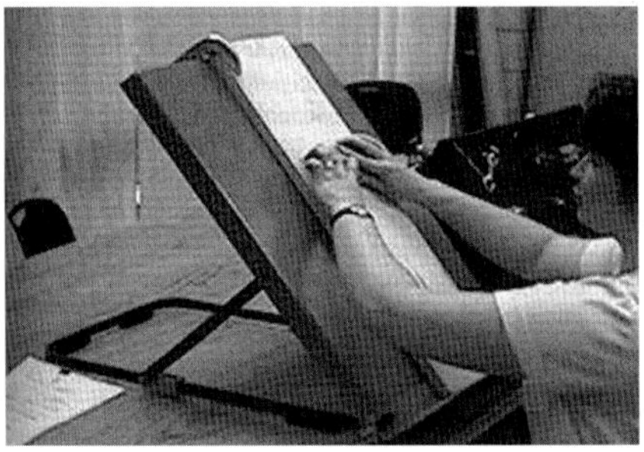 **그림 4-7** 샌드우드(sand wood)는 경사진 샌딩 보드에 사용됨
퍼즐	① 지각, 인지 훈련의 도구 • 시지각 기능 훈련 • 운동 계획 기능 훈련 • 기억력 훈련 • 순서 개념 훈련 • 문제 해결 능력의 훈련 ② 소운동 기술 훈련 도구 • 집기 • 놓기 • 다양한 손기술 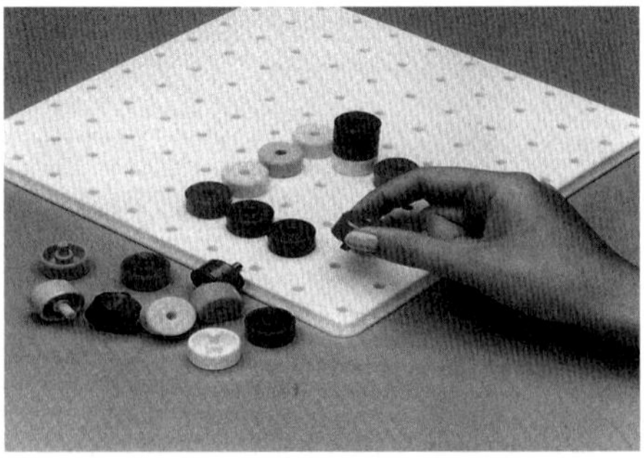 **그림 4-8** 퍼즐. 지각, 인지 훈련 도구를 책상 위에서 사용하고 있음

치료사의 샌딩 보드 (sanding board) 사용	① 나무 없이 사용 • 어깨와 팔꿈치의 근육 사용을 훈련함 ② 나무의 사용 • 모의 활동에서 목적 있는 활동으로 바꿀 수 있음
옷입기 보드와 철물공구 보드 (그림 4-9)	• 클라이언트가 일상생활을 실제로 마주하기 전에 연습하도록 함 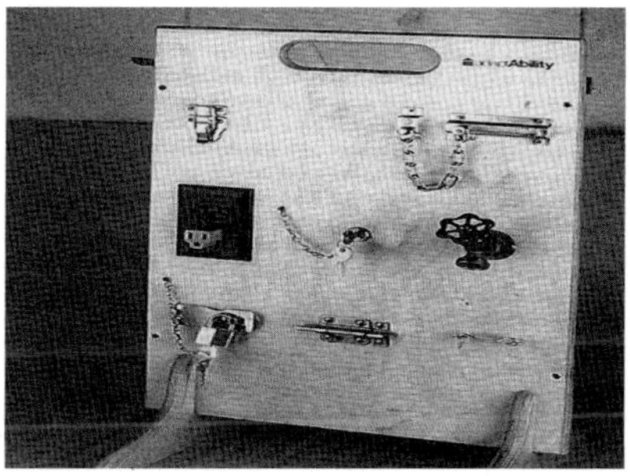 그림 4-9 가정용 잠금장치들이 부착된 보드를 일상적인 가정용 하드웨어를 다루는 훈련에 사용함

4.11 치료적 활동(Adjunctive modalities)

1. 개요

• 환자가 작업수행을 준비하기 위해 사용함
  – 운동, 보조기, 감각자극과 물리치료 도구들을 이용함

목적	• 정상적인 움직임의 패턴 인식을 발달시키고 수동적·자동적 움직임을 향상시킴 • 근력과 지구력을 향상시킴 • 협응력(coordination)을 증가시킴 • 핸드 스플린트(hand splints), MAS(mobile arm supports)와 같은 도구를 사용하기 위한 근력을 향상시킴 • 증가된 근력을 통해서 신체지구력과 작업 능력을 향상시킴
사용대상 (indications for use)	• 근력, ROM, 협응력 또는 운동패턴이 향상될 수 있는 가능성이 있어야 하며 적합한 움직임이 가능해야 함 • 환자는 감각 피드백을 이용할 수 있어야 함 – 감각이 어느 정도 존재하여 사용하는 부위의 위치와 움직임을 감지할 수 있어야 함 – 통증을 감지할 수 있어야 함

사용대상 (indications for use)	- 근육과 힘줄은 정상이고 통증 없이 움직일 수 있어야 함 - 관절을 사용하는 운동은 관절이 필요한 ROM 내에서 움직일 수 있어야 함 - 협응적인 움직임을 수행할 수 있어야 함
금기대상	• 최근 수술을 받은 환자나 관절염을 가진 환자 • ROM이 제한되거나 근육 경직(spasticity)이 있는 경우 • 분리된 움직임(isolated motion)이 수의적 조절이 부족한 경우 • 이상적 운동(dyskinetic movement)을 조절하지 못하는 경우

2. 운동프로그램

근육 강화 (muscle strengthening)	① 목적 • 근력을 기르기 위함 - 능동보조운동, 능동운동, 저항성 등장성운동(isotonic exercises)과 저항성 등척성 운동(isometric exercises) ② 사용 시기 • 어떤 원인에 의해 원래 사용하던 근육을 잃거나 관절가동범위가 줄어든 경우 사용됨 - 팔꿈치를 굽히지 못하는 환자가 손에서 입으로의 움직임을 위해 어깨를 벌리는(abduction) 경우 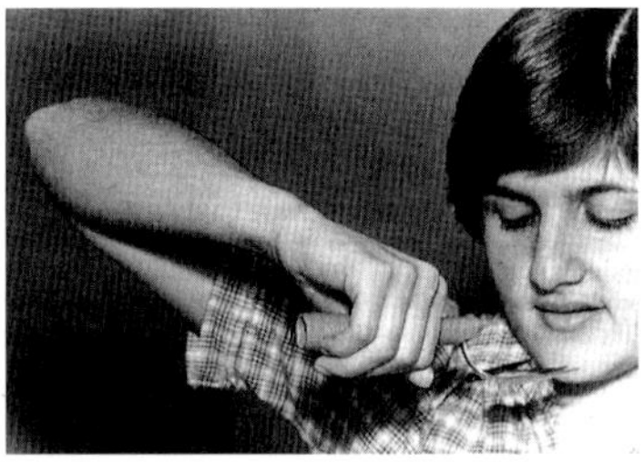 **그림 4-10** 어깨 벌림을 보상하는 활동 ③ 환자 • 근력향상을 위해서 근육의 최대 수축을 충분히 반복하고 시간을 투자해야 함 - 근육강화 프로그램은 주로 근육을 큰 저항에 대항하여 몇 번씩 수축하는 데 기초를 둠 • 강화 운동의 과도한 반복은 근육의 피로, 통증 그리고 일시적인 체력감소를 초래함 ④ 치료사 • 환자의 근력과 과제수행 능력을 신중히 평가해야 함 • 환자를 감독하여 피로의 증상을 살펴야 함

근육 강화 (muscle strengthening)	• 피로의 증상 – 느린 작업수행, 산만함, 땀 흘리기, 가쁜 호흡, ROM의 감소, 처방된 반복횟수를 이행하지 못하는 것 등이 있음
근지구력 향상 (increasing muscle endurance)	① 목적 • 적은 무게의 작업을 여러 번 반복하여 근지구력을 향상시키기 위함 ② 치료사 • 환자의 최대 능력을 결정한 후, 저항 무게를 줄이고 반복 횟수를 늘림 근육의 지구력을 향상 시킬 수 있음 • 저항력과 반복횟수는 근력과 근지구력의 향상을 위해 변형될 수 있음
신체의 상태와 심혈관 건강 (physical conditioning and cardiovascular fitness)	① 환자 • 큰 근육조직을 사용하는 15~60분 사이의 운동 또는 규칙적인 활동이 바람직함 • 일반적인 신체 지구력과 심장혈관 건강을 향상시킴 – 지속적이고 규칙적인 유산소 운동이나 활동에서 큰 근육들을 사용하는 것이 필요함 예 수영, 걷기, 자전거타기, 조깅, 게임, 스포츠 ② 치료사 • 환자의 신체적 능력과 저항력의 한계를 잘 알아야함 • 의료적 감독이 필요함
관절가동범위와 관절유연성 (range of motion and joint flexibility)	① 능동적 운동(active exercise) • 개인에 의해 수행됨 – 치료사나 도구와 같은 외적 요소가 사용되면 수동적 ROM 운동 ② 스트레칭 • ROM 증가에 필요함 • 연부조직(근육, 힘줄, 인대)이 사용가능한 한계에 도달하였을 때, 어느 정도의 추가적 힘이 필요함 • 낮은 저항력의 스트레칭은 높은 저항력에 빠른 탄력을 이용하는 것에 비해 효과적임 – 근육의 손상을 방지할 수 있음 • 열치료 도구 또는 신경근육 촉진 기술은 정적 스트레칭을 도울 수 있음
협응과 신경근육 조절 (coordination and neuromuscular control)	① 기억된 운동(engram) • 중추신경계에 표상된 근육 활성화의 미리 계획된 패턴임 • 많은 활동의 반복에 의해 만들어짐 • 반복을 통해 환자의 의식적인 노력은 감소하며 동작은 점차 자동화됨 ② 치료사의 교육 • 신경근육 교육이나 조절 훈련을 통해 환자에게 의식적으로 개별적인 근육이나 동작을 조절하는 것을 교육함

3. 근육 수축의 종류(types of muscle contraction)

등척성 또는 정적인 수축(isometric or static contraction)	• 등척성 수축을 하는 동안 관절의 운동은 일어나지 않고 근육의 길이는 똑같이 남겨짐
등장성 또는 동심 수축(isotonic or concentric contraction)	• 등장성 수축 동안 관절의 움직임이 있고 근육의 길이는 짧아짐 • 저항의 유무와 관계없이 이루어짐 • 환자의 근육 등급과 운동 목표에 따라 중력 감소 자세나 항중력 자세에서 수행 가능함
편심수축 (eccentric contraction)	• 근육이 늘어나면서 근육의 긴장이 증가하거나 유지됨 • 저항의 유무와 관계없이 이루어짐

4. 운동과 활동의 분류(exercise and activity classifications)

등장성 저항운동 (isotonic resistive exercise)	① 정의 • 특정한 무게에 대항하는 등장성 근육 수축을 이용하여 ROM 내에서 움직이는 것 ② 목적 • 긴장된 대항근을 풀어 주기 위함 • 근력 향상을 위함 ③ 환자 • 저항에 반대로 근육 수축을 하고 자유로운 ROM 내에서 움직임 – 저항은 환자가 감당할 수 있는 최대치이어야 함 ④ 기타 • 특수저항 운동 PRE(progressive resistive exercise) – 근육 준비운동을 거친 후 더 효율적으로 움직임 – 일상생활 과제보다 어려운 일을 해야 함 – 적은 무게를 사용하다가 10회마다 점차 무게를 늘리며 근육은 마지막 10회 시 최대 능력을 발휘할 수 있도록 준비함 • Oxford 기술 – 처음에 최대능력 100%로 시작하여 75%, 50%로 10회마다 저항력을 줄임 – 치료 프로그램의 첫 몇 주 안에 가장 많은 효과를 나타내고 그 후엔 적은 양의 향상과 느린 속도의 효과가 나타남

등장성 능동운동 (isotonic active exercise)	• 환자는 독립적으로 최대 ROM 안에서 움직임 • 등장성 근육 수축이 사용됨 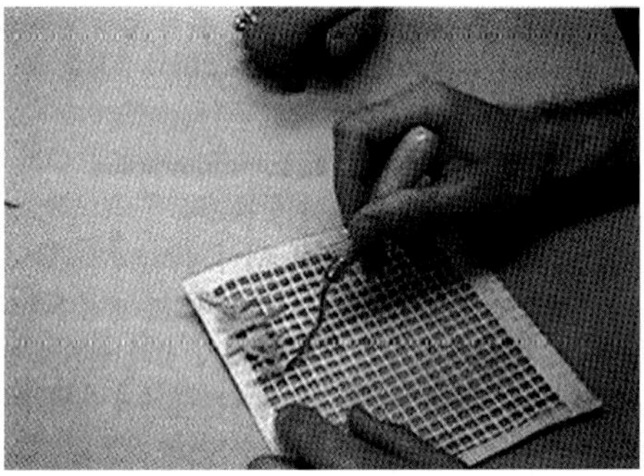 **그림 4-11** Latch **묶기 활동.** 손목 폄근에 능동적 운동을 제공함 • 중력을 줄이거나 중력에 대항함 • 최대 ROM 안에서 능동적 움직임은 ROM 유지와 근력 향상을 위해 'P' 등급에서 F 등급의 근육을 사용함 • 근력과 ROM 유지를 위해 높은 등급의 근육을 사용함 • 중력이 감소된 표면이나 부드러운 표면, 스케이트보드를 이용함 – 마찰력에 의한 저항을 줄일 수 있음
능동적 보조운동 (active-assisted exercise)	① 목적 • ROM을 유지하면서 'T, P, F' 등급 근육의 근력을 향상하기 위함 ② 환자 • 부분적인 ROM 안에서 움직임 ③ 치료사 • T 등급의 경우 치료사가 전체적인 움직임을 도와줌 • 환자가 능동적인 운동을 할 때까지 단계화함 • 슬링, 도르래, 무게, 스프링, 고무 밴드를 사용하여 기계적 보조를 제공할 수 있음
수동운동 (passive exercise)	① 목적 • ROM 유지로 인해 근육의 구축, 유착, 기형화를 예방하는 것임 ② 환자 • 근육의 구축, 유착, 기형화를 예방하기 위해 하루 2~3번씩 운동을 반복함 • 근력이 아예 없거나 조금 밖에 없어서 능동적 동작, 운동을 하지 못하는 환자에게 사용됨 ③ 기타 • 근육 수축을 하지 않아 근력 증진을 위해서는 사용되지 않음 • 운동 과정 중 사용되는 관절에 근접한 다른 관절은 고정되어야 함

수동운동 (passive exercise)	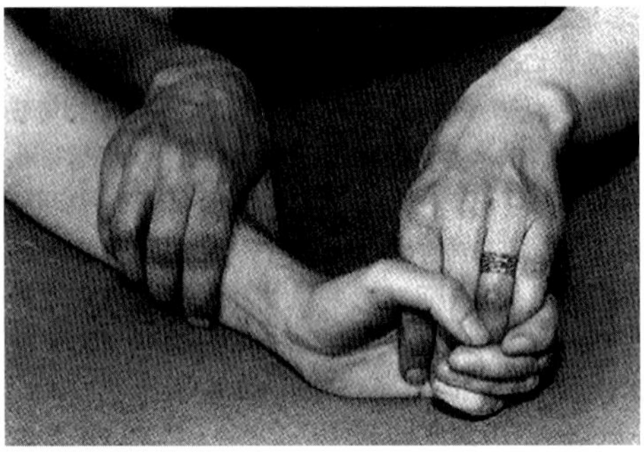 **그림 4-12** 수동운동(passive exercise)하는 손목과 운동 관절 고정 • 운동 과정 중 관절의 정상범위 내 움직임은 치료사나 환자에게 수동적으로 수행됨 • 도구에 의해 기계적으로 수행됨 – 대표적으로 도르래나 슬링이 있음 • 활동적용(예 양측 샌딩, 양측성 스펀지 사용, 빗자루 질, 톱질) – 양측 활동 시 비 손상 측 팔, 다리가 대부분을 수행하고 손상 측 팔, 다리가 최대 보조함
수동적 스트레칭 (passive stretch)	① 목적 • ROM의 증가를 위해 수행됨 ② 환자 • 근육 상태가 괜찮다면 스스로 ROM 내에서 부분적으로 움직임 ③ 치료사 • 관절가동 범위 내에서 관절을 움직임 • 연조직의 스트레칭을 유도하는 힘을 가함 • 통증이 있을 때 근육에 압력을 가해서는 안 됨
능동적 스트레칭 (active stretch)	① 목적 • 관절의 ROM 증가를 위해 수행됨 ② 환자 • 작용근에 힘을 주어 대항근을 늘림 – 대항근의 정상적인 근력, 협응력, 환자의 의욕이 필요함
저항이 없는 등척성 운동 (isometric exercise without resistance)	① 정의 • 하나의 근육 또는 근육 조직을 능동적으로 수축함 – 관절의 움직임은 유발하지 않음 • Trace 등급 이상의 근육에 사용됨

저항이 없는 등척성 운동 (isometric exercise without resistance)	② 목적 • 능동적인 움직임의 가능성이 없는 근력을 유지하기 위함 ③ 환자 • 깁스, 수술 후, 관절염, 화상환자에게 효율적임 • 능동적으로 근육을 수축하거나 5~6초 동안 유지하는 것을 배워야 함 • 나이, 근육의 수축 정도와 종류에 따라 갑작스러운 혈압의 증가를 일으킴 ④ 치료사 • 환자가 근육을 고정하는 것을 배울 수 있도록 도와줌 • 치료사의 손가락은 움직이는 근육의 관절 끝에 놓음 • 치료사는 ROM이 요구된 지점에 관절을 놓고 환자에게 자세를 유지할 것을 요구함
저항이 있는 등척성 운동 (isometric exercise with resistance)	① 목적 • 3등급에서 5등급으로 근력을 증가시키기 위함 ② 정의 • 외부의 저항에 대항하여 등척성 근육 수축을 이용하는 운동임 – 저항의 양의 증가, 저항에 버티는 힘의 정도에 따라 등급이 나누어짐 ③ 환자 • 일주일에 5일, 하루에 한 회기의 운동이 수행되어야 함 • 저항이 적용되는 근육을 특정한 위치에 놓고 5~6초 동안 수축을 유지함 • 관절 움직임의 사용이 제한되었거나 근력의 증가나 유지가 필요한 관절염 환자에게 적용함
신경근 조절과 협응 (neuromuscular control and coordination)	① 신경근 조절 • 환자 – 생기가 있고 안정적이며 회복이 된 상태이어야 함 – 운동은 산만하지 않는 환경에서 실행되어야 함 – 환자는 주 동작원(major mover)을 사용함으로써 독립적 움직임을 수행할 수 있음 – 이 목적을 성취하기 위해 기본적 단계의 근육 조절을 정확하게 배워야 함 – 근육이 움직이는 관절에서 통증이 없어야 하며, 좋은 고유수용성 감각이 있어야 함

신경근 조절과 협응 (neuromuscular control and coordination)	• 치료사 – 근육의 위치와 기능, 이는 곳(origin)과 닿는 곳(insertion), 관절의 움직임을 설명해야 함 – 제한된 고유수용성 감각을 위해서 보상하거나 대체물 사용이 가능함 → 시각, 촉각적 감각 피드백(tactual sensory feedback)이 사용되어질 수 있음 – 근육힘살(belly)과 힘줄이 닿는 곳을 덮고 있는 피부를 자극함 → 신장반사(stretch reflex) 효과를 향상시키기 위함 – 근육힘살(belly)을 덮고 있는 피부를 때리고 두드림 → 근육의 움직임을 유용하게 하게함 ② 협응 훈련(coordination training) • 좋은 협응력은 반복적인 연습으로 의식적인 노력이나 주의집중이 더 이상 필요하지 않는 수행패턴이 발달된 뒤에 얻을 수 있음 • 훈련은 환자가 집중할 수 있는 환경에서 이루어져야함 • 운동패턴 – 대상자가 성공적으로 수행할 수 있는 단위로 나뉠 때 각 단위는 수의적 조절 하에 연습에 의해 훈련됨 – 잘못된 패턴이 발달되는 것을 막기 위해 정확히 수행되어야 함

5. 물리치료적 도구(physical agent modalities)

1) 열치료 도구(thermal modalities)

개요	• 목적 – 움직임을 증가시키기 위함 – 관절 강직(stiffiness)을 감소시킴 – 근육 경련(seizure)을 완화함 – 혈류 증가를 위함 – 통증 감소를 위함 • 금기사항 – 감각이 소실된 환자 – 악성종양을 가진 환자 – 매우 어리거나 늙은 환자 – 관절과 피부에 심각한 염증을 가진 환자

전도열(conduction)	• 전도는 한 물체에서 다른 물체로의 직접 접촉을 통한 열의 전달임 • 파라핀(paraffin)과 온습포(hot pack)는 전도에 의해 열을 제공함 • 감각이 없는 부분은 화상 위험이 있으므로 조심해야 함 – 파라핀(paraffin) → 클리닉이나 가정 치료프로그램에 포함될 수 있음 → 시술이 안전하고 쉬우므로 가정에서 사용함 → 중증도나 심한 부종이 있는 경우는 적용하면 안 됨 → 혈관 손상이 의심되는 무감각한 부위에 모습포를 적용하는 것은 세심한 주의가 필요함 – 온습포(hot pack) → 규산염젤(silicate gel)이나 벤토나이트 진흙(bentonite mud)을 담고 있음 → 온습포의 온도 71～76.6℃로 유지하는 물탱크에 잠겨져 있음 → 여러 겹의 수건으로 싸서 피부와 분리되어야 함
컨벡션(convection)	• 조직에 유동 움직임을 통하여 열을 전달함 • 월풀 치료(whirlpool therapy) – 열 응용프로그램 보다 상처 관리에 더 많이 사용됨 – 유체 치료(fluido therapy)는 옥수수 가루에 따뜻한 바람을 불어 자극하는 방법 – 물 대신 옥수수 가루가 사용됨 월풀(whirlpool)
전환(conversion)	• 초음파 – 조직을 통과하여 분자(molecules)에 마찰을 일으켜 열을 발생시킴 – 열을 깊게 전달 해주는 매체 – 높은 주파수는 조직을 손상시킬 수 있음 – 근육 구축(contractures) 치료에 효과적임 – 세포막의 투과성을 증가시켜 통증 완화에 효과적임 – 어린이의 성장판, 보호되지 않은 척추, 힘줄이나 신경을 피해야 함 – 치료할 조직에 스트레칭을 해주어야 하며 운동, 스플린트 등을 적용해야 함 • 냉요법(cryotherapy) – 한기를 사용하며 부종, 통증, 염증 치료 시에 사용함 – 한기는 혈관을 수축하고 손상된 조직에 혈액순환과 근육 연축(spasms)을 줄여줌 – 호흡기 질환이나 추위를 이기지 못하는 환자에게는 금지함 – 가정에서 유용하게 사용할 수 있음 → 냉습포(cool pack), 슬러시 팩, 얼음 팩 • 냉포(cold pack) – 손상부위가 적고 분명할 때 얼음조각으로 마사지해줌

전환(conversion)	• 대조욕(contrast baths combine the use of heat and cold) – 열과 한기를 번갈아 사용하여 혈관의 축소와 확장이 반복됨 – 순환을 향상시켜 통증과 부종을 감소시킴

2) 전기적 도구(electrical modalities)

개요	• 통증과 부종을 감소하고, 움직임을 증가시킴 – 환자의 기능향상을 위해 사용함 – 전기 치료 도구는 맥박 조정 장치(pacemakers)를 사용하거나 심장질환이 있는 환자에게 사용해서는 안 됨
경피신경 전기자극 (transcutaneous electrical nerve stimulation, TENS)	• 전기파를 이용하여 통증을 줄임 • 통증은 신체적, 생리적, 심리적으로 분류됨 – 손상 부위의 움직임을 줄이거나 자세를 교정하여 통증을 감소시킴 – 근육 경련 또는 근 섬유의 피로가 올 수 있음 – 목표는 심각한 손상을 방지하고 만성 통증의 경우 악순환의 고리를 제거함 • 약물에 비해 부작용 없는 치료기술임 • 집에서 독립적인 사용을 원한다면 지도받을 수 있음 • TENS의 전기파가 말초신경에 적용되어 뇌에서 통증을 지각하는 것을 막음 – A 섬유를 자극하여 통증신호를 분해하고, A-delta 섬유와 C 섬유를 통해 전달된 신호가 척추에 닿는 것을 막음 • 만성통증 또는 극심한 통증에 사용됨 • 주로 수술 후에 사용됨 – 힘줄박리술(tenolysis)이나 수정체낭절개술(capsulotomy)은 수술 후 힘줄을 사용할 수 있어야하기 때문임 • 통증을 잘 참지 못하는 환자에게 특히 도움이 되고, 운동이 더 쉬워짐 • 반사성 교감신경성이영양증(reflex sympathetic dystrophy) 환자에게 유용함 • 통증이 발생하는 곳에 직접 사용하여 통증 유발을 줄일 수 있음
신경근 전기자극 (neuromuscular electrical stimulation, NMES)	• 연속적으로 엇박자의 전파를 발생함 – 전기 자극을 통해 신경이 통하는 근육에 적용되어 근육 수축을 유발함 • 전파는 근육이 수축 이후 이완될 수 있도록 약간의 쉬는 시간이 있음 • 전파 증가의 속도와 수축의 정도를 조절할 수 있음 • ROM 증가, 근육 수축 보완, 근력증가를 위해 사용됨 • 수술 이후 근육 수축을 보완하기 위해 사용됨 • 사용하지 않아 약해진 근육을 늘리는 데 사용됨

OCCUPATIONAL THERAPY

5

C·H·A·P·T·E·R

보행보조도구와 보조기

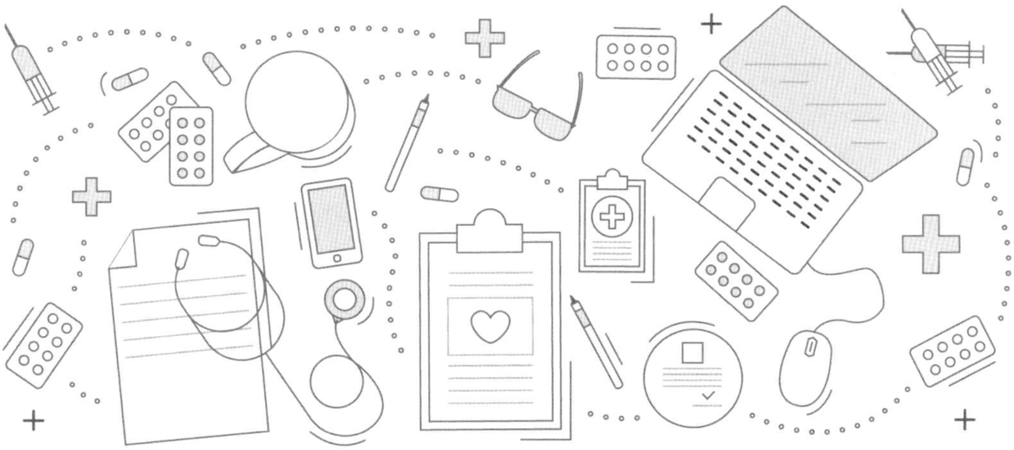

2024 OCCUPATIONAL THERAPY

꼭! 알고 넘어가기!!

- 보행보조도구의 종류를 학습해야 한다.
- 휠체어의 종류와 구성요소를 이해해야 한다.
- 이동방법의 종류와 적용사례를 이해해야 한다.

5.1 보행보조기구(Ambulatory aids)의 개요

역사	• 기원전 2830년 이집트의 Herkhuf의 무덤에서 소아마비 환자가 지팡이를 사용하는 그림이 발견됨
기능 및 목적	• 더 넓은 기저면(base of support)을 제공함 • 균형(balance)과 안정성(stability)을 개선함 • 편측하지에 대한 하중을 감소시켜줌 • 보행 시 추진(propulsion)을 보조해줌 • 손을 통한 감각자극(sensory cue)을 전달해줌 • 직립자세(upright posture)의 생리학적 장점을 제공함 • 휠체어와 같은 이동보조기구를 이용하여 접근하기 어려운 장소에 접근이 가능함
보행보조기구를 이용한 보행 유형	① 4점 보행(four-point gait) • 두 다리와 두 보조기구가 기능적으로 4개의 다리 역할을 하기 때문에 4점 보행이라고 함 • 두 다리를 모두 땅에 디딜 수 있으면서 보조기구를 두 개 사용하는 경우에 행할 수 있는 보조기구 보행임 • 장점 – 가장 안정성이 높음 – 에너지 소모가 적음 • 단점 – 이동이 느림 – 산소 소모량이 상대적으로 큼

보행보조기구를 이용한 보행 유형

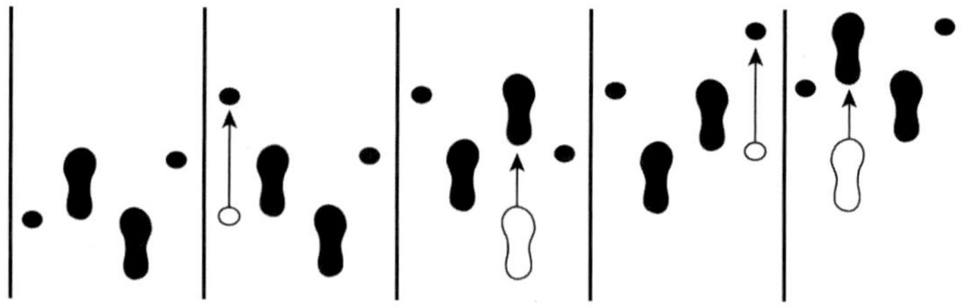

그림 5-1 4점 보행

② 3점 보행(three-point gait)

- 양쪽 보조기구와 신체가 기능적인 세 개의 다리처럼 움직이는 구성임
- 환측 다리로 아예 디딜 수 없거나 두 다리를 하나처럼 움직여야 하는 상황에서 보조기구를 양쪽으로 사용할 수 있을 때 행할 수 있는 보행임
- 양쪽 보조기구를 차례로 혹은 동시에 진행시킨 후, 건측 다리 혹은 일체화된 두 다리를 진행시키는 두 단계로 이루어짐
- step-to, step-through, swing-to gait, swing-through gait, 끌기보행(drag-to gait)로 세분화 할 수 있음

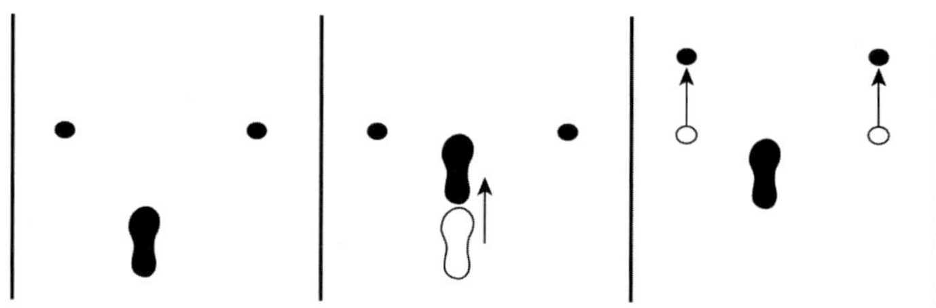

그림 5-2 step-to three-point gait. 절단환자와 같이 환측하지를 지면에 디디지 못하는 경우

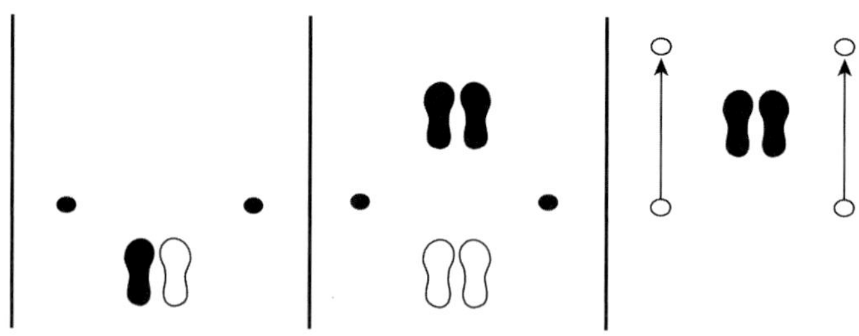

그림 5-3 step-through three-point gait. 두 다리를 하나처럼 사용하는 경우

③ 2점 보행(two-point gait)

- 4점 보행을 행하는 상황과 같은 경우에 적용됨
- 예로 왼쪽 목발과 오른쪽 다리를 동시에 내딛고, 오른쪽 목발과 왼쪽 다리를 동시에 내딛는 것임
- 장점
  - 빠른 이동을 할 수 있음

보행보조기구를 이용한 보행 유형	– 안정적임 – 에너지 소모가 적음 • 단점 – 협응력이 많이 필요함
착용 전 프로그램	• 보행보조기구를 이용할 때 가장 중요한 근육은 상지와 체간(trunk)의 근육들임 • 상지와 체간의 최대 근력이 복구되어야만 최대의 기능적 효율성이 성취됨
필요한 신체 자세	• 바로 선 직립자세(erect posture)가 유지됨 • 상지가 가슴벽에 모음(adduction)되어 신체의 외측 조절이 용이해지고 체중 이동이 가능함 • 손목이 폄 위치에서 유지됨 • 이환측 족부 중앙(midfoot)의 반대측에 지팡이나 크러치를 위치시킴 • 초기에는 보장(step length)이 짧지만 균형이 향상되면서 증가함 • 가능하면 엉덩관절이 중립 위치나 약간 과다폄(hyperextension) 상태로 유지됨 • 보행보조기구를 잡고 있는 손목의 반대측에 엉덩관절이 위치되어야 함 • 보조기구는 지면에 수직으로 위치됨

5.2 보행보조기구의 종류

1. 평행봉(Parallel bar)

개요	• 재활치료를 필요로 하는 환자에서 보행의 초기 훈련을 위해 사용함 • 바닥에 보행 지면이 있으며, 이 위에 수직과 수평의 봉으로 연결되어 있음 • 폭은 환자의 어깨 넓이를 기준으로 조절함 • 바닥의 보행 지면에 칸막이를 사용하는 경우도 있음

2. 보행기(Walker)

개요	• 네 개의 다리가 지면에 안전하게 접촉하여 최대의 안정성을 제공함 • 일반적으로 평행봉에서 보행훈련을 한 후에 사용되어짐 • 균형이 잘 유지되지 않는 환자에게 많은 안정성을 제공함 • 보행기 사용 시, 주로 끌기 보행(drag-to gait)과 뛰기 보행(swing-to gait)이 가능함

표준형 보행기 (standard walker)	• ‘pick-up’ 보행기라고도 불림 • 양측하지가 약한 사용자에게 안정성을 제공함 • 단점 – 양측 상지를 모두 사용해야함
바퀴달린 보행기 (walker with retractable wheels)	• 좀 더 편안한 보행을 위해 보행기에 바퀴가 부착됨 • 전방의 두 점에만 부착된 디자인과 모두 부착된 디자인이 있음 • 사용자의 편의에 따라 브레이크가 부착된 보행기도 있음 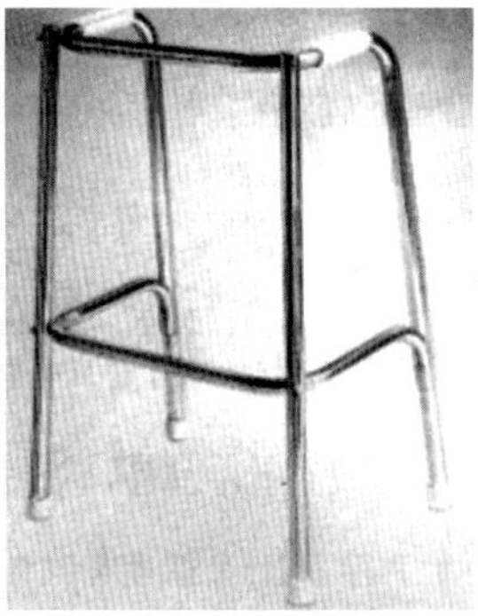 그림 5-4 표준형 보행기 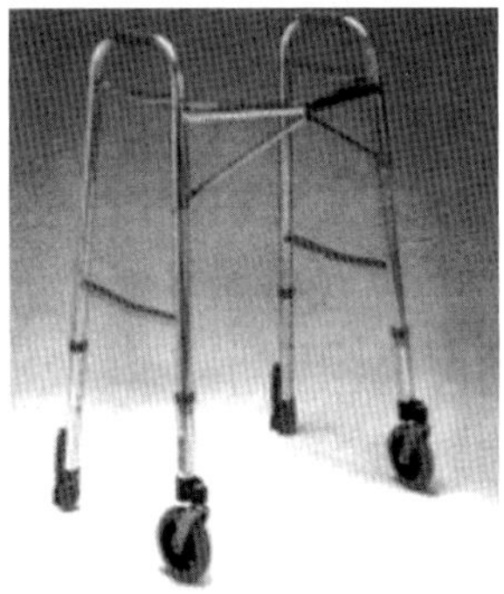 그림 5-5 바퀴달린 보행기
교대형 보행기 (reciprocal walker)	• 보행기의 양측에 축이 있어 우측과 좌측이 교대로 전방으로 움직일 수 있도록 고정 안됨 • 장점 – 2점 보행(two-point gait)이 가능함 – 빠른 보행이 가능함 • 계단에서는 사용을 금하는 것이 좋음 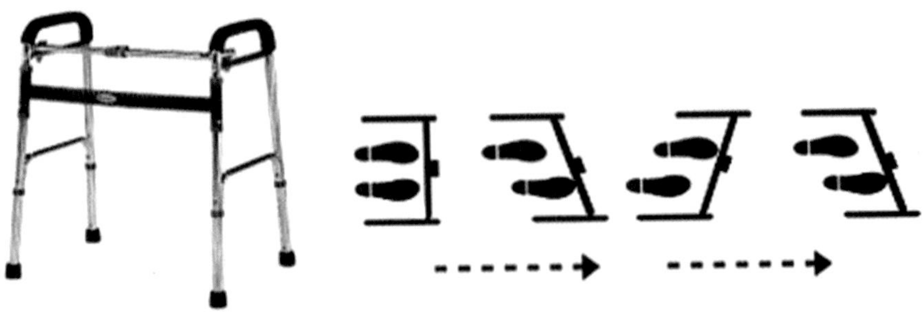 그림 5-6 교대형 보행기와 그 사용법
기타 특수형 보행기	• 사용자의 상태에 따라 특수한 목적이나 기능을 위해 디자인되어짐 – 세발 보행기(tri walker), 아래팔 보행기(forearm walker), 겨드랑 보행기(axillary walker) 등이 있음

기타 특수형 보행기	– 노인의 사회적 생활을 위해 좌석, 바구니, 브레이크가 부착된 보행기도 있음 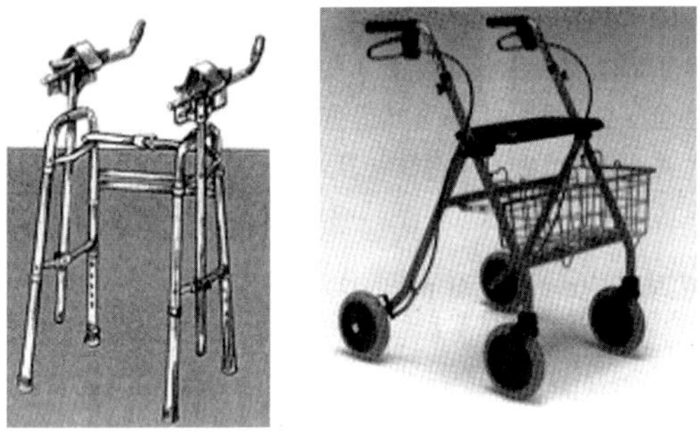 **그림 5-7** 특수형 보행기

3. 크러치(Crutch)

개요	• 흔히 목발이라고 알려짐 • 보행보조기구 중에서 가장 많이 사용됨 • 상지의 근력이 정상에 가까운 사람에게 적용됨 • 크게 표준형(겨드랑형), 아래팔형, 플랫폼형으로 분류되어짐
표준형 크러치 (standard, axillary crutch)	• 겨드랑형 크러치라고도 잘 알려져 있음 • 가장 많이 사용되어짐 • 두 개의 지주와 손잡이(hand piece), 겨드랑 받침대(axillary bar), 길이 조절대(extension-piece)로 구성됨 • 체중은 겨드랑 받침대에서 지지되는 것이 아니라 손잡이에 부하됨 • 겨드랑에 장기간 압력이 가해지면 신경 손상으로 상지의 기능이 소실되는 크러치 마비(crutch palsy)가 발생함 – 크러치 마비가 발생되었는지를 검사하기 위해서 상지의 폄근력을 자주 점검하는 것이 중요함 • 길이 조절이 쉬움
위팔 크러치 (upper arm crutch, triceps crutch)	• 팔꿈치 관절의 폄근이 약할 때 적용됨 – 이 때문에 위팔 세갈래근(triceps) 크러치 또는 카나디안(Canadian) 크러치라고도 함
아래팔 크러치 (forearm or Lofstrand crutch)	• 아래팔을 지지하는 아래팔 커프(cuff)와 손잡이, 지주로 구성되어짐 • 길이와 커프의 높이를 조절할 수 있음 • 표준형(겨드랑형) 크러치보다 체간의 균형 조절과 상지 근력이 더욱 요구되어짐 • 의지할 수 있는 겨드랑 패드가 없기 때문에 보다 향상된 패턴으로 보행할 수 있음

<table>
<tr>
<td>플랫폼 크러치
(platform crutch, forearm support crutch)</td>
<td>• 아래팔에서 체중부하를 견딜 수 있도록 아래팔 지지대(forearm support, trough)를 부착하여 사용함
• 플랫폼 크러치 사용에 적합한 환자
– 아래팔 절단 환자
– 수부 및 수근관절에서 체중부하를 할 수 없는 관절염 환자
– 근 긴장이 증가하였거나 구축이 되어 심한 수근관절과 수지의 기형이 있는 환자
– 수동적으로 수근관절을 폄할 수 없는 환자
– 아래팔의 엎침과 뒤침이 제한적이거나 통증이 있는 사람에게 유용하게 사용됨
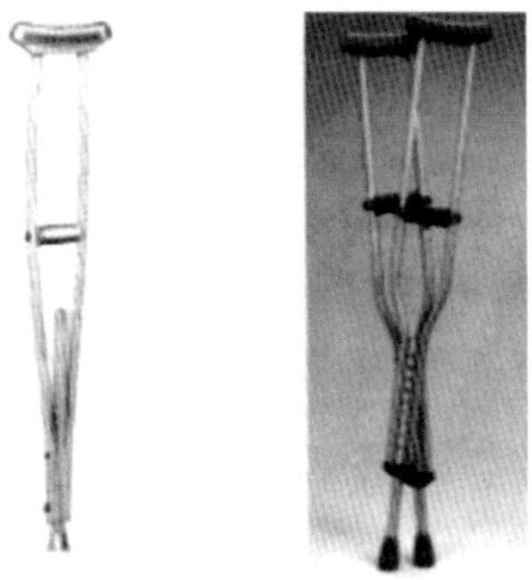
그림 5-8 표준형 액와 크러치
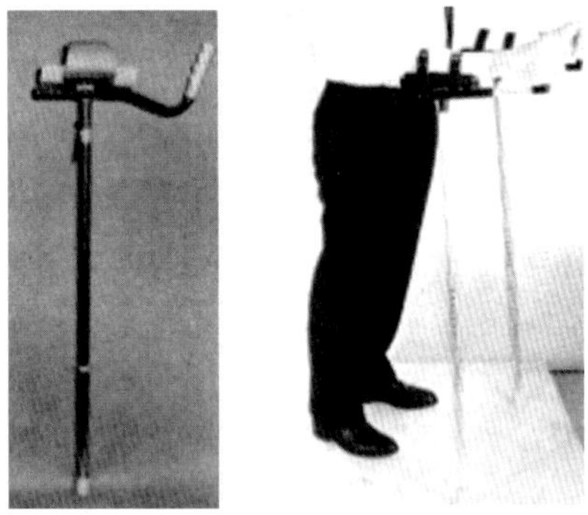
그림 5-9 플랫폼 크러치</td>
</tr>
</table>

4. 지팡이(Cane)

- 보행보조기구 중에서 가장 단순함
- 지팡이에 체중의 20～25% 이상이 부하되는 경우에는 사용하지 않아야 함
- 지팡이의 분류

분류	장점	단점
표준형 지팡이 (standard cane, single cane)	• 계단 오를 때 불편함이 없음 • 경제적임	• 팔 받침대가 없음 • 기저면이 매우 작음
곡선형 지팡이 (curved cane, ortho cane)	• 지지점이 수부의 바로 아래에 위치하여 안정감이 증가됨	• 팔 받침대가 없음 • 기저면이 매우 작음
사점 지팡이 (quad or quadriped cane)	• 다른 지팡이보다 더욱 향상된 지지와 균형을 제공함 • 기저면이 넓음	• 지지점이 중앙에 위치하지 않음 • 계단에서 사용하지 못할 경우가 있음
보행기형 지팡이(walkane)	• 기저면이 넓어 큰 안정성을 제공함	• 계단에서 사용하지 못함

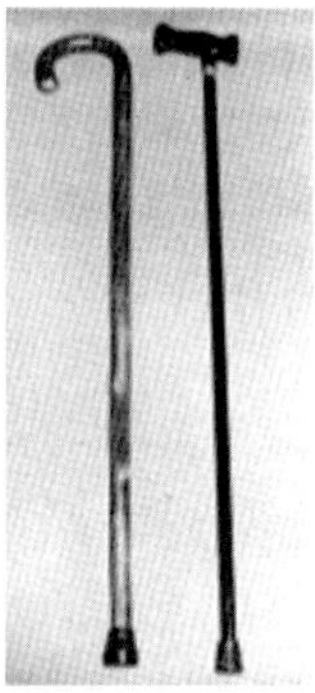

그림 5-10 표준형 지팡이

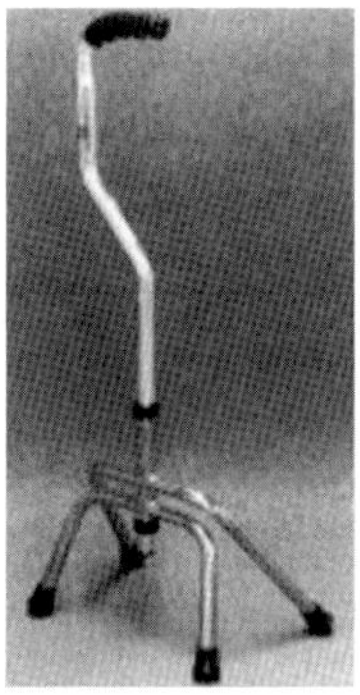

그림 5-11 곡선형 사점 지팡이

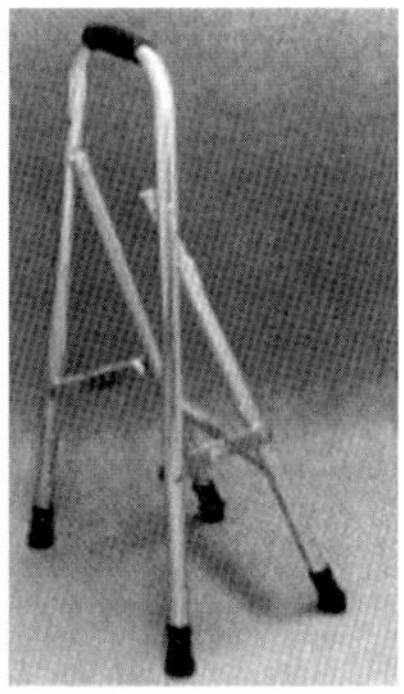

그림 5-12 보행기형 지팡이

5.3 이동보조기구

1. 휠체어의 구성요소

- 휠체어는 다양한 디자인과 종류가 있기 때문에 이에 따라 기본적인 구성요소 이외에 다른 요소가 사용됨

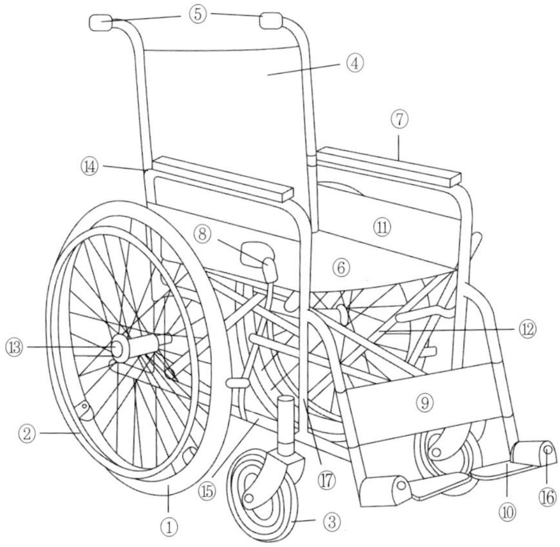

① rear wheel
② handrim
③ caster
④ back rest
⑤ push handle
⑥ seat
⑦ arm rest
⑧ wheel lock
⑨ leg rest
⑩ foot plate
⑪ side guard
⑫ cross frame
⑬ hub
⑭ back frame
⑮ base frame
⑯ foot plate axis
⑰ front frame

그림 5-13 표준형 휠체어의 구성

2. 의자차의 종류

<table>
<tr><td>사용 장소에 따른 분류</td><td>① 실내용 휠체어(indoor wheelchair)
• 구동바퀴가 전방에 있으며, 시트 앞 테두리에 정렬이 되어있음
• 표준형 의자차보다 2.5~7.5cm(1~3인치) 짧아서, 회전공간이 작은 비좁은 공간에서 유용함
• 휠체어 추진 시 사용자가 약간 앞으로 상체를 구부려야 함
• 구동바퀴(rear wheel)가 앞에 있어 사용 시 인도의 벽이나 계단에서 도움이 필요하며, 휠체어에 앉거나 이동(transfer)하기에 불편하여 사용이 제한적임
② 실외용 휠체어(outdoor wheelchair)
• 대부분의 휠체어가 실외용 휠체어에 속함
• 구동바퀴가 뒤에 있는 휠체어로서 실외에서 사용을 주목적으로 함</td></tr>
<tr><td>재질 및 무게에 따른 분류</td><td>① 표준형 휠체어(standard wheelchair)
• 일반적으로 접이식 프레임(folding frame)으로 구성되어있음
• 주로 체중이 90kg 이하의 사람에게 적용됨
- 휠체어 무게는 약 18~20kg
② 중량 휠체어(heavy-duty wheelchair)
• 주로 체중이 90kg 이상인 사람에게 적용됨
- 휠체어 축(axle)과 차체에 보강재가 추가되어 휠체어 무게는 약 25kg
③ 경량 휠체어(light-weight wheelchair)
• 알루미늄, 강철, 또는 합금의 재질이 사용됨
• 휠체어의 무게가 가벼워진 만큼 강도도 약함
• 체중이 가벼운 사용자 또는 비활동적인 사용자에게 적합함
- 휠체어의 무게는 14~15kg
• 휠체어를 자주 들어 올리거나 차량 등에 넣을 때 유용함
④ 초경량 휠체어(ultralight wheelchair)
• 알루미늄, 티타늄, 또는 합금의 재질이 사용됨
• 척수손상 운동선수 같이 활동적인 사용자에게 적합함
- 휠체어의 무게는 10kg</td></tr>
<tr><td>구동방식에 따른 분류</td><td>① 수동 휠체어(manually propelled wheelchair)
• 사용자가 직접 손이나 발로서 구동하는 방식의 휠체어로서 가장 일반적으로 널리 쓰임
② 전동 휠체어(powered wheelchair)
• 수동 휠체어를 기능적, 효율적으로 사용할 수 없는 사람에게 적용되는 휠체어로서 동력원 이 사람이 아닌 휠체어를 말함</td></tr>
<tr><td>기타 특수 휠체어</td><td>• 절단자용 휠체어(amputee wheelchair), 계단용 휠체어, 기립형 휠체어 등</td></tr>
</table>

3. 수동 휠체어의 프레임(Frame)

<table>
<tr><td>접이식 프레임
(folding frame)</td><td>• 두개의 십자형 구조(cross braces)로 구성되어 있음
• 프레임이 굽혀지면서 충격흡수도 되어 타기에 편리함
• 접을 수 있어서 자동차 등에 수납이 용이한 반면 구조적으로 무거운 단점이 있음</td></tr>
<tr><td>일체형 프레임
(rigid frame)</td><td>• 추진이 더욱 용이하며 가볍기 때문에 활동적인 사용자를 위해 사용됨
• 부품의 수가 적으며 일체형이기 때문에 충격흡수가 되지 않아 승차감이 떨어짐
– 현재는 수납을 위해서 등받이(back rest)가 앞으로 접혀지거나 구동바퀴가 분리되어야 하는 등의 장치가 필요함
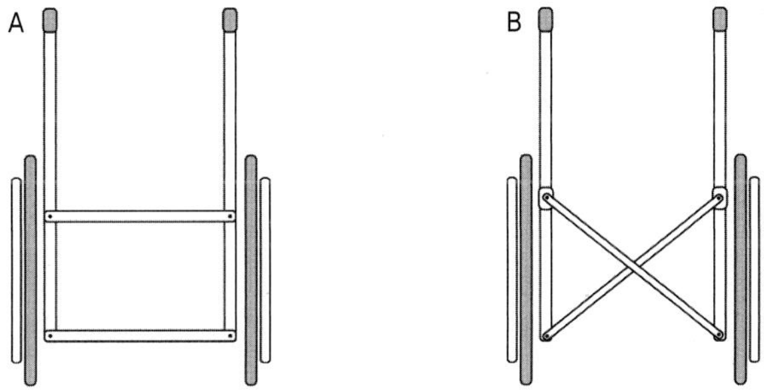
그림 5-14 프레임 A. 일체형 B. 접이식</td></tr>
</table>

4. 휠체어 측정

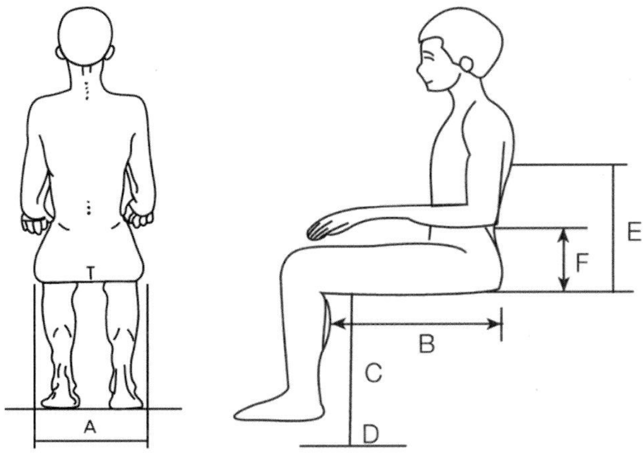

그림 5-15 휠체어 측정

A. seat width B. Seat depth C. Seat height from floor D. Footrest clearance E. Back height F. Armrest height

1) 바닥/시트 너비(seat width)

목적	• 환자의 체중을 가능한 넓은 면적으로 분산시키기 위해 • 휠체어의 너비를 가능한 최소화하기 위해
측정	• 편안하게 앉은 자세에서 측정 • 엉덩관절 또는 허벅지(thigh)의 가장 넓은 부위를 가로질러 측정 　– 측정 후 1～2인치를 더함
체크	• 편평하게 손을 펴서 대퇴와 휠체어의 arm rest 사이에 넣음 　– 들어가는지를 봄 　– 양쪽으로 1인치의 여유가 있는지를 체크함
고려사항	• 넓어진 폭이 주변의 환경접근에 어떤 영향을 주는지 고려함 • 환자의 체중 증가 혹은 감소 • 휠체어 전체의 넓이 고려함

2) 바닥/시트 깊이(seat depth)

목적	• 체중을 허벅지에서 무릎까지 고르게 지지되도록 하기 위해 　– 적절한 근 긴장을 유지시킴 • 몸무게를 전체 다리를 통해 분산시키기 위해 • 욕창 예방 • 몸 전체를 통해 최적의 근긴장을 유도
측정	• 엉덩이 뒤에서 무릎 뒤쪽(오금)까지의 거리를 측정한 후 2인치를 뺌 　– (back of the buttock～popliteal fossa)－2인치
체크	• 오금(popliteal fossa) 부위와 시트의 앞부분이 닫는지를 확인함
고려사항	• 양쪽의 다리 길이가 틀릴 경우 　– 시트의 깊이는 양쪽이 달라져야 함

3) 바닥/시트 높이(seat height)

목적	• 허벅지가 바닥과 평행하여 환자의 몸을 지지하게 만들기 위해 　– 적정 높이가 필요함 • footrest 측정으로 지면에서부터 적절한 거리를 만들기 위해
측정	• 바닥에서부터 시트(seat post)까지의 높이를 측정 • 발뒤꿈치에서 오금(popliteal fossa)까지의 거리를 측정

체크	• 시트커버 앞 모서리 부분과 허벅지 사이로 손가락이 지나갈 수 있는지 확인 • 맞춤형 시트의 높이 – footrest의 높이가 필요함 – 시트 높이가 1인치 증가되면 footrest도 1인치 증가
고려사항	• 휠체어에 앉았을 때 무릎이 너무 높을 경우 – 좌골결절에 압력이 증가됨 – skin breakdown 및 골반 변형(pelvic deformity)이 발생함 • 시트 높이의 영향 – 무게 중심의 이동 – 이동(transfer) 시 영향 → 높이가 너무 높으면 transfer의 어려움 – 휠체어를 타고 운전할 때 시야에 영향을 줌 • 시트 쿠션(seat cushion) – 시트의 높이를 증가시킴

4) 등 높이(back height)

목적	• 물리적, 기능적 요구에 맞는 등 지지를 위해 – 높이가 낮으면 기능은 증가됨 – 높이가 높으면 지지(support)가 증가됨
측정	• 몸통 전체 지지의 경우 – 시트에서부터 어깨 윗부분까지 측정 • 최소 지지의 경우 – 등 끝부분이 팔의 움직임을 방해해서는 안 됨 → 피부의 변성, 어깨뼈의 움직임 방해, 신체 정렬 어려움
체크	• 환자의 상체가 앞이나 뒤로 기울어지는지 확인 – 등이 너무 높거나 전방으로 기울어져 있으면 앞으로 기울어짐 – 등이 너무 낮을 경우 뒤로 기울어짐
고려사항	• 등 높이가 조절 가능한 종류 – 보통 4인치 범위 • 요추부에 지지물 사용이나 기타 지지물의 사용

5) 팔걸이 높이(armrest height)

목적	• 자세와 균형을 유지 • 상체에 지지와 정렬을 제공 • 팔걸이를 밀어 자세 변경
측정	• 편안한 자세로 앉음 • 시트에서 구부린 팔꿈치의 바닥까지 측정 – 팔걸이의 상부는 측정 높이보다 1인치 더 높음
체크	• 자세가 올바르게 보여야 함 – 어깨가 앞으로 돌출하거나 아탈구 형태를 취하는지 확인 – 팔걸이에 팔을 구부린 상태로 올려놓았을 때 올림(elevation)의 힘이 작용하는지 확인
고려사항	• 팔걸이 중 어떤 종류는 의자의 너비를 증가시킬 수 있음 • 팔걸이가 환자에게 필수적인가를 고려함 • 환자가 독립적으로 의자에서 팔걸이를 제거하거나 설치할 수 있는지를 고려함

6) 발판(footrest) 높이

목적	환자의 발을 표면과 모퉁이를 둘 때 적절하게 놓도록 하기 위해
측정	바닥에서부터 적어도 2인치 이상 떨어짐
고려사항	무릎이 너무 높으면 골반의 변형과 피부의 손상이 발생됨

5. 기타

뒤로 젖혀지는 등받이 (reclining backrest)	① 종류 • 수직으로부터 30°까지만 뒤로 젖혀지는 semi-reclining type • 완전히 뒤로 거의 90°까지 젖혀지는 fully reclining type ② 등받이를 뒤로 젖힐 때 중력중심(center of gravity) • 중력중심이 뒤로 이동하기 때문에 안정성을 위해 휠체어 축의 거리(wheelbase)가 길어지게 됨 ③ semi-reclining 휠체어 • 똑바로 앉을 수 없는 사람에게 적용됨 • 엉덩관절 폄구축, 척추변형, 체간근육이 심한 마비, 흉부호흡에 의존하는 환자에게 적용됨

<table>
<tr><td>뒤로 젖혀지는 등받이
(reclining backrest)</td><td>④ fully reclining 휠체어 적용대상
• 피로를 쉽게 느끼는 사람이나 민감한 피부를 보호해야 하는 사람, 침상에 누워 있어야하는 중증의 장애인</td></tr>
<tr><td>머리 받침대
(head rest)</td><td>• 주로 뒤로 젖혀지는 휠체어나 tilt in space 휠체어에서 사용됨
• 경부 근육이 약하거나, 기형의 교정 및 지지, 또는 뒤로 젖혀진 자세에서 머리를 지지하기 위해 사용되며, 머리와 목의 자세, 근 긴장, 그리고 연하작용에 영향을 미침</td></tr>
<tr><td>다리 받침대
(leg rest)</td><td>• 하지를 지지하고, 바닥에 닿지 않도록 해줌
• 넓적다리 아래에 압력이 집중되는 것을 감소시켜줌
• 사용자가 의자차에 타고 내릴 때 이동(transfer)하는 방법에 따라 고정형(rigid), swing-away, 분리형(removable), 거상형(elevating) 등으로 선택할 수 있음
• 휠체어로부터 전하방으로 약 20°각도로 연장되어 작은바퀴(caster)의 움직임을 방해하지 않게 되어있음
• 사용자의 다리길이에 맞게 조절이 가능함
• 끝부분에는 직각으로 구부려져 발판(foot plate)부착이 가능함
① 착탈식 swing-away형 다리 받침대
• 자동으로 잠기는 방식의 캠을 가지고 있음
• 앉은 상태에서 손을 뻗어 분리할 수 있음
• 이동(transfer)할 때 침대나 차량 등에 가까이 접근할 수 있게 함
• 사용자가 이동(transfer)할 때 보호자가 도움을 주기 위해 가까이 접근하기 쉬움
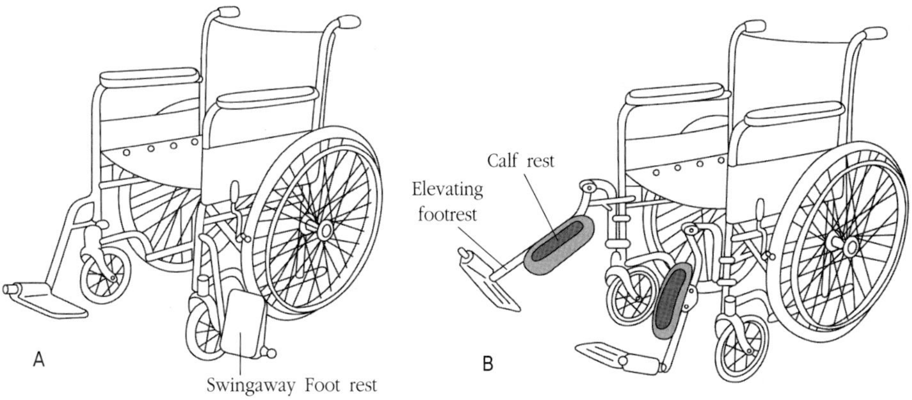

그림 5-16 다리 받침대 A. 착탈식 Swing-away형 B. 거상형
② 거상형(elevating) 다리 받침대
• 대부분 뒤로 젖혀지는 휠체어에 사용됨
• 하지를 수평으로 올려주는 기능을 가지고 있음
• 부종이 있는 경우와 무릎관절 굽힘이 되지 않는 사용자에게 적용함</td></tr>
</table>

<table>
<tr><td>발판(foot plate)</td><td>• 최저높이는 적어도 바닥면으로부터 5cm 높아야 함
• 좌석 높이가 높아질 때마다 발판간격을 추가해야 함</td></tr>
<tr><td>뒷바퀴(rear wheel)</td><td>① mag형
• 플라스틱재질의 허브(hub)와 바퀴살(spoke)이 넓으며, 관리가 용이함
• 빠른탈착(quick-release)형에 사용하기가 어렵고, spoke 타입보다 무거움
② spoke형
• 자전거 바퀴와 동일한 모양이며, 충격흡수에 더욱 효과적임
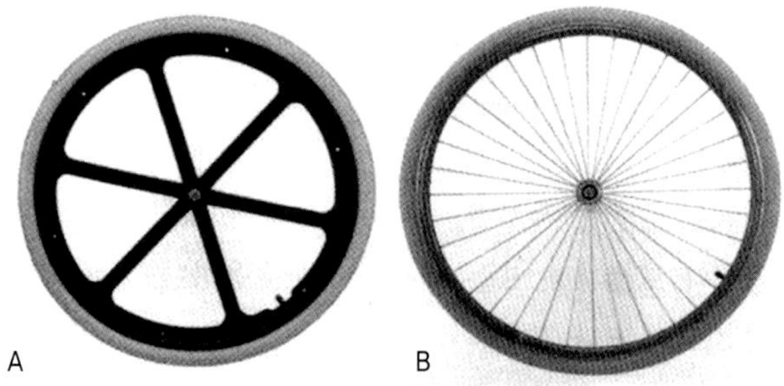

그림 5-17 A. mag형 B. spoke형</td></tr>
<tr><td>타이어(tire)</td><td>① 개요
• 타이어의 결정
– 사용자가 실내의 부드러운 바닥에서 기능적인지를 고려해야 함
– 거친 지형의 실외에서 일차적으로 사용할 것인지를 반드시 고려해야 함
• 수동 휠체어
– 뒷바퀴 타이어의 직경은 50～65cm(20～26인치)로 다양함
– 주로 60cm(24인치)가 가장 많이 쓰임
• 전동 휠체어
– 25～50cm(10～20인치) 직경의 타이어가 쓰임
② 종류
• 공기압 타이어(pneumatic tire)
– 부드러운 승차감을 주며 실외 특히 거친 지형에 적용함
– 단점 : 공기압 타이어는 계속적으로 공기주입에 주의하지 않을 경우 바람이 빠지면 추진이 어려움
• 경성고무 타이어(hard rubber tire)
– 주로 폴리우레탄 재료가 사용됨
– 장점 : 관리가 매우 용이하며, 카펫이 있는 지면에서는 공기압타이어보다 구동하기 쉬움</td></tr>
</table>

타이어(tire)	– 단점 : 거친 승차감, 편평한 지면에서는 구동이 잘 되지 않음 • 트레드(tread) 타이어 – 대부분의 타이어가 이에 속함 – 무늬(tread)의 종류에 따라 적용됨 – 장점 : 마찰력을 제공하여 자갈이나 모래지형, 또는 빙판길에서 유용함 – 단점 : 카펫이 있는 장소에서는 에너지 소모가 큼 • 민무늬(smooth) 타이어 – 무늬(tread)가 없는 형태의 타이어임 – 장점 : 실내에서 유용함 – 단점 : 실외에서는 비효율적임
앞바퀴(caster)	• 휠체어의 조타장치(steering system)역할을 하며 방향전환을 가능하게 함 • 민무늬(smooth)와 트레드(tread), 경성고무와 공기압 타이어가 있음 – 사용자의 생활환경(지형포함)과 충돌에 견디는 능력에 따라 결정 • 작은 장애물이나 보도 턱, 엘리베이터 간격 등에 효과적으로 사용되어야 함 – 사용자의 생활환경에 맞는 크기를 선택하여 사용해야 함 • 일반적으로 15～20cm(6～8인치)바퀴가 가장 많이 사용됨 • 장점 – 전체적인 승차감이 부드러움 • 단점 – 작은 바퀴의 직경이 클수록 빨리 회전하기가 어려움 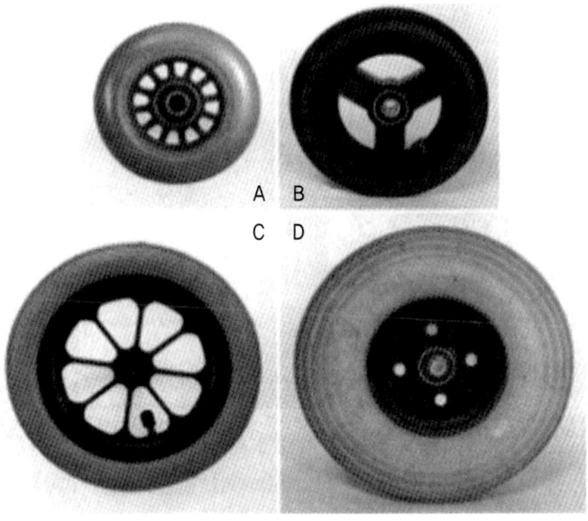 **그림 5-18** A. 3인치 폴리우레탄 B. 6인치 폴리우레탄 C. 8인치 공기압 D. 10인치 공기압

<table>
<tr><td>핸드림(handrim)</td><td>
① 표준형 핸드림(standard handrim)
• 주로 알루미늄이나 스틸 재질임
• 플라스틱으로 코팅(plastic-coated), 수술용 튜브로 감겨있는(friction wrapped) 것이 많이 사용됨
• 핸드림은 손의 기능이 제한된 사용자에게 마찰력을 주어 쥐기나 잡기 쉽게 해줌
• 손의 기능이 정상인 사용자도 날씨에 따라 금속 핸드림이 뜨겁거나 차가워지는 것을 피하기 위해 코팅된 핸드림을 선호함
② 손잡이 달린 핸드림(handrim with knobs, quad pegs, projection)
• 사용자의 손 기능이 약하거나 핸드림을 잡지 못할 때 적용함
• 핸드림을 밀 수 있도록 지렛대를 제공함
• 일반적으로 손잡이의 수는 보통 8~12개이며 핸드림을 따라 동일한 간격을 유지
③ 편수형 핸드림(one-arm drive handrim)
• 한손으로 휠체어를 추진할 수 있도록 핸드림을 한 쪽 뒷바퀴에 모두 올려놓은 것임
• 편수형 핸드림은 매우 정확한 작동을 필요로 함
– 사용자가 자신의 양측발을 조절할 수 없고 한쪽 팔의 근력이나 기능이 매우 좋을 경우에만 적용함
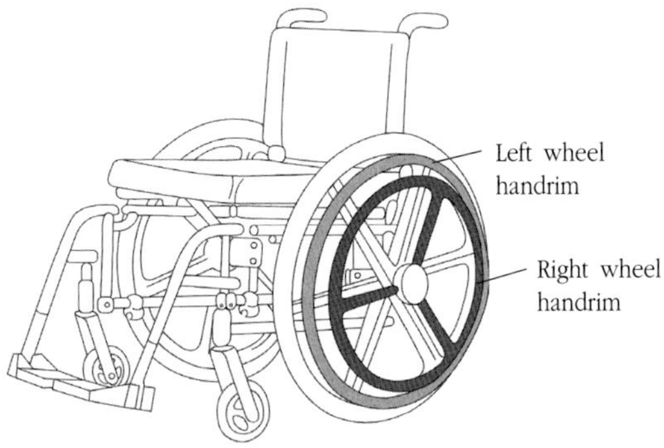

그림 5-19 편수형 핸드림
</td></tr>
<tr><td>축(axle)</td><td>
① 고정형(non-removable axle)
• 접이식 프레임을 사용하는 휠체어에 주로 사용함
• 뒷바퀴를 빨리 분리할 필요가 없는 사용자에게 적합함
② quick-release
• 휠체어 관리를 보다 쉽게 하기 위해 사용되는 차축임
– 주로 고정형 프레임을 사용한 휠체어에 사용됨
• 바람이 빠졌을 때 수리를 위한 경우나 운전을 위해 휠체어를 차량에 수납할 때 적합함
</td></tr>
</table>

축(axle)	③ 절단자용 차축(amputee axle) • 절단자용 휠체어에 사용함 • 중력중심을 뒤로 이동시키기 위해 차축을 후면부에 연결판이 추가됨 • 하지절단자의 휠체어 사용 시 앞부분의 체중이 없기 때문에 발생하는 불균형을 위해 안정성을 제공함
anti-tipper	• 휠체어 후면에 부착된 소형바퀴와 바(small extra wheels and bar)로 구성 – 휠체어가 뒤로 넘어지는 것을 막아줌 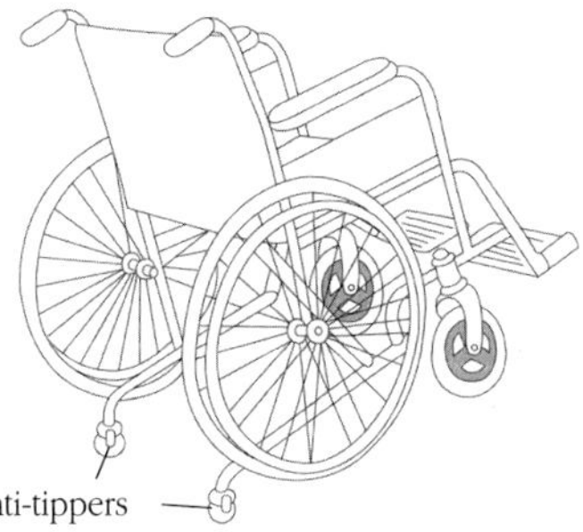

5.4 이동 방법

1. 서서 축으로 이동하기(Stand pivot transfers)

개요	• 환자는 서기 자세를 취할 수 있어야 함 • 한쪽 또는 양쪽 발을 축으로 돌 수 있어야 함 • 편마비, 근력약화, 균형이상 환자에게 가장 많이 사용됨
휠체어에서 침대나 매트로의 이동 (wheelchair to bed or mat transfer) (순서)	① 환자를 가장자리로 움직이게 하며 발이 바닥에 평행하도록 둠(그림 5-20 참조) ② 환자의 발목은 이동하려는 쪽을 향하도록 함 ③ 발은 이동면에 수직이 되어서는 안 되지만 뒤꿈치는 각을 유지해야 함 ④ 치료사는 환자의 손상된 쪽에 서고 환자를 앞으로 숙여 엉덩이를 드는 것을 도와줌 ⑤ 치료사는 발과 무릎으로 환자의 손상된 발과 무릎을 안정시킴 ⑥ 환자가 이동하는 곳을 향해 엉덩이를 들어 올려 앞쪽으로 움직이도록 보조함 ⑦ 환자는 이동하는 방향으로 팔을 뻗거나 이동할 곳의 면을 밈 ⑧ 환자가 이동할 곳으로 움직이도록 하며, 앉는 자세를 취하도록 가이드함

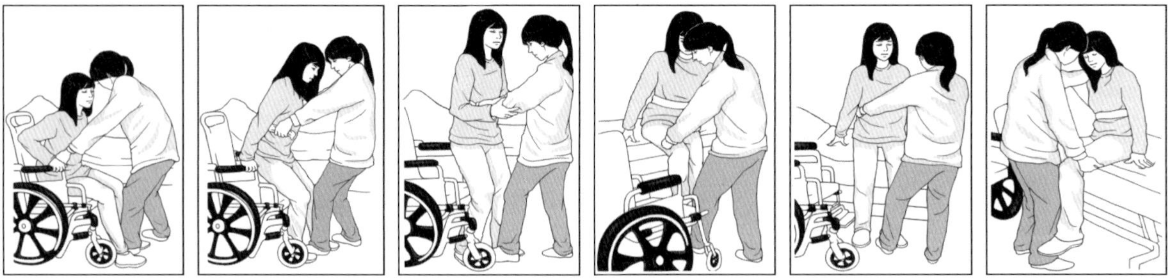

그림 5-20 Standing pivot transfer. 치료사는 마비된 쪽에 서고 환자의 발과 무릎을 고정한다. 일어나기와 앞쪽으로 기울이기를 도와준다. 축을 이용해 돌아 침대 위에 앉는다.

2. 미끄럼판 이동(Sliding board transfers)

개요	• 하지로 체중 지지를 할 수 없는 사람들에게 적용함 • 상지의 근력이 약화되었거나 약한 지구력을 가진 사람들에게 적용 • 하지 절단이나 척수손상 환자들에게 가장 많이 사용됨
방법 (순서)	① 휠체어를 알맞게 위치시킴 ② 이동면과 가까운 다리를 들어올리고, 보드(board)를 엉덩이와 무릎 사이의 허벅지 중앙에, 그리고 반대쪽 엉덩이를 향해 비스듬하게 놓음 • 보드를 허벅지 아래와 환자가 이동하는 면에 단단히 고정함 ③ 환자의 무릎을 치료사의 무릎으로 잡아줌 ④ 환자는 한 손을 판의 가장자리에 놓고, 다른 한 손은 휠체어의 시트 위에 놓음 ⑤ 환자가 몸을 앞으로 숙이고 이동면에서부터 떨어지도록 지시함 ⑥ 환자는 상체의 체중을 가려는 방향의 반대에 둠 • 환자는 양손을 이용해 엉덩이를 들어 올리거나 보드로 미끄러질 수 있음 ⑦ 이동할 면으로 움직이는 동안 체중이동과 체간지지를 위해 치료사의 보조가 필요함 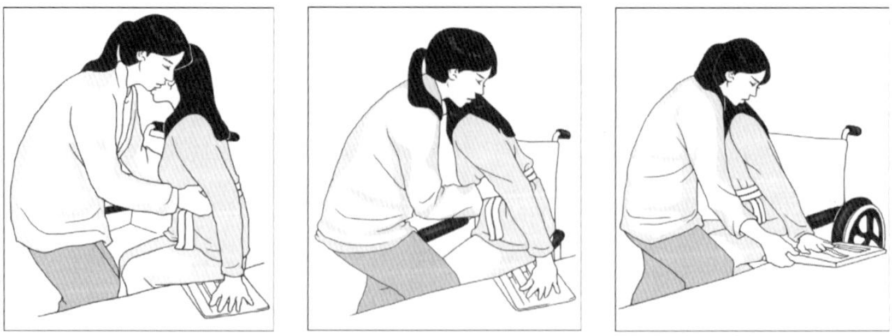 그림 5-21 미끄럼판 위치시키기

3. 굽힌 상태로 회전하여(축으로) 이동하기 : 침대에서 휠체어로
(Bent pivot transfer : bed to wheelchair)

<table>
<tr><td>개요</td><td>① 선 자세로 시작하거나 유지하지 못할 때 사용함
② 치료사의 역할
• 균등한 체중지지를 유지하도록 함
• 최적의 몸통 지지와 다리 지지를 제공함
• 안전하고 쉽게 이동을 수행하기 위해 무릎은 굽힌 자세를 취함
• 환자의 약한 팔은 잡지 않음
– 어깨관절 주위의 약한 근육과 안정성에 심각한 손상을 야기할 수 있음</td></tr>
<tr><td>방법
(순서)</td><td>① 환자의 양발이 바닥 위에서 평평해질 때까지 침대의 가장자리로 움직이도록 환자를 보조함
• 최대 보조가 요구될 때는 환자의 허리, 골반, 엉덩이 아래 부위를 지지해줌
② 환자의 몸통을 중심 자세로 취함
③ 체중을 엉덩이에서 환자의 발 앞쪽으로 이동시킴
④ 환자가 이동할 면을 향해 일어나거나, 이동할 면을 밀도록 함
⑤ 환자를 이동면 쪽으로 보조하여 회전하도록(pivoting) 함
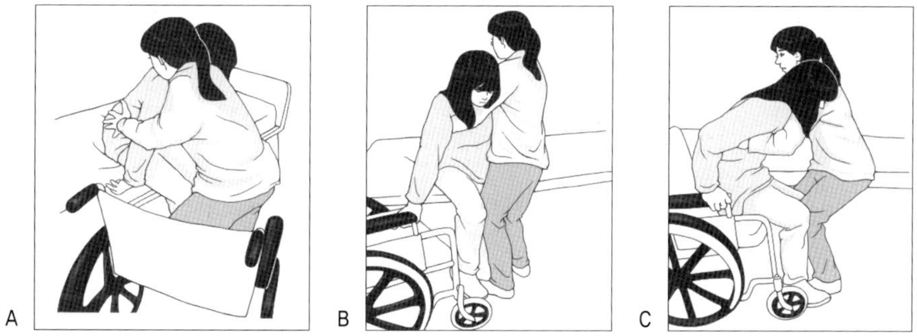

그림 5-22 Bent pivot transfer; bed to wheelchair. A. 치료사는 환자의 몸통을 잡고 체중이 앞쪽 발로 이동하도록 도움을 준다. B. 환자는 휠체어 쪽으로 일어난다. C. 치료사는 앉기 자세로 내려가는 환자를 보조한다.</td></tr>
<tr><td>회전 부분
(pivoting portion)</td><td>• 치료사의 보조는 환자의 체중 및 키에 따라 다양하게 선택됨
• 치료사는 환자의 약한 팔을 잡아선 안 됨
– 어깨관절 주위의 약한 근육이 손상될 수 있음</td></tr>
</table>

4. 의존적 이동(Dependent transfers)

1) 개요

대상 및 방법	• 기능이 최소한이거나 거의 없는 환자를 위해 사용됨 • 이동이 올바르게 수행되지 않을 경우 치료사와 환자 모두에게 위험한 방법이 됨
목적	• 환자를 한 면에서 다른 면을 이동시키기 위해 사용함
요구사항	• 환자가 협조적이며 지시를 잘 따라야 함 • 치료사는 자신의 신체적 제한점을 인지하고 있어야 함

2) 미끄럼판을 이용한 1인 의존적 이동(one-person dependent sliding board transfer)

방법 (순서)	① 치료사는 환자를 휠체어 앞으로 당김 ② 환자의 무릎과 발을 고정시킴 • 이동할 때 큰 바퀴가 엉덩이에 걸리지 않도록 환자를 약간 앞쪽으로 당김(그림 5-23 A) ③ 환자의 엉덩이 아래 부분의 바지를 잡음 • 슬라이딩 보드는 환자의 반대편 골반 쪽으로 비스듬히 놓음 ④ 치료사의 발을 환자의 발 주위 바깥에 두어 환자의 발을 고정시킴 ⑤ 슬라이딩 보드 위에 환자를 이동시킴 • 치료사의 무릎을 환자의 무릎 앞 바깥쪽으로 두어 보조함으로써 환자의 무릎을 고정함 ⑥ 환자를 어깨부터 앞으로 당겨서 무릎 위로 기울이도록 보조함 • 환자의 머리와 몸통은 이동의 반대 방향으로 기울어지도록 하고 환자의 손은 무릎 위에 놓음 ⑦ 치료사는 환자 바지의 허리 밴드나 엉덩이 아래를 잡음(그림 5-23 C) ⑧ 환자의 무릎을 안정시키기 위해 팔을 고정함 • 치료사는 무릎을 약간 굽히며 환자의 무릎을 단단히 보조함 ⑨ 치료사는 허리를 곧게 유지하며 환자의 체중이 발 위로 이동되도록 흔듦(그림 5-23 D) ⑩ 미끄럼판 위에서 이동시킴(그림 5-23 E) • 치료사와 환자는 발을 제 위치시킴 • 환자가 매트리스의 가장자리와 수직으로 가능한 한 멀리 뒤로 앉음 • 침대 면에 곧게 앉을 때까지 돌기를 반복함(그림 5-23 F)

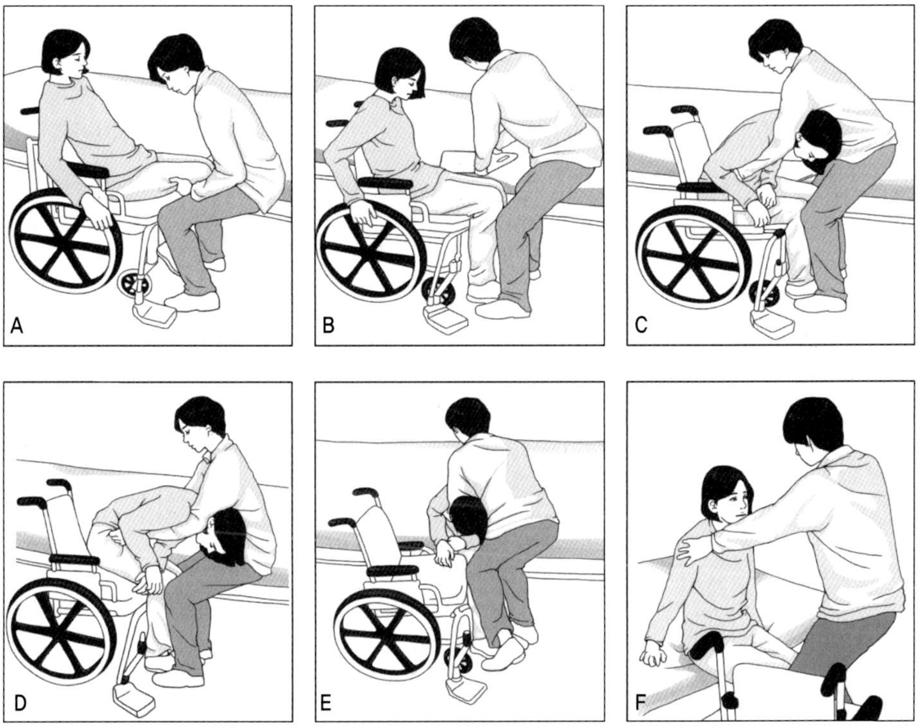

그림 5-23 미끄럼판을 이용한 의존적 이동. **A.** 치료사가 휠체어와 클라이언트를 위치시키고 앞쪽으로 당기는 그림이다. **B.** 치료사가 클라이언트의 무릎과 발을 고정하고 보드를 놓은 그림이다. **C.** 치료사가 클라이언트의 엉덩이 아래쪽 바지를 잡는 그림이다. **D.** 치료사가 클라이언트를 흔들어 체중이 발쪽으로 이동하도록 만드는 그림이며, 클라이언트의 허리는 폄 상태를 유지하게 된다. **E.** 치료사가 클라이언트를 축으로 하여 미끄럼판을 이용해 이동시키는 그림이다. **F.** 클라이언트가 침상에서 안정이 되도록 만들어 주는 그림이다.

3) 두 사람에 의한 의존적 이동(two person dependant transfers)

방법 (순서)	① 이전의 설명과 같이 휠체어와 침대를 위치시킴 ② 한 치료사는 환자의 앞에서 다른 치료사는 환자의 뒤에 위치함 ③ 앞의 치료사는 걷는 환자의 엉덩이 앞쪽에 발이 바닥에 닿을 때까지 지지해줌 • 환자의 측면에 자신의 무릎과 발을 배치하여 환자의 무릎과 발을 안정화시킴 ④ 뒤의 치료사는 환자의 엉덩이 뒤쪽에서 환자의 허리끈을 쥐며 또한 바지 옆을 쥐거나 엉덩이 아래에 손을 위치시킴 • 적절한 신체 역학을 유지함(그림 5-24 A) ⑤ 치료사는 정중선 위치에서 환자의 몸통을 이동시키고, 어깨, 허리, 또는 엉덩이 뒤의 주변을 쥠 • 환자의 몸을 앞으로 구부리고 발과 엉덩이가 앞으로 무게중심이 이동하도록 치료사가 유도함 • 환자의 머리와 몸통은 구부림 • 환자의 손은 무릎에서 휴식을 취함(그림 5-24 B) ⑥ 뒤쪽의 치료사는 이동방향으로 환자의 엉덩이를 이동시킴 • 안전하고 단단한 표면에서 환자의 엉덩이를 2~3단계로 나누어 수행함 ⑦ 치료사는 자신들의 위치를 바꾸며 적절한 신체 역학을 유지함 ⑧ 치료사들은 환자와 3까지 큰 소리로 세며, '셋'에 이동을 지시함으로 동시에 같이 이동을 진행함
보행 벨트의 사용	• 벨트는 허리 주위에 안전하게 배치함 • 종종 환자의 허리띠를 대신 사용함 • 벨트는 환자의 몸통이 미끄러지지 않게 함

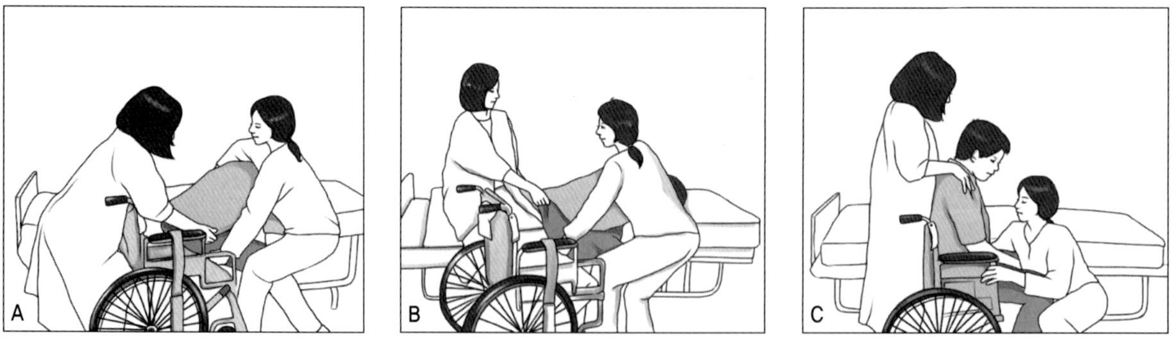

그림 5-24 두 사람에 의한 의존적 이동(two person dependant transfers)

4) 기계 장치를 이용한 이동(mechanical lift transfers)

- 다양한 체중을 지닌 환자의 이동이 가능함
- 환자보다 작은 사람도 안전하고 기계 리프트를 사용할 수 있음
- 처방전 리프트의 안전한 사용 방법을 교육해야 함

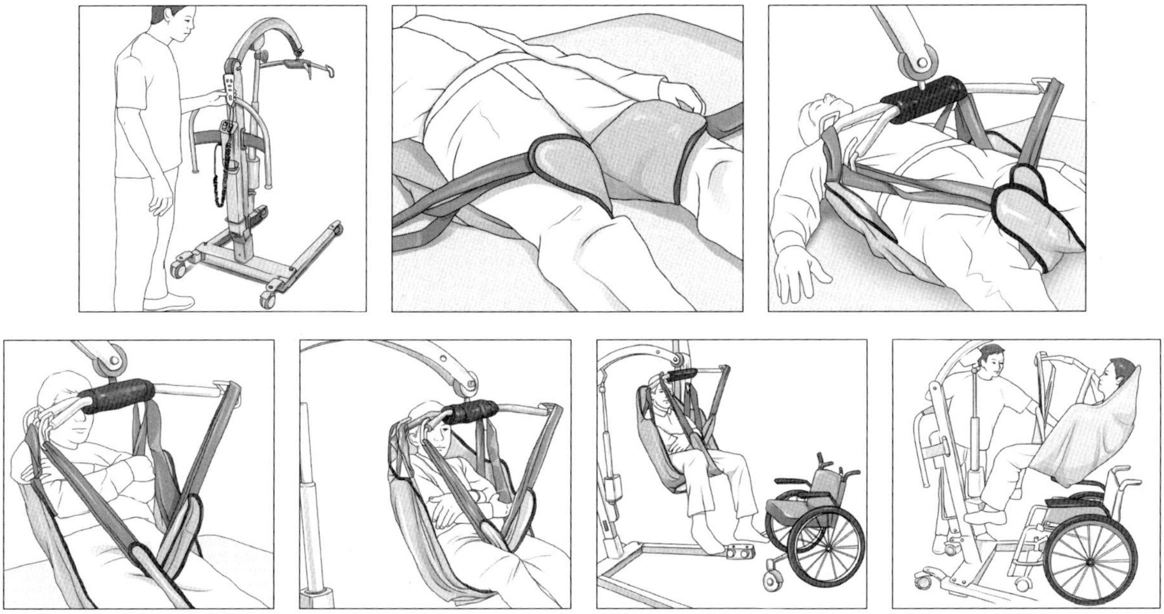

5.5 보조기 제작

1. 작업치료사의 역할(Role of the occupational therapist)

작업치료사의 역할	• 중재 관리(regimen)도구로 스플린트를 이용함 – 주로 손, 상지 스플린트를 제작함 – 신체 부분에 상관없이 다양한 부분을 고정할 수 있음 • 작업치료사의 참여분야 – 설계 단계 – 제작 – 교육

2. 손 해부학(Anatomic structures of the hand)

손목	① 손과 손목 • 상지의 이동성과 적응성에 기여 • 27개의 뼈로 구성됨 • 손목 – 먼 쪽 자뼈 및 노뼈로 구성됨 – 두 줄로 배열된 8개의 손목뼈로 구성됨 • 손목뼈 – 먼 쪽 노뼈의 배열과 함께 가로 오목 아치를 형성하고 있음 – 손의 조화에 기여하는 구조를 지님 • 먼 쪽 자뼈 – 어느 손목뼈와도 관절을 이루지 않음 – 손목의 안정성에 기여함 → 자뼈의 부수적인 인대의 부착을 통해 이루어짐 • 복잡한 손목 구조(wrist complex) – 발목을 제외한 어느 관절보다 큰 아치를 허용함 – 인대 시스템(ligamentous system)의 결과임 ② 글라이딩(gliding)의 발생 • 굽힘, 폄, 편위 동안 손목뼈 사이에서 움직임이 일어남 • 과도한 움직임은 손목뼈 인대에 의해 통제됨 ③ 손목 힘줄고정(wrist tenodesis) • 능동적 또는 수동적인 손목 굽힘 및 폄 동안에 발생하는 손목과 손가락들의 상호교대 움직임을 의미함 • 손목 폄이 손가락 굽힘을 일으키고, 손목 굽힘이 손가락 폄을 일으키는 작용임 • 손목 굽힘이나 폄 동안 긴 손가락 근들의 길이 변화로 인해 나타남 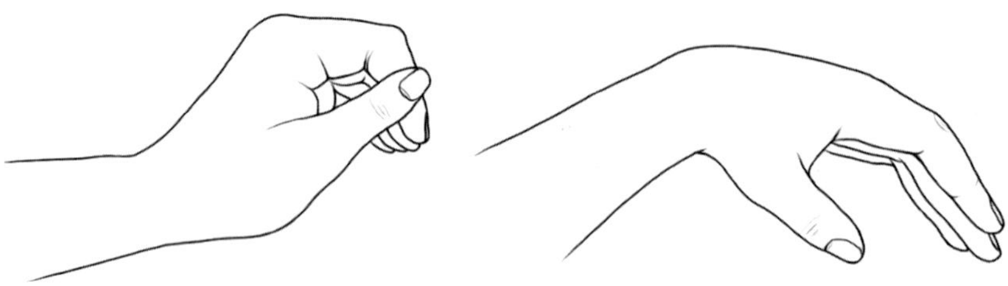 **그림 5-25** 건고정(tenodesis)
손허리뼈 관절 (metacarpal joints)	① 첫 번째 손허리뼈(엄지) • 큰마름뼈(trapezium)와 관절을 이룸

<table>
<tr><td>손허리뼈 관절
(metacarpal joints)</td><td>② 두 번째 손허리뼈
• 작은마름뼈(trapezoid)의 중앙융기와 일치함
③ 세 번째 손허리뼈
• 말머리뼈(capitate)의 단면과 관절을 이룸
④ 네 번째와 다섯 번째 손허리뼈
• 갈고리뼈(hamate)의 말단오목 면과 관절을 이룸
⑤ 자뼈측 손허리뼈
• 길이는 짧고 운동성은 큼
• 손의 유연성이 있는 아치를 형성함
• 다양한 형태의 물건을 잡을 수 있게 함
⑥ 손의 먼쪽가로활(distal transverse arch)
• 손허리뼈에서 교차하여 비스듬히 놓여있음
• 물건들이 손 모양에 적용하는 능력에 결정적인 역할을 함
⑦ 스플린트 적용
• 먼쪽 마무리선(trim line)을 결정할 때는 손허리손가락 관절의 완전 굽힘을 고려해야 함
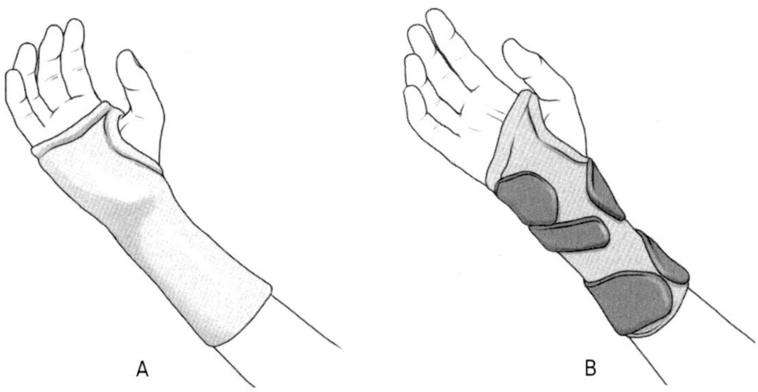

그림 5-26 A는 끝선(trim line)이 MP 굽힘을 방해하며, B는 MCP 주름(crease) 아래에 위치하므로 MP 굽힘을 허용함</td></tr>
<tr><td>손허리손가락 관절
(metacarpophalangeal joints)</td><td>① MP 관절
• 말단 손허리뼈머리가 첫 마디뼈와 관절을 이루어 MP 관절을 이룸
② 운동축
• 손의 굽힘이나 폄을 가능하게 함
• 다양한 모양과 크기의 물건들에 맞는 손의 능력에 기여함
• 굽힘, 폄, 바깥돌림, 안쪽돌림의 축을 형성함</td></tr>
</table>

손허리손가락 관절 (metacarpophalangeal joints)	③ 스플린트 적용 • 마무리선(trim lines)이 손의 자뼈측 가장자리를 따라 많이 연장될 경우 – 넷째와 다섯 째 손가락의 굽힘과 벌림을 제한함 – 손은 커다란 물건을 쥐는 능력 및 기능을 제한함(그림 5-27 A) • MP 주름이 낮아지는 마무리선(trim lines)이 필요함 – 완전한 MP 굽힘을 허용함(그림 5-27 B) 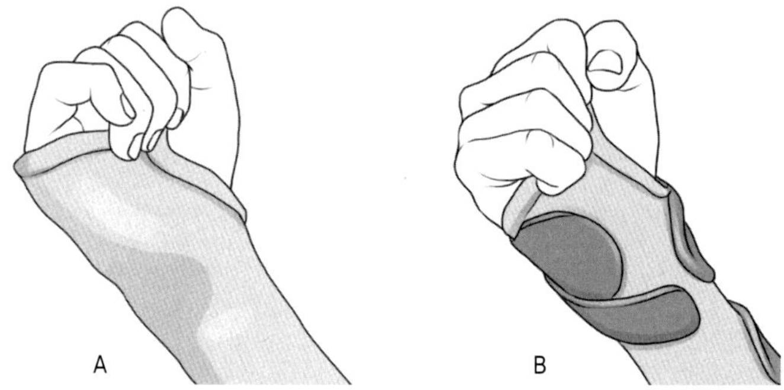 **그림 5-27** 스프린트 적용의 예
엄지(thumb)의 첫 번째 손허리뼈	• 안장모양 – 앞 뒤 면에서는 오목하며, 가쪽면에서는 볼록함 • 큰마름뼈와 관절을 이룸 – 높은 가동성의 관절을 형성함 – 엄지와 pad-to-pad 대립함 – 완전한 폄 및 벌림을 위한 회전운동을 가능하게 함
손가락마디 뼈사이관절 (interphalangeal joints)	• PIP와 DIP관절들은 모두 경첩관절임 • 오직 한 면으로만 동작을 가짐 – 높은 안정성을 보장함 – 손바닥과 외측의 스트레스에 저항하는 능력에 기여함 – 기능적 과제에 힘과 정확성에 강한 영향을 줌
아래팔 돌림 (forearm rotation)	• 기능적 운동과 스플린트의 적용에 중요함 • 아래팔이 회전하는 축 – 팔꿈치와 손목 아랫부분에서 발생함 – 노뼈 중심과 작은 머리의 중심을 지나 자뼈붓돌기 아래쪽을 통한 폄선을 따라 발생함 • 뒤침 시 자뼈붓돌기 : 중앙에서 순회, 가쪽에서 움직임 • 엎침 시 자뼈붓돌기 : 중앙에서 움직임 발생함

<table>
<tr><td>아래팔 돌림
(forearm rotation)</td><td>• 스플린트 마무리선이 영향을 받음
– 뒤침된 아래팔 중앙선의 선이 엎침으로 바뀜
– 스플린트는 대개 아래팔 엎침의 기능에 사용됨
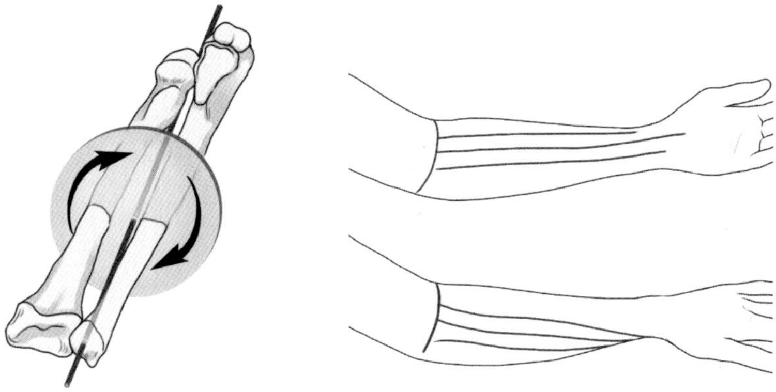
그림 5-28 아래팔 돌림</td></tr>
<tr><td>손목과 손의 인대</td><td>① 손의 인대
• 손과 손목관절을 제한하는 역할 및 안전성을 제공함
② 손목관절의 복잡한 움직임
• 복잡한 움직임을 제한하는 인대에 의존도가 높음
③ 엄지손가락과 노뼈쪽 손목의 안정성과 운동성
• 손바닥 측 인대들에 의존함
④ 손바닥 측 인대 파열
• 손목관절의 불안전성과 통증이 발생함, 엄지의 장애가 발생함
• 스플린트 사용
– 통증을 감소시키고 안정성을 제공함
⑤ 노쪽과 자쪽 곁인대
• 등쪽의 안전성을 제공함
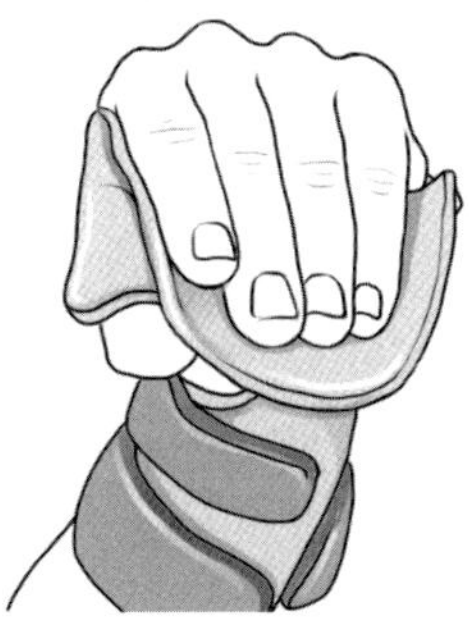
그림 5-29 손허리손가락 관절의 가로아치(transverse arch)에서 사선의 각(oblique angle)은 4번째 5번째 손가락 유지를 위해 조정해야 함</td></tr>
</table>

<table>
<tr><td>손목과 손의 인대</td><td>⑥ Resting hand splint
• 손목 폄의 각도 : 25~35°
• 손허리관절 굽힘의 각도 : 60~70°
• PIP 관절과 DIP 관절 굽힘의 각도 : 10~35°
• 목적
– 단축(shortening)의 예방
– 최적의 기능을 위해서 중간범위(midrange)관절을 유지함</td></tr>
<tr><td>몸쪽 손가락사이뼈 관절(proximal interphalangeal joint)</td><td>① 곁인대(collateral ligament)
• dorsal-to-palmar 방향으로 연결됨
• 굽힘 시에는 이완, 폄 시에는 팽팽해짐
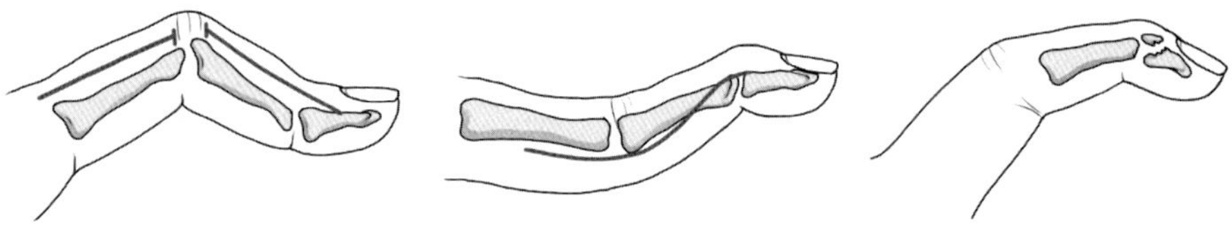
A. Boutonniére   B. Swan neck   C. Mallet
그림 5-30 PIP 관절 및 DIP 관절의 변형</td></tr>
<tr><td>먼쪽 손가락사이뼈 관절(distal interphalangeal joint)</td><td>① 연부조직(soft tissue)의 구조
• PIP 관절 조직과 유사함
② Mallet finger 및 baseball finger
• 손가락 폄근 말단부위의 손상이 원인임</td></tr>
<tr><td>아래팔, 손목, 손의 근육과 힘줄</td><td>① 손과 손목관절의 균형을 잡아주는 두 개의 근육군
<table><tr><th></th><th>외재근(extrinsic muscle)</th><th>내재근(intrinsic muscle)</th></tr><tr><td>시작점(origin)과 부착점(insertions)</td><td>팔꿈치 또는 아래팔의 몸쪽 1/2 이상</td><td>손</td></tr><tr><td>근육의 종류</td><td>손관절과 손가락의 굽힘근, 폄근</td><td>벌레근, 등쪽 뼈사이근, 엄지두덩, 새끼두덩</td></tr></table>* 외재근과 내재근의 균형이 좋다면 손의 움직임은 좋아짐
② 작업치료사가 스플린트를 사용하는 이유
• 구축(contracture)을 예방함
• 근긴장도(muscle tone) 또는 신경지배(innervation)의 불균형으로 인해 신경계(중추신경계, 말초신경계)에 장애가 생길 경우 사용함</td></tr>
</table>

3. 신경(Nerve supply)

손의 신경지배	• 척수의 시작점으로부터 손의 신경 말단까지 팔신경얼기(brachial plexus)가 형성됨 • 손상, 압박 시 운동과 감각에 기능장애가 발생함
상지의 스플린트 적용	• 자신경(ulnar nerve)의 팔꿈치와 손바닥 부위에 적용 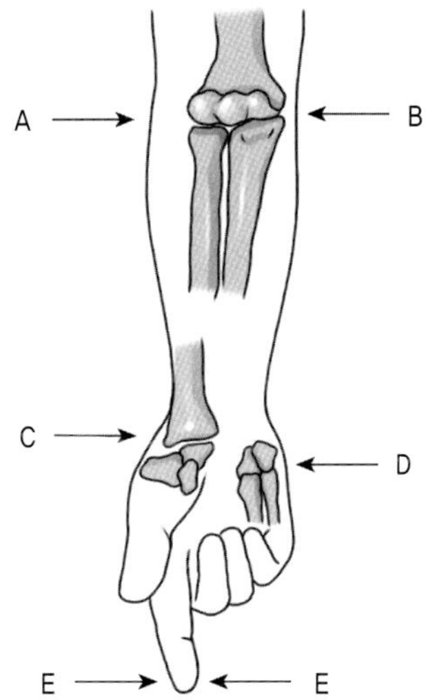 **그림 5-31** 스플린트 적용 시 신경압박의 가능성이 높은 부위 A. 노신경 B. 자신경 C. 해부학적 snuffbox의 노쪽 신경 D. Guyon's canal의 자신경 E. 손가락 신경 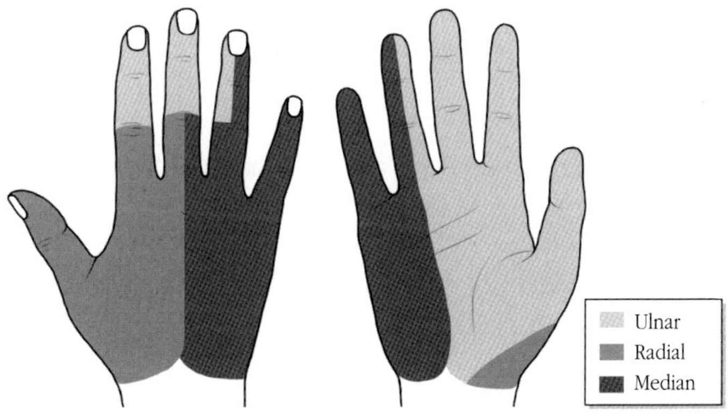 **그림 5-32** 말초신경(peripheral nerve)의 감각지배

4. 혈액공급(Blood supply)

자동맥	• 손에 혈액을 공급함 • 자쪽손목굽힘근(flexor carpi ulnaris muscle)의 가쪽(lateral)에 위치함 • 콩알뼈(pisiform)와 갈고리뼈(hamate) 사이를 통과하며 외상을 받기 쉬움
노동맥	• 손목관절 몸쪽손목주름(proximal wrist crease)에서 나뉨 • 깊은 노쪽 가지(deep radial branch)로 갈라짐
정맥혈 배출 (venous drainage)	• 표면(superficial)과 심층면(deep)으로 나뉨 • 치료사는 얕은정맥계(superficial venous system)를 고려해야 함 – 정맥계가 파열되면 손등에 광범위한 체액으로 부종(edema)이 될 가능성 있음

5. 피부(Skin)

손의 가동성(mobility)	• 피부의 종류(type)와 상태(condition)에 따라 영향을 받음
손등의 피부 (dorsum skin)	• 아래쪽으로 느슨하게(loosely) 늘어져있는 구조(structures) – 움직이는 것이 쉬움 – 손가락의 굽힘(flexion)과 폄(extension)을 가능하게 함
손바닥의 피부 (palmar skin)	• 손등피부에 비해 두껍고 상대적으로 탄력성(inelastic)이 없음 • 손바닥널힘줄(palmar aponeurosis)이 있음 • 손바닥의 근막(fascia)은 손등보다 두꺼움 – 피부의 표면에 적절한 수분과 유분을 공급함

6. 표면 해부학과 기준점(Superficial anatomy and landmark)

기준점	• 스플린트 제작 시 힘이 작용하는 곳에 외상을 입지 않게끔 고려해야 함 • 대표적 압박부위는 자뼈붓돌기(Ulnar styloid), 엄지손가락(Thumb)의 CMC 관절임 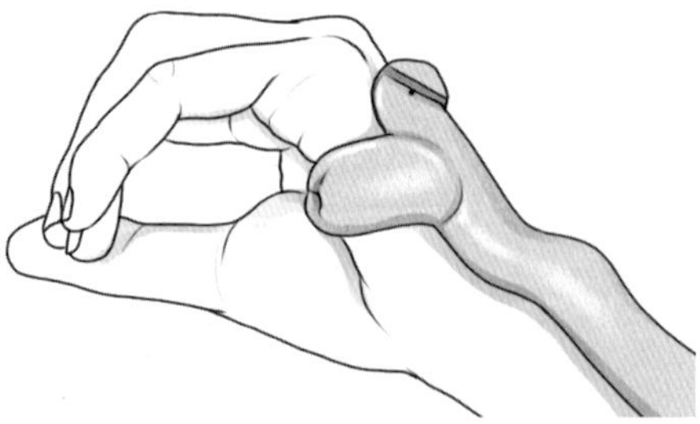 **그림 5-33** Styloid process 위의 풍선처럼 볼록 올라온 모양은 압력감소를 위해 플라스틱을 성형한 것임

7. 집기와 쥐기(Prehension and grasp)

<table>
<tr>
<td>가쪽 집기
(lateral prehension)</td>
<td>• 대표적인 경우 펜, 식사도구 등을 집을 때와 열쇠를 껴서 돌릴 때 사용함
• 대표적인 스플린트로 짧은 맞섬 스플린트(Short opponens splint), 긴 맞섬 스플린트(Long opponens splint)가 있음
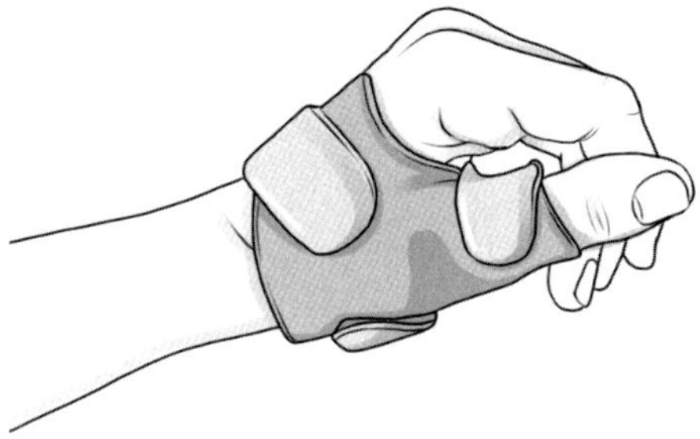
그림 5-34 짧은 맞섬 스플린트(Short opponens splint)는 엄지(thumb)하고 둘째손가락으로 열쇠잡기와 가쪽집기(Lateral prehension)패턴을 수행함</td>
</tr>
<tr>
<td>삼점쥐기(손바닥 집기,
palmar prehension)</td>
<td>• three-jaw chuck pinch라고도 함
• 엄지손가락은 둘째, 셋째 손가락과 맞섬
• 바닥에 놓인 물건을 들 때, 작은 물건을 쥘 때, 신발 끈 매듭을 묶을 때 사용함
• 엄지(thumb)손가락의 자세(position) 유지를 위해 짧은 맞섬 스플린트(Short opponens splint), 긴 맞섬 스플린트(Long opponens splint)를 제작하기도 함
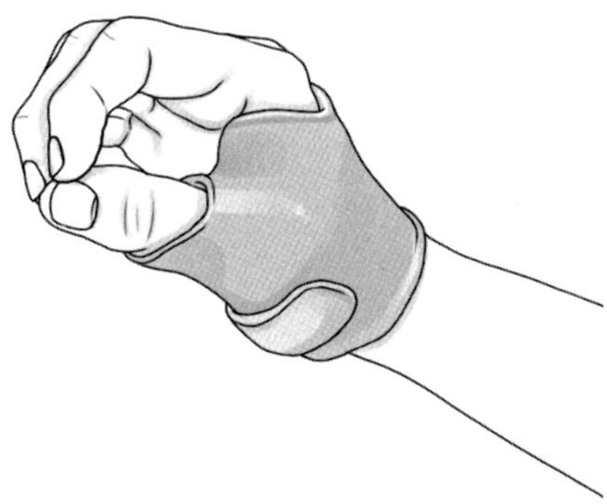
그림 5-35 짧은 맞섬 스플린트(short opponens splint). 둘째, 셋째 손가락이 만나는 삼점 집기(Palmar prehension) 또는 세손가락 집기(three-jaw chuck pinch) 자세가 나타남</td>
</tr>
</table>

<table>
<tr>
<td>손끝집기
(Tip prehension)</td>
<td>• 엄지의 IP관절과 함께 다른 손가락들의 DIP관절, PIP관절을 굽힘
• 이 동작들은 핀이나 동전을 집기 위해 사용함
• 주로 물체를 조작할 때 사용함
• 손끝 잡기를 위해 엄지 IP관절의 과다폄을 제한함
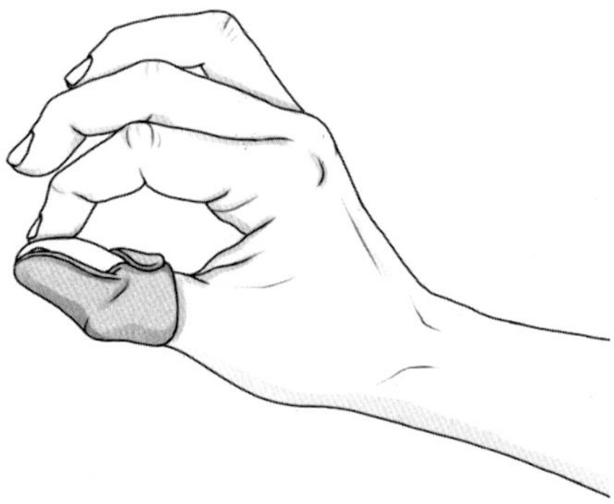
그림 5-36 엄지손가락을 약간 굽힘(slight flexion)시키는 스플린트. 손끝잡기를 도움</td>
</tr>
<tr>
<td>원통형 쥐기
(Cylindrical grasp)</td>
<td>• 대표적인 정적 잡기(static grasp) 패턴임
• 손바닥과 손가락을 사용하여 물체를 고정함
• 망치, 냄비, 유리컵, 보행기, 지팡이의 손잡이를 잡을 때 사용함
• 손목관절의 폄 자세를 유지하도록 하여 손의 안정을 제공함
• 손목관절을 등쪽면에서 고정할 경우 손바닥을 덮는 것을 최소화하면서 안정성을 제공함
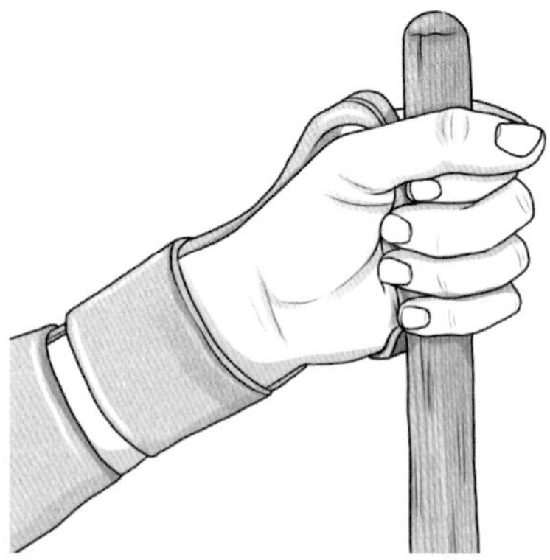
그림 5-37 손등 스플린트로서 손목에 안정감을 제공하며 쥐기 힘을 증가시킴</td>
</tr>
</table>

<table>
<tr><td>구형쥐기
(Spherical grasp)</td><td>• ball grasp이라고도 불림
• 공이나 사과와 같은 둥근 물체를 잡기 위해 사용함
• 자쪽 손가락들이 굽힘하여 손바닥의 컵핑(cupping)을 형성함
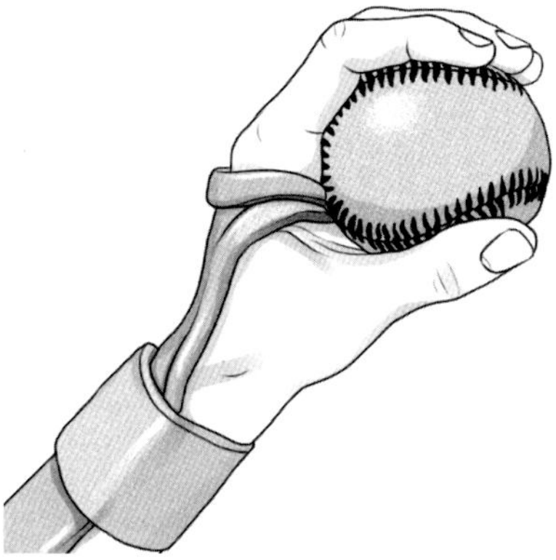
그림 5-38 손등 스플린트로 손목을 고정하며, 쥐기 힘을 증가시키고, 손허리뼈의 움직임을 허용함</td></tr>
<tr><td>갈고리 쥐기
(Hook grasp)</td><td>• 엄지의 대립이 없는 패턴임
• MP관절은 펴하고 DIP관절과 PIP 관절은 굽힘
• 이 패턴은 쇼핑백, 파일, 서류가방을 쥘 때 사용함
• 신경이 손상된 손에서 자주 볼 수 있는 비 기능적인 자세임
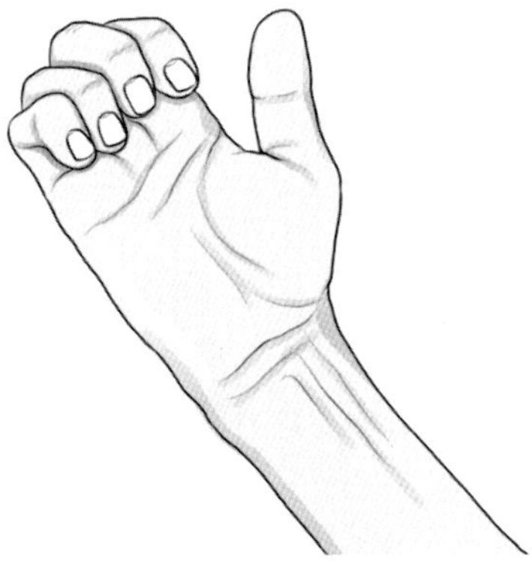
그림 5-39 갈고리 쥐기</td></tr>
</table>

내재근 잡기 (Intrinsic plus grasp)	• 모든 MP관절을 굽힘 • DIP관절과 PIP관절은 완전 폄 • 엄지와 3번째 4번째 손가락들의 대항 자세임 • 책이나 접시와 같은 크고 납작한 물체를 잡을 때 사용함 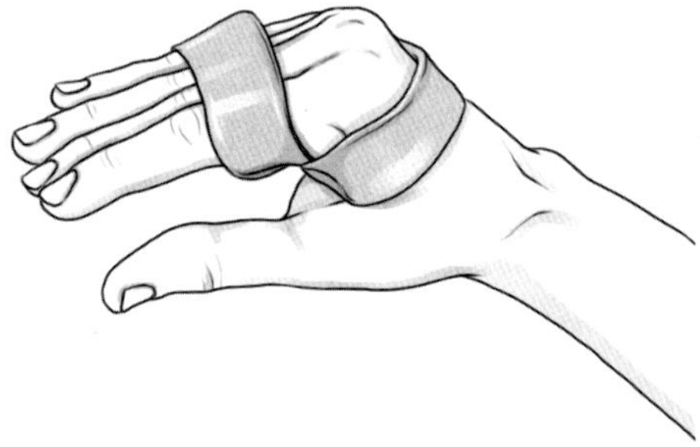 **그림 5-40** 8자형 스플린트(figure eight splint)로 내재근의 기능(intrinsic function) 보조함

8. 스플린트의 분류(Splint classifications)

1) 형태에 의한 분류

동적 스플린트 (dynamic splint)	① 재료 • 탄력(elastic)있는 재료, 고무밴드, 스프링을 포함함 ② 목적 • 수동적인 운동을 증가하기 위해 • 손실된 동작을 대신하거나 관절가동범위를 보조해주기 위해 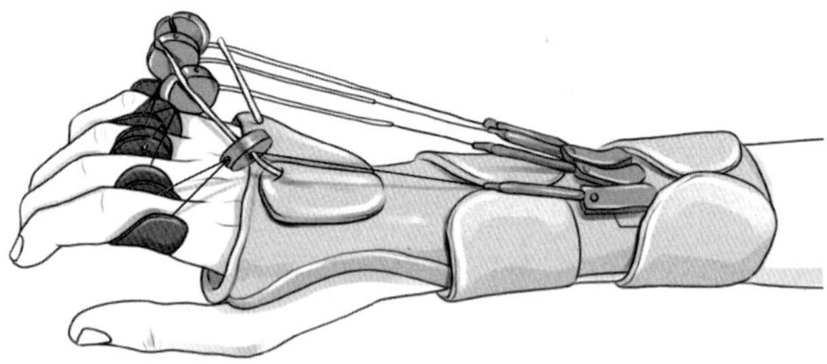 **그림 5-41** 스프링이 포함된 동적 스플린트
정적 스플린트 (static splint)	• 탄성요소가 없음 • 관절이나 몸의 부위에 고정시킴 • 순차적 정적 스플린트(serial static splint) – ROM을 개선시킴

정적 스플린트 (static splint)	① 정적 진행형 스플린트(static progressive splint) • turnbuckle, 천 스트랩(strap), 나일론 선, buckle 등의 재료를 사용함 ② 목적 • 안전과 보호 • 통증감소 • 근육의 단축(shortening)이나 구축 예방

2) 목적에 따른 스플린트 분류

제한적 스플린트 (restrictive splint)	• 일정한 방향의 ROM을 제한함 • 관절의 움직임을 완전히 막지 못함 • 반유동성 스플린트(semiflexible splint) – PIP관절의 과다폄(hyperextension)을 제한함 – PIP의 굴곡은 제한하지 않음
고정용 스플린트 (immobilization splint)	• 손상을 예방함 • 염증과 통증을 감소시킴 • 수술 후 치료를 촉진시킴 • 휴식용 스플린트(resting splint) – 뇌졸중 환자의 구축, 손가락, 손목관절의 손상을 예방함
가동용 스플린트	• ROM개선 • 회복과 기능의 증진을 위해 사용함 • 근력 및 신경 손상과 근육의 장애로 상실된 운동을 위해 사용함 • 강직된(stiffness) 관절의 ROM을 개선하기 위해 사용함

3) 디자인에 의한 분류

단면 디자인 (single-surface design)	• 아래팔이나 손의 노뼈면(ular border)이나 자뼈(radial)쪽 또는 사지의 한 면만 덮기 위해 만들어짐 • 스트랩(strap)을 이용하여 스플린트의 고정에 필요한 3점 압력을 가함 • 말초신경 손상이나 뇌졸중으로 인한 근육의 마비나 약화 시 관절 주위를 지지함 • 착용하고 벗는 것이 간편함 • 수술 후 outrriger를 부착하기에 유리함

원주 디자인 (circumferential design)	• 균일한 압력의 양을 모든 표면에 덮으면서 한 부위를 한 바퀴 둘러싸는 형태 • 모든 면을 감싸, 같은 압력으로 분산시킴 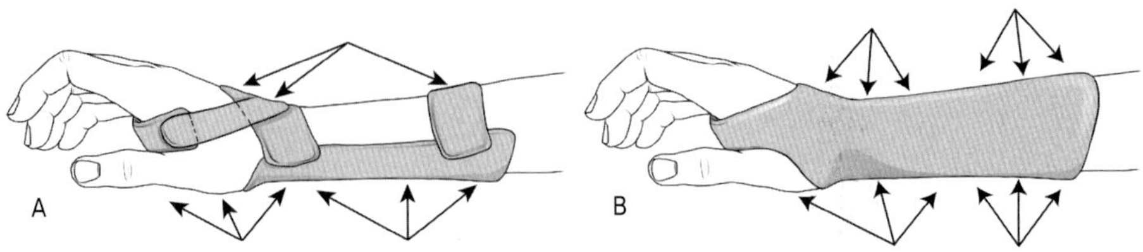 **그림 5-42** A는 단면 디자인이며, B는 원주디자인이다.

9. 스플린트 착용

순응 이슈 (compliance issues)	• 치료사는 클라이언트가 스플린트 프로그램에 순응(compliance)할 수 있는지 고려해야 함 • 클라이언트는 스플린트를 착용한 자신의 모습에 민감(sensitive)하여 착용을 거부하거나 부정적인 신체상(body image)에 영향을 받을 수 있음 • 클라이언트의 의욕으로 인한 스플린트의 과도한 사용은 손상을 초래할 수 있음 • 클라이언트의 인지 및 지각능력이 고려되어야 함
스플린트 착탈 능력 (ability to don and doff a splint)	• 스플린트 착용과 벗기 문제의 사례 – 집에 있는 클라이언트 – 병원에 입원중인 클라이언트
피부 내성과 과민증 (skin tolerance and hypersensitivity)	• 스플린트를 사용하기 전에 클라이언트의 피부 상태를 평가해야 함
착용 스케줄 (wearing schedule)	① 밤 시간 • 고정 스플린트(static splint)를 사용함 – 관절가동범위(ROM)를 개선하기 위해 밤에 착용하기 좋음 ② 낮 시간 • 스플린트 사용을 최소화함 – 손을 가능한 정상적으로 사용하게 하기 위함

10. 스플린트 제작 과정(Splint fabrication process)

STEP 1 : 패턴 만들기

- 제작 과정에서 가장 중요한 단계
- 잘 제작된 패턴(properly fitted pattern)
  - 전체 제작 과정을 빠르고 쉽게 만듦
- 패턴을 만들기는 손을 따라 그리기로 시작됨

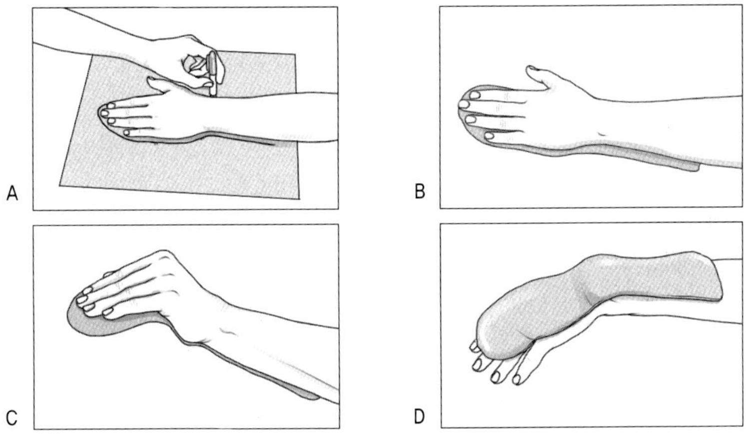

그림 5-43 패턴 만들기 과정

- 단면 스플린트(single-surface splint)의 이상적인 트림라인(trim line)
  - 팔, 손, 다리, 발과 같은 신체의 중간부위(midline)에 맞춤

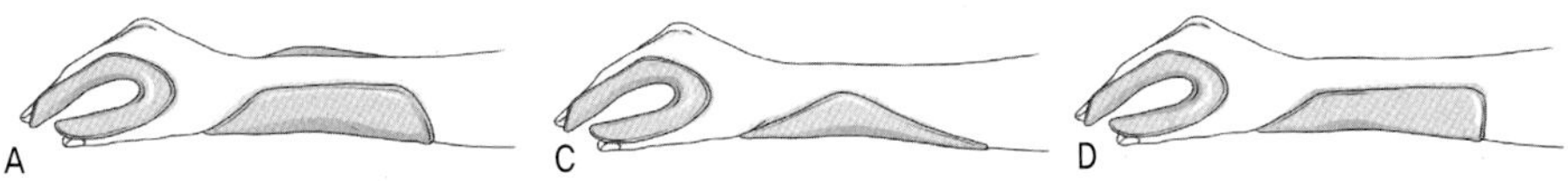

그림 5-44 A는 트림라인이 너무 높으며, B는 너무 낮다. C가 적당하다.

- 아래팔 부위가 기초가 되는 스플린트(forearm-based splint)
  - 트림라인(trim line)은 근육부피(muscle bellies)에 잘 맞아야함
  - 팔을 구부렸을 때 길이는 아래팔과 위팔두갈래근(biceps brachii)이 만나는 지점까지임

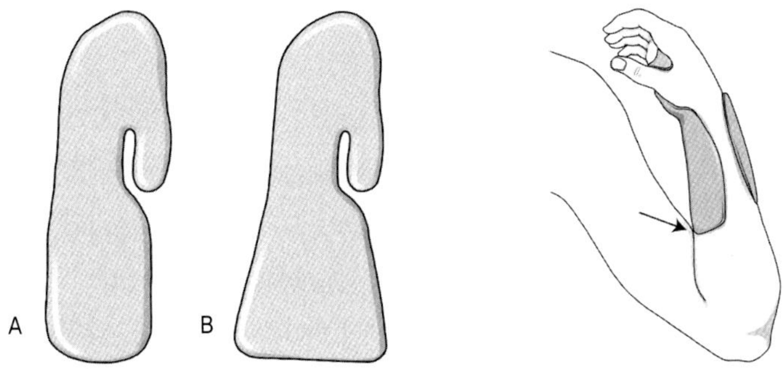

그림 5-45 A는 트림라인이 너무 낮으며, B의 트림라인은 중간부위에 위치한다.

<table>
<tr>
<td>STEP 2 :
적합한 재료의 선택</td>
<td>
① 스플린트 재료의 특징(characteristics of splint materials)
• 늘어남에 대한 저항(resistance to stretch)
– 당김(pulling)에 견딜 수 있는 정도(extent)임
– 늘어남에 대한 저항이 높을 경우
→ 스플린트 제작자는 재료를 잘 다룰 수 있음
– 늘어남에 대한 저항이 낮을 경우
→ 신중한 조작이 필요함
– 장점
→ 적은 노력으로 높은 적합성(conformability)을 얻을 수 있음
• 적합성(conformability) 또는 늘어짐(drape)
– 적합성과 늘어짐은 거의 비슷한 특성을 가지고 있음
– 늘어짐(drape)이 낮을 경우
→ 대형 스플린트나 제작 중 협조를 못하는 클라이언트에게는 적합하지 않음
→ 최소한의 압력이 필요한 수술 후의 스플린트에는 적합함
→ 동적 스플린트(dynamic splint)에 적합함
– 지문을 방지하기 위해 주의해야 함
• 복원력(memory)
– 재 가열(reheating)할 때, 재료가 본래의 형태로 되돌아가려는 성질
– 스플린트 재료를 반복적으로 재 성형할 수 있음
– 완전히 냉각될 때까지 만들어진 형태를 유지해야 함
• 유연성 VS 단단함(flexibility versus rigidity)
– 유연성이 높은 소재
→ 작은 힘에도 쉽게 구부러짐, 큰 스트레스에도 깨지기 어려움
→ 원주 스플린트(circumferential splint)의 입고 벗기(donning and doffing)가 쉬움
– 매우 단단한 소재
→ 힘을 가하면 저항(resistance)하며, 일정 이상의 힘을 더하면 깨지기 쉬움
• 접착성(bonding)
– 재료를 붙여서 압력을 가했을 때, 자가 접착(adhere to itself)하는 능력
– 코팅되지 않는 재료에는 아주 강한 접합 특성(properties)이 있음
→ 용해제(solvent) 또는 깎기(scraping)가 필요하지 않음
• 자동밀봉식의 모서리(self-sealing edges)
– 제작 과정에 끝마무리가 요구되지 않아 시간이 절약됨
→ 가장자리가 매끄러움
</td>
</tr>
</table>

STEP 2 : 적합한 재료의 선택	– 복원력(memory)이나 늘어남에 대한 저항(resistance to stretch)이 높은 재료에는 추가 마무리를 해야 함 • 부드러운 스플린트 재료(soft splint materials) – 반유동성 스플린트(semiflexible splint) → 스포츠 활동 시에 보호 목적으로 사용됨 → 관절염이 있는 클라이언트를 위해 사용됨 – 네오프렌 스플린트(neoprene splint) → 테이프, 접착제 위에 다리미로 열을 가해 사용함 ② 스플린트 재료를 위한 가장 알맞은 카테고리 선택 • 아래팔과 손을 기초로 한 스플린트(forearm-based and hand-based splints) – 고정을 목적으로 하는 스플린트 → 적용 부위에 양호한 적합성(conformability)이 필요함 – 외상 및 급성 외상(other acute trauma)에 사용하는 스플린트 → 늘어짐이 적은(low-drape)재료를 사용함 • 상지와 하지의 스플린트(large upper and lower extremity splints) – 길이가 긴 스플린트 → 높은 저항(resistance)을 가진 재료로 만들어야함 → 팔꿈치, 어깨, 무릎, 발목에 적용됨 • 원주 스플린트(circumferential splints) – 유연성(flexibility)이 있어 쉽게 입고 벗을 수 있음(donning and doffing) – 구축(contracture)을 감소시킴 – 관절을 안정화(stabilizing)하고, 고정(immobilizing)하는 데 사용함 • 시리얼 스플린트(serial splints) – 반복적인 적용을 필요로 함 → 운동의 범위를 증가시키기 위함 – 높은 복원력(memory)을 가짐
STEP 3 : 견인의 종류 선택 (choosing the type of traction)	① 역동적인 견인(dynamic traction) • 스프링 코일(spring coil) – 약한 근육이나 마비된 근육을 돕거나 대체하는 데 적합함 – 스플린트를 착용하여 일을 하거나 일상생활활동(ADL)을 실행 가능하게 함 – 힘을 유지하는 데 중요함 – 치유 및 부종(edema)과 구축(contracture)의 감소에 도움이 됨 – 치유 초기 단계 → 구축이 약할 때 사용하게 되면 효과적인 결과를 얻을 수 있음

STEP 3 : 견인의 종류 선택 (choosing the type of traction)	② 정적 견인(static traction) • 일반적인 스플린트는 고정(immobilize)이나 활동 등을 제한함 • 휴식과 보호 역할을 함 • 구축을 감소시킴 • 흉터(scar)의 재성형 및 형성을 위해 사용함 ③ 연속적인 정적 견인(serial static traction) • 매번 반복 조정하여 ROM을 조절함 ④ 정적이고 점진적인 견인(static progressive traction) • 견인 조절을 위한 메커니즘이 내장(built-in) 되어 있음 • 치료사의 경험과 환자의 관리 능력에 따라 턴버클(turnbuckle), 벨크로 끈(velcro strap) 또는 버클(buckle)의 사용방법을 선택함
STEP 4 : 주어진 목적에 맞는 디자인 선택하기 (choosing a splint design for a given purpose)	① 통증 감소를 위한 고정과 제한적인 스플린트(immobilizing and restrictive splints for pain reduction) • 스플린트의 사용 목적 – 통증을 제한 또는 감소시키기 위함 → 휴식과 지지를 제공함 – 손상 후의 통증을 줄이기 위해 사용함 • 적절한 스플린트 결정하기 – 급성 통증일 때는 통증과 부종(edema)이 가라앉을 때까지 고정 스플린트를 사용함 – 만성적인 통증일 때는 반유동성 스플린트(semiflexible splint)를 사용함 → 스트레스를 주지 않고 기능이 가능하도록 ROM을 제한함 – ADL 수행에 사용되는 경우 → 완전히 고정한 스플린트보다는 움직임에 제한을 줄 수 있는 반유동성 스플린트(semiflexible splint) 사용함 → 밤에는 휴식을 위해 고정 스플린트를 사용함 ② 자세 유지를 위한 고정 스플린트(immobilizing splint for positioning) • 작업치료사에 의해 제작되는 스플린트 – 기능적 자세에서 손을 유지하기 위해 제작됨 • 자세 유지 스플린트의 사용 목적 – 최상의 이동성과 자세를 유지하기 위해 사용 – 화상과 같은 심각한 조직 손상이 존재할 때 구축 예방을 위해 사용 – 수술 후 일시적으로 사용하기 위해
STEP 5 : 제작 (fabrication)	• 단면 스플린트 제작(스플린트 제작 참조) • 원주형 스플린트 제작(스플린트 제작 참조)

11. 스플린트 제작

1) 단면 스플린트(signle-surface splinting)

개요	• 손바닥(volar surface), 손등(dorsal surface), 아래팔(forearm) 자쪽(ulnar)의 반(half), 노(radial)의 반을 감쌈(cover) • 부드러운 곡선(contour)이며, 압력을 분산(distribute)시키기기 위해 넓게(broad) 감쌈
제작 순서 (fabrication techniques)	① 1단계 • 손가락을 제외한 부위에 1/8인치 두께(thick)의 재료(material)를 사용함 • 관절을 안전하게 지지해주기 위해 두꺼운(thicker) 재료가 필요함 ② 2단계 • 뜨거운 물에 열가소성 재료(thermoplastic material)를 넣기 전에 패턴을 새김 – 송곳(awl)으로 자국을 내거나 유성 연필(wax pencil)로 그림 – 재료의 두께에 따라 가열하는 온도와 시간이 달라짐 ③ 3단계 • 재료를 자름 – 긁힘을 막기 위해 잡는 것(holding)을 피함 ④ 4단계 • 가위(scissors)의 목 부분(neck)에서 시작해서 자름 ⑤ 5단계 • 중력(gravity)을 이용해 초기 모양(initial molding)을 만듦 – 재료가 굳기(cool) 전에 자름 – 모양(shape)을 만들기 전에 재료가 차가워지면 다시 가열함(reheat) – 가장자리(edge)를 부드럽게 하기 위해 여분(clearance)을 접는 것이 필요한지 살핌 ⑥ 6단계 • 스플린트를 아래팔에 다시 재배치시킴(reposition) – 손목과 아래팔 부분을 잡아줌 – 손목을 폄(extension) 상태로 계속 유지함 ⑦ 7단계 • 스플린트의 모양이 완성될 때까지 냉각시킴 • 완전히 식을 때까지 잡지 말아야 함 • 필요에 따라 거친 가장자리를 가열하여 부드럽게 함 ⑧ 8단계 • 몇 개의 스트랩(straps)을 적용함 • 충분한 압력을 분산시키기 위해서는 스트랩(straps)을 비스듬하게 함

제작 순서 (fabrication techniques)	⑨ 9단계 • 단면 스플린트(single-surface splints) – 스트랩(straps)을 달아주는 위치에 따라 유지되며 관절에 밀착됨 • 스트랩(straps)이 기능하기 위해서 트림라인(trim line)이 팔과 손의 중간선(midline)에 위치해야 함 ⑩ 10단계 • 클라이언트에게 스플린트의 착용과 적절한 관리에 대해 교육함 • 정기적으로 스플린트가 맞는지 확인함

2) 원주 스플린트 제작 기술(fabrication techniques for circumferential splints)

재료 선택하기	• 얇은 탄성(elastic)재료, 구멍이 많은 탄력성 재료, 유연한 고무소재를 사용함 • 코팅된 재료를 사용함
패턴 그리기 후 재단	• 가장자리가 매끄럽게 잘렸는지 확인해야 함
적용 부위에 스플린트 감싸기	• 손끝(pinch)으로 집어서 적용부위에 위치시킴 • 이음매(seam)를 부드럽게 당겨줌 • 재료가 차가워지면 스플린트를 손질함
마무리	• 부드러운 가장자리가 필요함 • 스플린트를 잡아주는 스트랩(strap)이 필요함

5.6 상지의 보조기(Orthosis)

1. 스플린트(Splint)

1) 형태에 의한 분류(Splints classified by type)

구분	내용

동적(dynamic) 스플린트	• 동작을 만드는 재료의 사용
	  – 탄력성 재료 : 고무밴드, 스프링 등
	• 목적
	  – 수동적 운동의 증가
	  – 자동적 움직임 증가

정적(static) 스플린트	• 탄성 요소가 없음
	• 관절이나 특정 신체 부위에 고정함
	• 목적
	  – 관절의 안정 및 보호
	  – 통증 감소
	  – 구축 예방

정적 시리얼(serial) 스플린트	• 스플린트를 연속적으로 제작하여 ROM을 서서히 증진시킴 • 고무밴드나 스프링과 같은 탄성요소는 없음
원통형 깁스 붕대	• 전형적인 정적 시리얼 스플린트

정적 점진적(progressive) 스플린트	• 각도와 견인량을 조절하는 정적 부품의 사용
	  – turnbuckle, 천, 스트랩, 나일론 선, buckle 등
	• 조절 부품이 포함되어 있으므로 재성형의 필요가 없음
	  – 정적 시리얼 스플린트와의 차이점이 됨

2) 목적에 따른 분류(Splints classified by purpose)

구분	내용
Restrictive splint	• 일정 방향의 ROM을 제한함 – 완전히 관절의 움직임을 막는 것이 아님 • 목적과 기능이 다양함
Immobilizing splint	• 손상의 예방 • 염증 및 통증의 감소 • 안정성 제공 • 외과적 수술 후 치료 촉진 및 자세유지 등

Mobilizing splint	• ROM 개선 및 기능 회복에 사용됨 • 저하된 근력을 보조함 • 신경 손상과 근육 장애로 인한 운동 상실을 보상함 • 반대편 근육의 균형 유지를 위해 사용됨

3) 기타

디자인에 의한 분류	• 단면 디자인 • 환상(둥근)면 디자인

2. 현수장치(Suspension arm devices)

<table>
<tr><td>개요</td><td colspan="2">• 일반적으로 지지대/막대(rod)를 머리위로 올려 휠체어에 장착함
– 일반 휠체어, 어린이용 휠체어, 바디 재킷(body jacket) 등에 매달 수 있음
• 취급이 용이하며, 가격이 저렴함
• 몸쪽의 약화를 예방하고 상지에 지지(support)를 제공함</td></tr>
<tr><td rowspan="3">사용 목적
(purpose)</td><td>suspension sling</td><td>• 하나의 스트랩(strap)으로 구성됨
– suspension rod에 부착함
• 2개의 가죽 슬링(leather suspension slings)으로 구성됨
– 손과 손목을 지지함
• suspension rod는 휠체어 부착함</td></tr>
<tr><td>suspension arm support</td><td>• 아래팔을 지지하므로 팔의 이동성을 높여줌
• reclining wheelchair에 적용이 용이함</td></tr>
<tr><td colspan="2">• 상지대(shoulder girdle) 근육들이 ‘F’ 이하일 경우 지지를 도움
• 상지대 근육의 운동 시 중력 제거를 허락함
• 지속적으로 ROM을 증진시키고자 할 경우 사용함
• 몸쪽(proximal) 근육의 약화로 움직임이 어려운 환자의 활동을 준비시킴
• 어깨 통증을 경감시킴
• 어깨관절의 ROM 손실을 예방함</td></tr>
</table>

3. Mobile arm supports

구분	내용

개요	• 팔의 무게를 지지함
	• ball-bearing 관절 연결을 가진 기계적 장치임
	• 손의 위치하기(posotioning)를 도우며 어깨와 팔꿈치의 근력 약화가 있는 사람들에게 적용함
	• 혼용되는 명칭들
	  – MAS, ball-bearing arm support, BFO(balanced foream orthosis), armpositioner 등
	• 적용 대상
	  – 심각한 상지마비를 가진 환자들
	    예 ◦ 경수손상(cervical spinal cord injury)
	    ◦ 근이양증(muscular dystrophy)
	    ◦ Guillain-Barre 증후군
	    ◦ ALS(amyotrophic lateral sclerosis)
	    ◦ 급성회백수염(poliomyelitis)
	    ◦ 다발성 근염(polymyositis) 등
	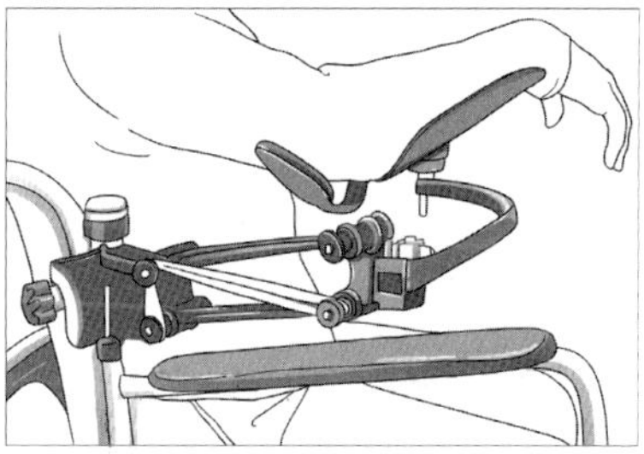
	그림 5-46 MAS
	  – 기타
	    → 염증으로 인한 상지의 통증 감소에도 사용됨

기계적 원리	• 약한 근육을 돕기 위해 중력을 제거함 • 약한 근육의 부하를 줄이기 위해 팔을 지지함 • ball-bearing 관절을 이용하여 마찰을 감소시킴

사용기준
(criteria for use)
	• 적절한 운동조절이 가능해야함
	• 근력 기준 : P^- 이상
	• ROM이 확보되어야 함
	• 기준
	  – 어깨관절 굽힘 및 벌림 : 90°
	  – 어깨관절 바깥돌림 : 30°
	  – 어깨관절 안쪽돌림 : 정상
	  – 팔꿉관절 굽힘 : 정상
	  – 아래팔의 엎침(pronation) : 80°

5.7 하지보조기(Lower extremity orthotics)

1. 하지보조기의 착용목적 및 분류

하지보조기의 착용 목적	• 체중의 지지를 위해 사용함 • 신체분절의 올바른 정렬을 유지함 • 기형의 예방과 교정함 • 불수의적인 운동의 조절함 • 손상된 관절의 고정 및 보호함 • 약해진 근육을 도와주거나 대신함
하지보조기의 분류	• 재료에 따른 분류 → 금속 보조기, 플라스틱 보조기, 혼합형 보조기로 분류됨 : 주로 금속재료로 제작 되어왔으나 현재는 플라스틱 재료가 발달함 : 금속의 견고성과 플라스틱의 성형과 가벼운 특징을 살려 두 가지 재료가 함께 사용됨

2. 발 보조기(Foot orthosis, FO)

1) 발 보조기의 구성

셸 (shell)	• 발 보조기의 중심틀이 되는 부분임 • 필요한 생체 역학적 조절, 기능적 상태, 체중, 착용하는 신발의 형태에 따라 고려되어야 함
포스트 (post)	• 비정상적인 움직임을 조절하기 위해 사용되는 부분임 • 구조적 특성에 따라 내부 및 외부 포스트, 위치에 따라 전발 및 후발 포스트로 구분됨
커버 (cover)	• 발 보조기의 맨 윗면에 적용되는 구성요소임 • 커버를 사용함으로써 발 보조기의 내구성을 증가시킴

2) 발 보조기의 종류

경성 발 보조기 (rigid foot orthosis)	• 금속 재질의 족판(steel foot plate), 폴리프로필렌 재질의 UCBL(University of California Biomechanics Laboratory) 발 보조기, 아크릴 재질의 발 보조기 등이 있음 • 견고하고 딱딱한 재질로 내구성이 양호하고 체중 이동, 관절 운동 제한, 유연한 기형의 교정에 특히, 목말밑관절(subtalar joint) 회내전의 조절이 매우 효과적임

경성 발 보조기 (rigid foot orthosis)	• 충격 흡수 능력이 좋지 않음 • 골 또는 연부조직을 악화시킬 수 있음 • 제작 시 세밀한 조절이 어려움
반경성 발 보조기 (semi-rigid foot orthosis)	• 가죽, 휄트(felt), 스프링 강철, 폼, EVA, 고무, 코르크, 폴리에틸렌 등이 재료로 사용됨 • 대부분 여러 재료들이 접착되거나 함께 녹여 제작됨 • 경성 보조기에 비해 좀 더 유연하나 내구성이 약하며 부피가 큼 • 착용감이 좀 더 개선되며 압력 경감, 충격 흡수, 체중 이동의 개선, 다양한 발 기형의 안정과 지지에 적용함
연성 발 보조기 (soft foot orthosis)	• 주로 Plastazote, 폴리에틸렌 폼, 폴리우레탄 폼, 폴리비닐 폼, 스폰지 폼 등의 재질을 사용함 • 반경성 발 보조기에 비해 매우 부드럽고, 대부분 족저면 전체를 지지하도록 함 • 충격 흡수 능력이 뛰어나며 전단력, 압박력, 신연력에 잘 저항함 • 신발 안에 착용하여 매우 편안감을 제공하지만 비교적 내구성이 약하고 부피가 크며 발기형 교정에 적합하지 않음

3. 구두(Shoes)

개요	• 정형화(orthopaedic shoes)라고도 불림 • 대부분 하지 보조기의 기초를 이루는 역할을 하며 구두 자체만으로 그 기능을 담당하기도 함 • 각각의 부분은 보조기 착용의 효과를 높이기 위해 다양하게 수정될 수 있음 • 체중을 지면으로 전달하는 동시에 지면의 여러 상황으로부터 발을 보호해줌 • 부과되는 힘을 분산시켜 최적의 상태로 발의 외형과 기능, 안락함을 유지시켜주어야 함
구두의 구성	• 어퍼(upper), 구두 창(sole), 구두 굽(heel), 보강재(reinforcement) 등

4. AFO(Ankle foot orthosis)

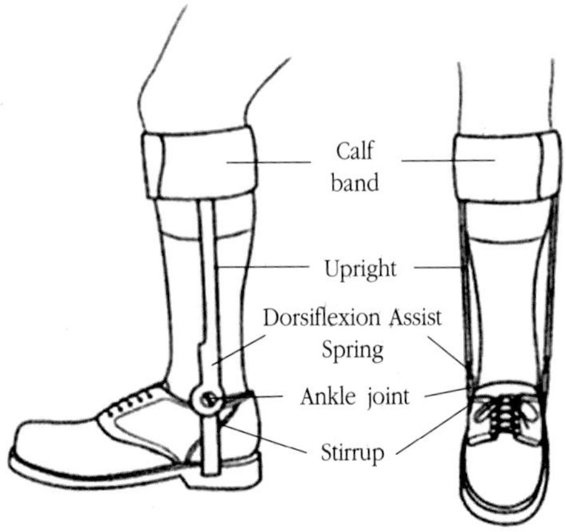

그림 5-47 AFO

1) 금속 발목관절-발 보조기(Metal AFO)

- 구두, 스터럽, 업라이트, 보조기 발목관절, 장딴지 밴드, 커프로 구성

<table>
<tr><td rowspan="2">스터럽
(stirrup)</td><td>• 구두에 부착되는 강철 재료의 연결구조
• 업라이트(upright)와 연결 → 연결부위는 보조기의 발목관절을 형성함
• 등자쇠라고도 불림
• 고정형과 분리형이 있음</td></tr>
<tr><td>① 고정형 스터럽(solid or fixed stirrup)
• 강철을 이용하여 구두에 맞게 U자 모양으로 부착하게됨
• 구두의 굽과 본창 사이에서 발바닥의 정렬을 위하여 삽입된 허리쇠(steelshank)에 고정하여 사용됨
• 장점
– 구두에 영구적으로 부착되기 때문에 견고하며 다른 종류의 스터럽에 비해 가벼움
– 인체의 해부학적 발목관절과 거의 비슷한 위치에서 보조기 발목관절을 형성함
• 단점
– 구두를 교환해야 할 경우 고정했던 리벳(rivet)을 모두 제거하고 교환된 구두의 굽 높이에 따라 스터럽의 정렬을 다시 조정해 주어야 함
② 분리형 스터럽(split stirrup)
• 홈이 있는 수평의 강철판(transverse slot)과 두 개의 L자형의 지주로 구성</td></tr>
</table>

스터럽 **(stirrup)**	• 장점 – L자형의 지주를 끼웠다 빼면서 보조기를 신고 벗기 때문에 착용하기 간편함 – 여러 벌의 신발을 준비하여 실내외에서 자유롭게 사용할 수 있음 • 단점 – 고정형에 비해 두껍고 무거움 – 장시간 사용에 따라 소음이 발생하고 내구성이 떨어짐 – 제작에 따른 비용과 시간이 많이 소요됨 ③ 캘리퍼(caliper) • 분리형 스터럽의 변형된 디자인으로 구두굽에 원통형 강철을 사용함 • 둥근형태의 L자형 지주를 원통형 강철의 양측에 삽입하여 사용함 • 장점 – 탈착이 쉽고 비교적 가격이 저렴함 • 단점 – 보조기 발목관절이 해부학적 발목관절에 비해 먼 곳에 위치함 → 장단지에서 위 아래로 움직여 피부문제를 일으킴
인서트 **(insert)**	① 슈 인서트(shoe insert, molded insert) • 강력한 내 외측 안정성을 제공하기 위해 사용함 • 석고붕대를 이용하여 발의 형태를 본떠서 제작함 → 열경화성이나 열가소성 플라스틱으로 모양을 떠냄 • 장점 – 실내에 들어갈 때 신발이나 보조기를 벗어야 할 경우에 보조기를 벗을 필요 없이 신발만 벗으면 실내에서도 자유롭게 활동을 할 수 있음 • 단점 – 환자의 발 형태대로 만들어지기 때문에 환자의 발에 잘 맞으나 슈 인서트를 적용한 발의 크기에 따라 신발의 크기를 조절해야 함 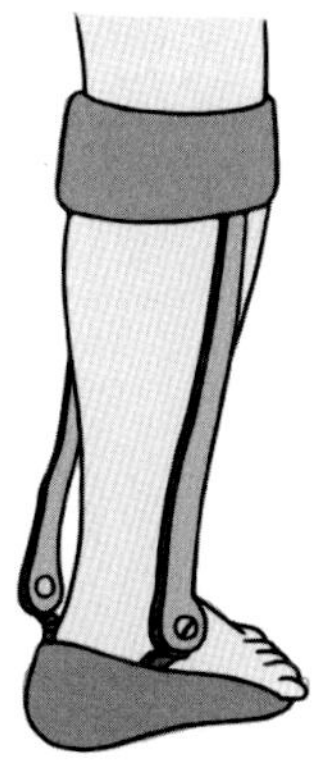 **그림 5-48** 인서트 ② 기타 • foot plate • sandal insert
업라이트 **(upright)**	• 알루미늄재질을 사용함 • 주로 두 개의 업라이트(double upright)를 사용함 • 보조기의 무게를 가볍게 하기 위해, 하나의 업라이트만을 사용하는 경우도 있음

<table>
<tr>
<td>보조기 발목관절
(ankle joint of orthosis)</td>
<td>
① 자유형 발목관절(free-motion ankle joint)
• 사용자의 발목관절의 움직임에 따라 자유롭게 움직일 수 있도록 고안됨
• 발바닥 쪽 굽힘과 등 쪽 굽힘만을 완전 허용하며, 가동 발목관절이라고도 함
• 착용자의 발목사용에 문제가 없으며 내 외측 안정성이 필요한 경우에 주로 적용됨
• 근력저하나 신경병변으로 발바닥 및 등 쪽 굽힘에 이상이 있는 사람에게는 적용하지 않음
② 운동제한 발목관절(limited motion ankle joint)
• 사용자의 발목관절 상태에 따라 어느 정도 발목관절의 움직임을 제한하면서 원하는 방향의 움직임만을 허용하도록 고안됨
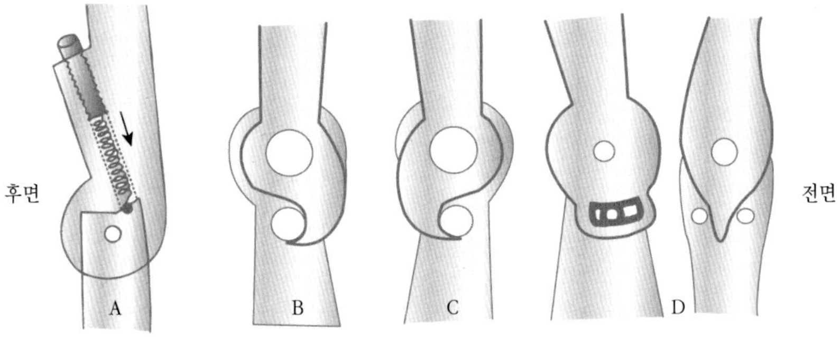

그림 5-49 A. Klenzak joint, B. anterior stop, C. posterior stop, D. limited stop
<table>
<tr>
<td>전방정지
(anterior stop, dorsiflexion stop)
발목관절</td>
<td>
• 적용
– 발바닥 굽힘 근(plantar flexor)이 약할 경우
– 정강뼈 신경마비(tibial nerve palsy)로 종(골)보행(calcaneus gait)을 할 경우
– 편평족 보행(flat foot gait)을 할 경우
• 발바닥 굽힘(plantar flexion)은 허용하면서 등 쪽 굽힘(dorsiflexion)은 제한함
• 아킬레스건(achiles tendon) 수술 후 아킬레스건이 늘어나는 것을 방지할 수도 있음
</td>
</tr>
<tr>
<td>후방정지
(posterior stop, plantar flexion stop)
발목관절</td>
<td>
• 가장 많이 사용되는 관절의 형태임
• 등쪽 굽힘은 허용되지만 발바닥 굽힘을 허용하지 않은 형태임
• 적용
– 편마비로 인하여 등쪽 굽힘근이 약하거나 종아리뼈 신경마비(peroneal nerve palsy)로 인한 발처짐(foot drop)이 일어날 때 사용함
– 장딴지 근(calf muscle)에 경직(spasticity)이 있는 경우 사용함
– 유각기(swing phase)동안 발목이 발바닥 굽힘 되는 것을 막기 위해 적용함
</td>
</tr>
</table>
</td>
</tr>
</table>

<table>
<tr><td rowspan="6">보조기 발목관절
(ankle joint of orthosis)</td><td>후방정지
(posterior stop, plantar flexion stop)
발목관절</td><td>• 장점
– 발을 끌지 않아 이차적인 손상을 예방할 수 있음
– 정상에 가까운 보행을 유도할 수 있음
• 단점
– 발바닥 굽힘이 되지 않기 때문에 통증과 불편이 있을 수 있음
– 'heel off'나 'toe off'를 할 수 없게 됨</td></tr>
<tr><td>양방향 제한 발목관절
(double stop, limited motion stop ankle joint)</td><td>• 발바닥굽힘과 등 쪽 굽힘의 각도를 모두 조절하여 운동을 제한함
• 발목관절의 운동능력이 올바르지 못하여 생기는 과도한 관절운동을 방지하기 위해 사용함
• 궁둥신경(sciatic nerve)이 손상되어 발바닥 굽힘근이나 등쪽 굽힘근 모두가 약하거나 마비되었을 때 사용함
• 언덕길을 오르내릴 때 모두 불편하며 보행의 안전을 위하여 보폭을 작게 하여 보행하는 훈련이 필요함</td></tr>
<tr><td colspan="2">③ 운동보조 발목관절(assist motion ankle joint)
• 발바닥굽힘 근이나 등 쪽 굽힘 근이 약할 때 그 기능을 대신하기 위해 사용됨</td></tr>
<tr><td>클렌작 발목관절
(klenzak joint)</td><td>• 운동보조 발목관절 중 가장 흔히 사용됨
• 기성품으로 제작되어있어 사용이 편리하여 많이 사용되고 있는 발목관절임
• 내부에 스프링이 포함되어 있어 이를 이용하여 등 쪽 굽힘을 도와줌
• 스프링의 강도에 따라 발목관절 등 쪽 굽힘의 각도와 정도를 조절함
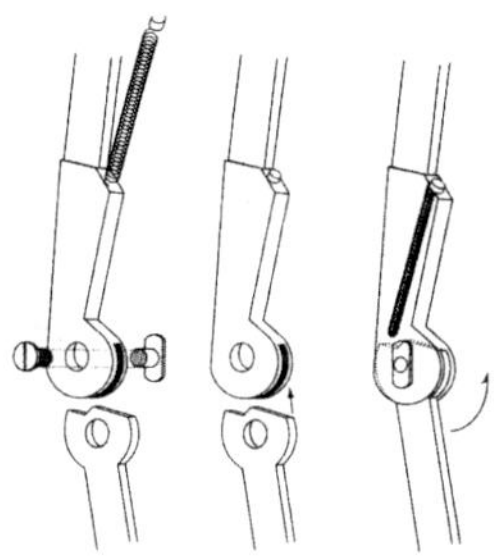
그림 5-50 클렌작 발목관절</td></tr>
<tr><td>이중조절 발목관절
(doible-adjustable or dual channel ankle joint)</td><td>• 클렌작 발목관절과 같은 원리를 이용함
• 관절 내에 두 개의 스프링이 들어있음
• 장점
– 두 개의 스프링은 각각 발바닥 굽힘과 등 쪽 굽힘을 보조하도록 되어 있음
– 사용자의 신체 상태가 호전되거나 악화되는 발목관절 상태에 따라 조절이 가능함
• 단점
– 보조기의 외관이 좋지 않음
– 무게가 증가함</td></tr>
</table>

<table>
<tr><td rowspan="2">보조기 발목관절
(ankle joint of orthosis)</td><td>wire spring
(fiber glass)
dorsiflexion
assist</td><td>• 강철재질의 철사(steel wire)나 화이버글래스를 사용함
• 보조기 발목관절을 사용하는 것이 아니라 구두 바닥에서부터 장딴지 밴드까지 내외측으로 연결된 강선의 탄력적인 반발력을 이용하여 등 쪽 굽힘을 보조하는 기능을 함
• 장점
– 일반적인 단하지 보조기에 사용하는 스터럽을 부착하지 않고도 쉽게 부착이 가능함
– 가벼워서 제작이 사용이 편리함
– 어떤 신발에도 사용이 가능함
• 단점
– 발목관절의 역할을 수행할 수 없음
– 체중에 따른 강도 조절이 쉽지 않음
– 완전한 고정을 하지 않기 때문에 기계학적으로 적합한 관절로 사용하기 어려움</td></tr>
<tr><td>기타</td><td>• shoe-clasp AFO
• dorsiflexion foot brace</td></tr>
<tr><td>장딴지 밴드
(calf band)</td><td colspan="2">• 장딴지의 후면에 위치하는 반원형의 금속으로 전방으로의 힘을 적용시키는 역할을 함
• 밴드의 폭이 좁을 경우 : 장딴지에 충분한 지지를 할 수 없음
• 밴드의 폭이 넓을 경우 : 환부에 맞게 제작이 어렵고 모양도 좋지 못하게 됨</td></tr>
<tr><td>커프
(cuff)</td><td colspan="2">• 가죽을 사용하여 장딴지 부분을 감싸며, 하지 보조기의 현가기능(suspension)을 함
• 현가기능을 위해 주로 버클(buckle)이나 벨크로(velcro) 등을 사용
• 사용자의 상태에 따라 가죽내부에 부드러운 스펀지나 고무를 삽입하여 사용하기도 함</td></tr>
<tr><td>내외측 조절(mediolateral control)을 위한 부속품</td><td colspan="2">① 스트랩(strap)
• 가죽으로 제작됨
• 구두에 부착시켜 버클을 사용하여 업라이트에서 조여 주어 내반과 외반에 적용시킴
② 압력 패드(pressure pad)
• 발목관절의 내 반과 외반을 교정하기 위해 드물게 사용됨
• 탄력 있는 재질로서 보조기 발목관절의 내부에 부착함</td></tr>
</table>

2) 플라스틱 발목관절-발 보조기(Plastic AFO)

개요	• 발바닥굽힘(plantar flexion)을 제한하며 약해진 등쪽굽힘근(dorsiflexor)의 기능을 보조함 • 구성 – 사용자의 하퇴 후면에 접촉되는 장딴지 셀(calf shell) – 사용자의 발바닥 면과 접촉되는 슈 인서트(shoe insert) – 장딴지 셀을 하퇴전면에서 고정시켜 보조기의 현가기능을 하는 스트랩(calf strap) • 장점 – 금속 보조기 보다 훨씬 가벼움 – 피부에 밀착되어 외관이 뛰어남 – 구두를 쉽게 바꾸어 신을 수 있음 – 발목관절과 발의 정렬을 바르게 함 – 제작과 수정이 용이하며, 비용이 저렴함 – 플라스틱의 색상에 따라 선택이 자유로움 • 단점 – 발의 내 외측 안정성이 금속 보조기에 비해 다소 떨어짐 – 영하 5℃ 이하의 저온에서 충격에 약함 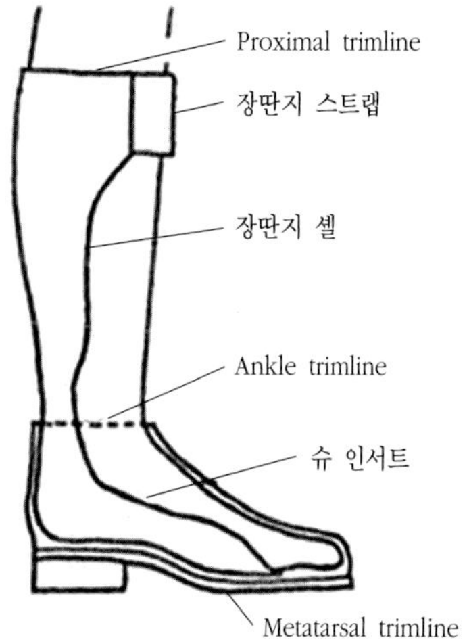 **그림 5-51** Plastic AFO
비관절형	① posterior leaf spring(PLS) AFO • 보행의 입각기와 유각기 동안 가장 효과적으로 사용됨 • 슈 인서트 부위를 구두 내부에 착용하고 구두의 upper에 의해 고정됨 • 일반적으로 슈 인서트부는 장딴지 셀에 대해 수직으로 연장되어 있음 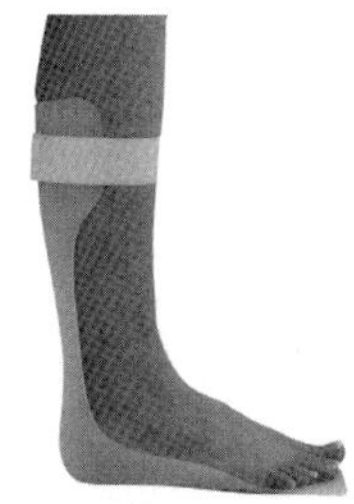 **그림 5-52** PLS AFO ② solid or rigid ankle plastic AFO • 기본 모양은 PLS AFO와 유사하게 제작됨 • 절단 가공선을 복숭아뼈 보다 전방에서 잘라내 발목관절을 거의 감싸게 할 경우 – 발목관절과 후발(hindfoot)의 움직임을 막을 수 있음 – 내반 및 외반 기형을 고정할 수 있음 – 발바닥굽힘(plantar flexion)과 등 쪽굽힘(dorsiflexion)을 제한할 수 있음 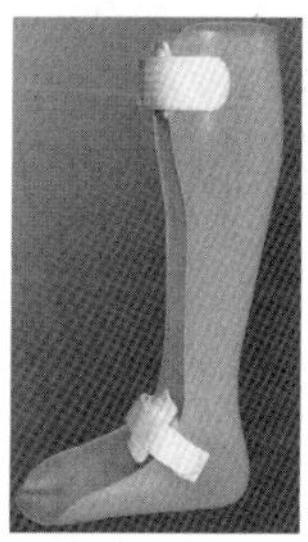 **그림 5-53** solid or rigid ankle plastic AFO

비관절형	③ 기타 • flanged plastic AFO • 나선형 보조기(spiral AFO) • 반 나선형 보조기(hemispiral AFO)
관절형	• hinged plastic AFO • 금속 힌지 AFO • 기타

5. KAFO(Knee ankle foot orthosis)

1) 금속 무릎-발목관절-발 보조기

개요	• 일반적 구성요소 – 구두, 스터럽, 발목관절, 무릎관절, 장딴지 밴드, 두 개의 넓적다리밴드, 업라이트 • 대상 – 소아마비, 척수손상, 뇌 손상, 넙적다리의 골절 – 내반무릎(bow leg, genu varum) – 외반무릎(knock knee, genu valgum) – 엉덩관절 굽힘 구축(hip flexion conracture) 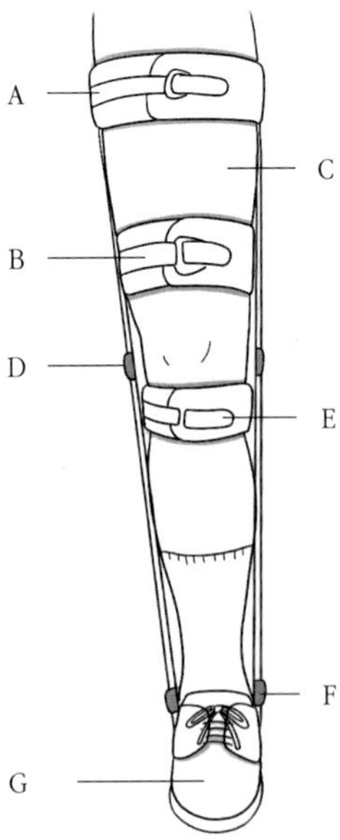 **그림 5-54** A. 상위 대퇴 밴드와 커프, B. 하위 대퇴 밴드와 커프, C. 업라이트, D. 보조기 슬관절, E. 장딴지 밴드, F. 보조기 족관절, G. 구두

보조기 무릎관절	① 단축형태 • 단순구조이며 관리가 편함 • KAFO에서 가장 많이 사용함 • 활동성 있는 환자에게는 부적절함 ② 다축형태 • 인체 무릎관절과 가까움 • 피스톤 작용을 피할 수 있음 • 부품이 많고 크고 무거움
잠금형 무릎관절 장치	① drop ring lock knee joint • 가장 일반적으로 사용하는 잠금장치 • 사각링을 끼워 잠금 및 풀림을 제공 ② spring-loaded pull rod joint • drop ring lock 무릎관절의 변형된 형태임 • 봉을 당기면 잠기고 놓으면 풀림 ③ cam lock (bail lock) joint • 대상 – 수부의 근력 약화 또는 균형 감소로 'drop ring lock'을 쉽게 이용하지 못하는 경우 • 한 번에 양쪽 무릎관절의 잠금과 해제를 조절할 수 있어 매우 편리 함 ④ offset joint • 작동원리 – 체중을 주어질 때 무릎관절은 폄 경향을 보임 ◦ 입각기(stance phase)에서는 잠금장치를 사용하지 않고도 안정됨 ◦ 유각기(swing phase)에서는 무릎을 자유롭게 굽힐 수 있음 • 엉덩관절 폄근이 강한 환자에게 처방 됨
관절가동범위 조절형 무릎관절 장치	① fan lock • drop ring lock 과 함께 사용되어 기립과 보행 시에 원하는 무릎관절의 각도 유지함 ② dial lock • dial lock은 무릎관절의 어느 한 쪽의 운동만을 허용하며 반대쪽은 제한할 수 있음 • 양쪽 모두의 움직임을 원하는 각도에서 제한 가능 함 ③ 기타 • adjustable serrated lock knee joint
업라이트(upright)	종아리에서 무릎관절이 연결되고 그 위로 넓적다리부까지 연장됨

밴드(band)와 커프(cuff)	• 밴드(band) – 장딴지 밴드(calf band), 하위넙적다리밴드(lower thigh band), 상위넙적다리밴드(upper thigh band)가 존재함 – 보통 성인의 경우 장딴지 밴드와 두 개의 넙적다리밴드를 이용함 – 아동일 경우 다리길이에 따라 넙적다리밴드를 하나만 제작하여 이용함
기타	• 무릎 캡(knee cap, patella pad) • 내반무릎 및 외반무릎 스트랩(genu varum and genu valgum strap) • 내반무릎 및 외반무릎 패드(genu varum and genu valgum pad)

2) 플라스틱 무릎-발목관절-발 보조기(Plastic KAFO)

개요	• 무릎관절의 기형 교정과 예방을 위해 사용됨 • 발목관절과 발의 기형과 예방과 기립 및 보행을 위해 사용됨 • 금속 보조기에 비해 가볍고 유지하기가 용이함 • 재성형이 쉽고 미관이 우수함
종류	• 상과형 무릎-발목관절-발 보조기(supracondylar KAFO) • plastic hinged KAFO • plastic KAFO with metal joint

3) 체중부하 무릎-발목관절-발 보조기(Weight-bearing KAFO)

개요	• 대부분 하지에 체중이 부하되지 않아야 하는 경우에 사용 됨
종류	• ischial ring(thomas ring) • ischial band(ischial seat)

6. 무릎 보조기(Knee orthosis, KO)

재래식 무릎 보조기 (Conventional knee orthosis)	• 오직 무릎에 병변이 있을 때 사용함 • 보조기의 총 길이는 필요에 따라 조절 가능함 • 무릎의 불안정성이 있을 때 사용함 • 금속성 보조기 – 흘러내림을 방지하기위해 탄력붕대나 현가방법을 이용해 고정시킴
Swedish knee cage	• 인대 불안정시에 전후방으로 지지를 제공함 • 보행 훈련을 수행할 때 무릎을 안정화시키는 것을 보조함

<table>
<tr><td>Swedish knee cage</td><td>• 장점
– 반장무릎(genu recurvatum)을 효과적으로 조절할 수 있음
– 무릎 캡(knee cap) 등이 필요하지 않으며, 무게가 가벼움
– 무릎을 사용하지 않으며, 잠김 상태가 되지 않음
– 무릎 굴곡 시에 저항이 없음
• 단점
– 앉았을 때 업라이트의 위와 아래 부분이 앞으로 돌출됨</td></tr>
<tr><td>과상부 무릎 보조기 (supracondylar knee orthosis, SKO)</td><td>• 대표적인 플라스틱 무릎 보조기
– 무릎의 내외측 안정성을 견고하게 함
– 반장무릎을 조금 더 확실하게 고정시킴
– 내반무릎과 외반무릎을 교정하기 위해 사용됨
• 목적
– 무릎에서 발생한 기형을 교정하기 보다는 계속되는 진행을 방지하기 위함
– 약간의 변형을 조절하는 정도로 사용됨
• 장점
– 현가장치가 필요하지 않음
– 가벼움
– 사용자가 원하는 대로 외형을 제작할 수 있음
• 단점
– 앉을 경우, 무릎 상부가 튀어나옴</td></tr>
<tr><td>Lenox Hill KO</td><td>• 앞십자인대의 파열로 인해 부가적인 기능적 결손을 방지하기 위해 설계됨
• “물리치료”와 “예방목적”의 무릎 보조기의 발전을 가져옴
• 무릎의 완전 굽힘을 허용하면서 회전에 대한 안정성을 제공함
• 주로 스포츠 활동 시에 사용됨</td></tr>
<tr><td>구축 조절을 위한 무릎 보조기 (contracture-reducing KO)</td><td>① adjustable hinged KO(dial lock KO)
• 조절이 가능한 무릎을 사용하여 관절가동범위를 증가시키며 사용함
• 환자의 구축이 감소함에 따라 조절해 가면서 사용이 가능함
② 기타
• KO with turnbuckle
• knee extension cage
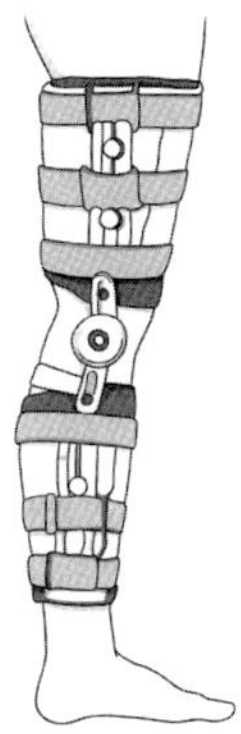
그림 5-55 adjustable hinged KO</td></tr>
</table>

기타	• patellar tendon strap • dynamic patello-femoral orthosis(sleeve) • postoperative knee immobilizer

7. 특수 질환에 사용되는 보조기

1) 선천성 엉덩관절 탈구에 사용되는 보조기

Pavlik harness	• 엉덩관절의 형성장애(hip dysplasia), 엉덩관절의 선천적 탈구(congenital dislocation), 엉덩관절 아탈구(subluxation) 등에 사용됨 • 8개월 이하의 유아에게 가장 효과가 크다고 알려짐 • 가슴 스트랩(chest strap), 어깨 스트랩(shoulder strap), 두 개의 다리 스크랩(leg strap)으로 구성됨 • 동적인 보조기(dynamic orthosis)로써 운동을 허용함 • X선 촬영하여 비구(acetabulum)안에서 넙적다리뼈머리가 적당한 위치에 자리하는지를 확인할 수 있음 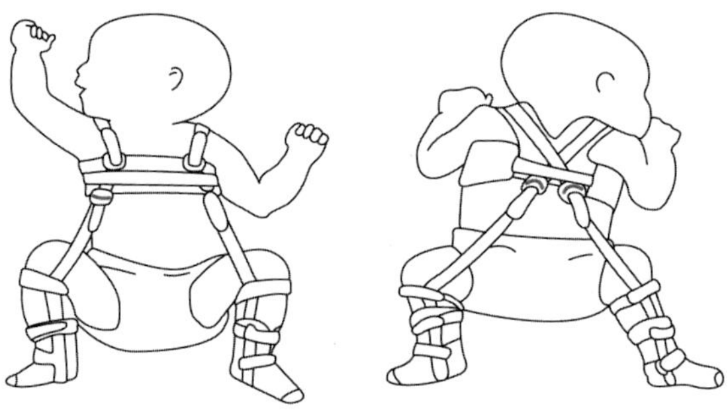 **그림 5-56** Pavlik harness
Ilfeld orthosis	• 발달성 엉덩관절 탈구와 수술 후 엉덩관절을 외전상태로 유지할 목적으로 사용됨 • 수동적이며 엉덩관절의 움직임을 진전시키지 않음 • 아동의 엉덩관절 질환 치료에 제한점이 있으나 수술 후 엉덩관절 외전을 유지할 때에는 효과적임 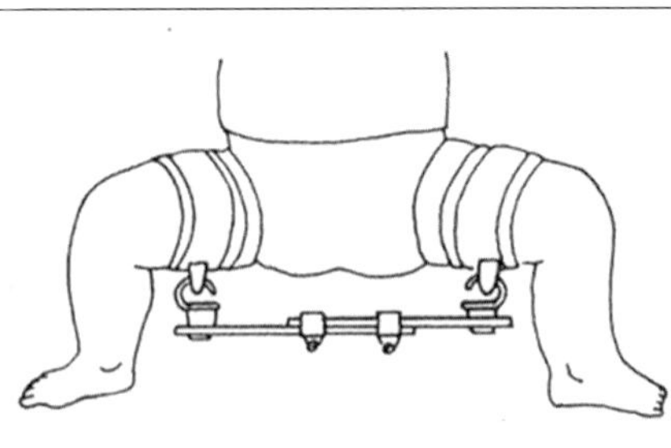 **그림 5-57** Ilfeld orthosis • 수면시간 포함하여 24시간 내내 외전자세 유지하려 할 때 많이 사용됨

기타	① Von rosen orthosis • 엉덩관절 형성장애(hip dysplasia)와 선천성 엉덩관절 탈구(congenital-hip dislocation)에 효과적임 • 수동적인 움직임을 제한, 엉덩관절의 외전과 굽힘을 조절할 수 있다는 점에서 ilfeld orthosis와 유사함 ② Frejka pillow splint • 대부분 엉덩관절 형성 장애(hip dysplasia)에만 사용됨 • 엉덩관절의 선천성 아탈구나 선천성 엉덩관절 탈구에는 부적합함 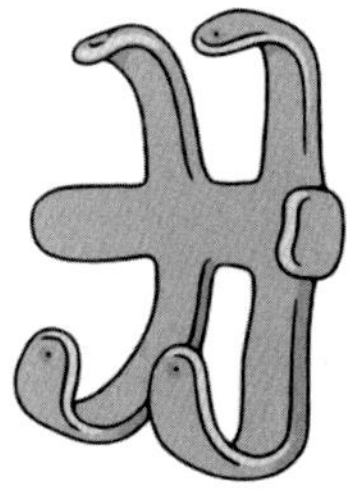 **그림 5-58** Von rosen orthosis

2) 하지의 회전 변형(Torsional deformity)에 적용되는 보조기

Denis browne orthosis	• 하지에 대한 회전축의 변형에 가장 흔하게 사용됨 • 만곡족(club foot) 교정을 위해 사용되는 것으로 유명함 • 소아에게 야간용 보조기로서 아주 많이 사용되고 있음 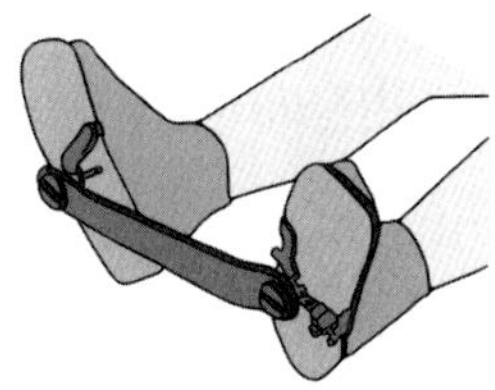 **그림 5-59** Denis browne orthosis
Torsion shaft orthosis (twister orthosis)	• 엉덩관절, 무릎관절, 발목관절, 발의 외회전 및 내회전을 보조하기 위해 하지의 장축 주위에 발생하는 비틀림 모멘트(twisting moment)를 제공하기 위해 사용됨 • 케이블 형은 발의 진행각도를 개선하는데 효과적으로 사용됨 • 외관이 좋지 않은 있음 • 외회전을 교정할 경우에는 주로 탄성재질의 스트랩 디자인을 사용함 • 구두와 허리벨트에 부착을 위해 정확한 길이로 측정되어야 함 • 무릎관절 회전에 대해 느슨해지거나 영구적인 정강이뼈 외측염전기형(external tibial torsion deformity)이 생길 수 있으므로 주의해서 적용시켜야 함 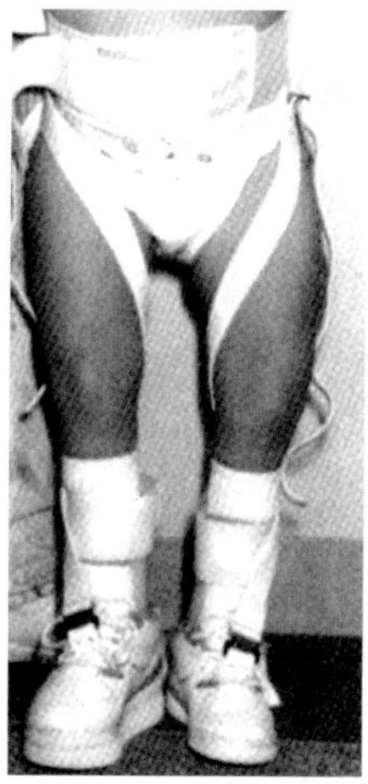 **그림 5-60** Torsion shaft orthosis

3) Legg-calve-perthes병에 적용되는 보조기

Toronto orthosis	• 비구내에 넙적다리뼈머리를 유지하기 위해 엉덩관절을 45° 외전 및 15° 내회전시켜 양측에 적용함 • 보행을 위해 무릎관절 굽힘이 가능함 • 앉았을 때에도 엉덩관절 외전을 유지시켜줌 • 엉덩관절은 항상 내회전 상태를 유지해 주어야 함 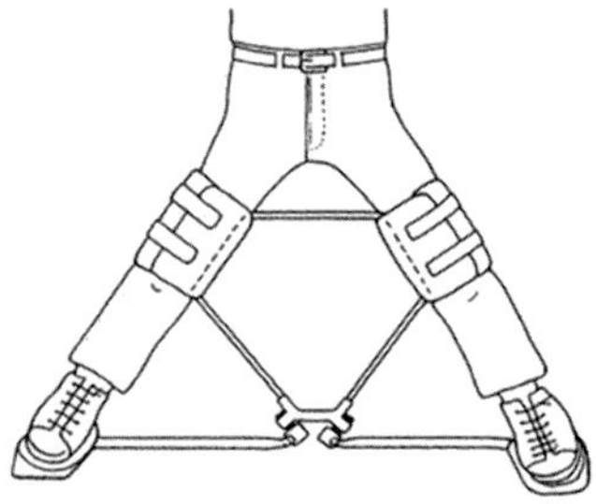 **그림 5-61** Toronto orthosis
기타	• Newington ambulatory abduction orthosis • Scottish rite orthosis • Trilateral socket hip abduction orthosis(trilateral orthosis)

4) 하반신마비에 사용되는 보조기

Standing frame orthosis	• 기립을 위해 모든 관절을 중립 자세로 고정시켜줌 • 상지의 사용을 자유롭게 하면서 독립적인 기립(standing)을 위해 디자인 된 것으로 가장 기본적인 형태임 • 보조기를 착용하고도 swing-through 보행이 가능함 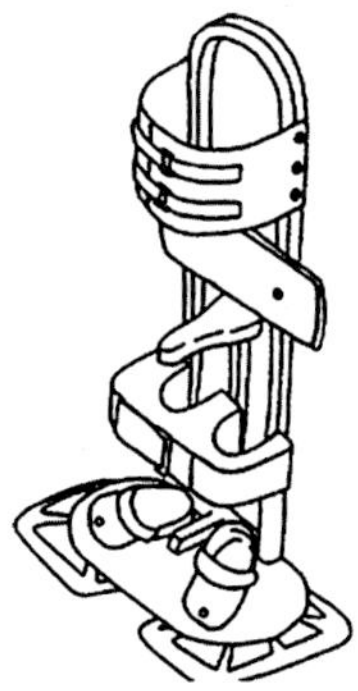 **그림 5-62** standing frame orthosis
Parapodium (standing-sitting orthosis for children)	• 앉거나 서기 뿐만 아니라 두 가지 자세를 서로 바꿀 수 있는 독립적 능력을 제공함 • 주로 3세 이상의 아동에게 사용함 • 기립을 위해서는 모든 관절을 중립자세로 고정시켜주는 반면 앉기 자세를 위해 엉덩관절과 무릎관절을 조절손잡이로 잠금장치를 풀어줄 수 있음 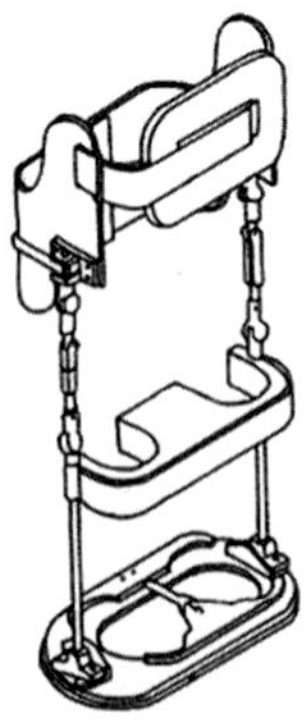 **그림 5-63** parapodium
기타	• Scott-craig orthosis • RGO(reciprocating gait orthosis)

OCCUPATIONAL THERAPY

6

C·H·A·P·T·E·R

운전재활

2024 OCCUPATIONAL THERAPY

꼭!
알고 넘어가기!!

- 운전 관련 평가 요소를 이해해야 한다.
- 장애에 따른 운전 보조도구에 대해 학습해야 한다.

6.1 운전 평가(Driving assessment)

1. 운전평가와 장애(Driving evaluations and disabilities)

척추손상(spinal cord injuries, SCI) 환자의 운전	① 불완전 손상(incomplete injury) • 운전자 재활훈련에 참가할 수 있음 ② 완전 손상(complete injury) • 손상의 수준에 따른 직접적인 중재 프로토콜(intervention protocols)이 필요함 ③ 운전을 위한 차량개조 • 양측 하지마비와 $C_{7\sim8}$ 손상 환자 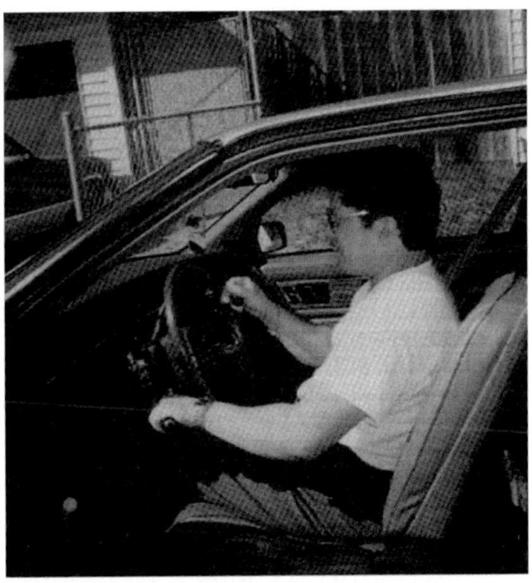 **그림 6-1** 하지마비 환자의 기본 장치(운전대의 회전형(spinner) 손잡이와 손으로 조작하는 액셀과 브레이크). 대부분의 차량에 장착이 가능함(트럭, 스포츠형 자동차 등) • $C_{4\sim5}$ 수준의 SCI 클라이언트의 운전장치(그림 6-2) – 공학적 개조를 통해 안전운전이 가능함

<table>
<tr>
<td>척추손상(spinal cord injuries, SCI) 환자의 운전</td>
<td>
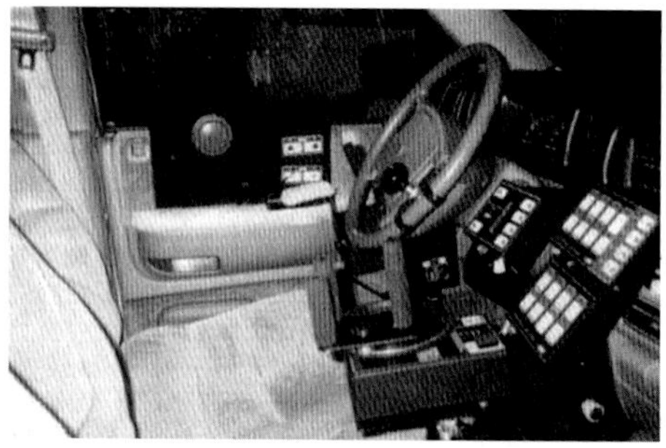
그림 6-2 고도의 첨단장치들이 운동 기술을 보상함. 왼쪽의 전자 브레이크 장치, 왼쪽 팔꿈치 부위의 리모트 컨트롤 버튼, 오른쪽의 7인치형 리모트 운전대(trip in steering device), 다양한 기능을 위한 스위치 콘솔들(기어, 창문, 헤드라이트 등)
<table>
<tr>
<td>차량개조의 내용</td>
<td>• 자동 변속기, 표준 파워 핸들, 브레이크
• 손 조작(hand control)을 통한 엑셀과 브레이크의 사용
• 핸들장치
  – 대체적으로 회전 공 손잡이(spinner knob) 또는 V-grip을 사용함
• 상체 지지 스트랩
• 경적, 지시등, 와이퍼에 대한 접근성 증진 또는 원격조종 스위치의 사용
• 주차 브레이크의 신장</td>
</tr>
</table>
</td>
</tr>
<tr>
<td>기타 신경학적 문제 (neurological conditions)</td>
<td>① 뇌손상 등의 신경학적 상태
• 운전에 필요한 수행과 처리기술의 혼란을 보일 수 있음
• 불완전한 신경학적 정보는 집중의 창을 좁게 할 수 있음(그림 6-3)
• 치료적 중재(therapeutic intervention)
  – 진행 촉진(facilitation progress)을 통해 계속적 피드백과 수정을 사용함
• 진보적인 이동 프로그램(progressive mobility programs)
  – 필요한 기회를 제공하는 방법으로 실내 환경에서 느린 보행 또는 바퀴달린 것을 이용한 이동
  – 성공적인 결과
    → 적절한 방향 설정
    → 의사소통기능의 인식과 사용
    → 부드러운(smooth) 운동기술 사용
    → 통합된 패턴의 사용
• 적극적 탑승자와 설명이 있는 운전(active passenger and narrative driving)
  – 클라이언트는 탑승자로서만 참여할 수 있음
    → 안전을 위해 움직이는 차량 안에서의 수행하는 방법
  – 목표
    → 눈에 띄는 변화들을 눈으로 보고 말하게 함
      ◦ 도로 표지판, 도로표시, 교통신호, 위험, 주의가 필요한 상황 등</td>
</tr>
</table>

기타 신경학적 문제 (neurological conditions)	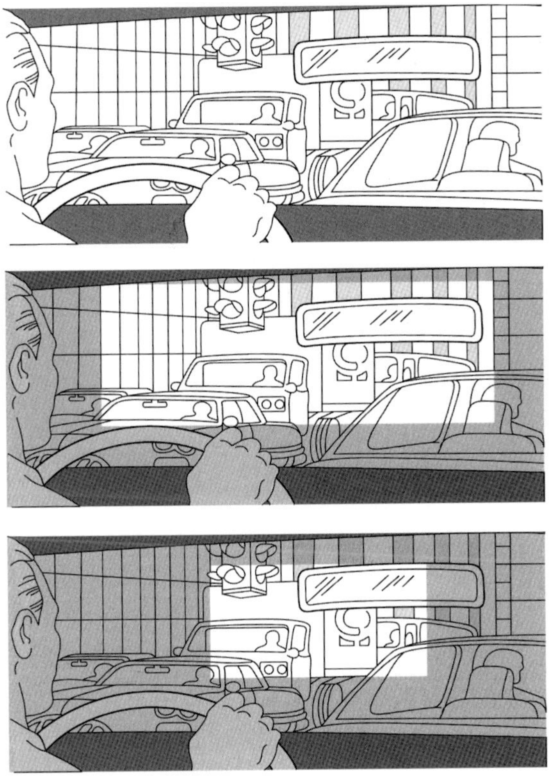 **그림 6-3** **첫 번째 그림은 정상이며, 점차 좁혀지는 시각집중이다.** 시각처리 속도 및 분리된 집중력의 손상 정도의 크기를 의미함

2. 운전평가(Driving assessment)

1) 평가내용

시각기능	• 시력(visual acuity) • 사시(phoria) • 정렬(alignment) • 빠른 안구운동(saccades) • 안구추적(occulomotor pursuits) • 시야(field of vision)
운동기능	• 근력 • AROM • 반응속도 • 자세조절 능력

3. 인지 및 시지각 기술(Cognitive and visual-perceptual skills)

- 운전자는 빠른 환경적 변화에 대응하는 적절한 정신기능을 가지고 있어야 함

인지 기능	• 지속적이고 선택적인 집중(sustained and selective attention) • 시작(initation) • 의사결정(decision making) • 안전에 대한 판단(safety judgment) • 문제 해결(problem solving) • 계획하기(planning)
시지각 기능	• 시각적 조직화(visual organizations) • 시각적 탐색 및 스캐닝(visual searching and scanning) • 공간관계(spatial relations) • 방향 감각(sense of direction) • 시각 처리 속도(visual processing speed)

4. 정적 평가(Stationary assessment)

운전 전 평가	• 엔진 켜기 • 보조 장비 사용하기 • 핸들, 엑셀, 브레이크 등 조작하기 기술
단점	• 도로주행의 실제 수행을 예측하기 어려움 • 최종 장비의 선택(final equipment needs)을 예측하기 어려움 • 평가과정에서 제안된 장비들을 개조하거나 사용하지 못할 수도 있음
운전 시작 전의 습관들 및 일상적 과제 (pre-driving habits and routines)	• 차량까지의 이동 • 키 넣고 돌리기 • 차문을 열고 닫기 • 차량으로 들어가고 나오기 • 이동장치 올리기 및 내리기 　– 지팡이, 워커, 휠체어 등 • 운전석 조절 • 거울 조절 • 안전벨트 착용 • 시야 확보

1차 조절장치 **(primary controls)**	① 핸들 조절 평가(steering control assessment) • 평가내용 – 클라이언트의 운동 기술이 핸들 조절에 적절한지를 평가함 • 자세조절 평가 – 적절한 시야를 확보하고, 최적의 운동 기술 수행을 하기 위해 실시함 – 몸의 안전성이 좋지 않을 경우 특별한 보조도구가 필요함 → 상체지지 기구, 가슴 스트랩(chest strap) 등 • 핸들 보조도구 – 핸들 조작능력을 향상시킴 – 두 손으로 핸들을 조절하기 어려울 경우 사용됨 – 종류 → spinner knob, V-grip, tri-pin, palmar cuff, amputee ring 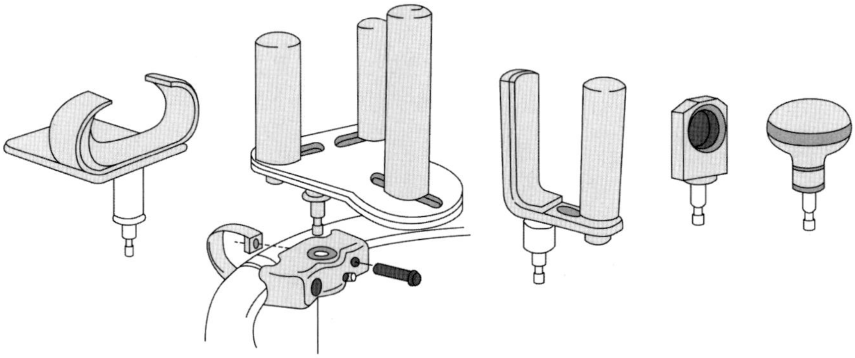 **그림 6-4 다양한 핸들 보조도구** ② 가속 페달 및 브레이크 조절장치(accelerator and brake controls) • 오른쪽 편마비의 경우 – 가속 페달을 왼쪽에 설치하여 보상함 • 하지의 수행 기술능력이 부족할 경우 – 상지를 사용하여 가속페달이나 브레이크 페달을 작동함
2차 조절장치 **(second controls)**	• 다양한 보조 스위치를 통해 활성화시킴 • 지시등, 경적, 전조등, 와이퍼 등의 작동

2차 조절장치
(second controls)

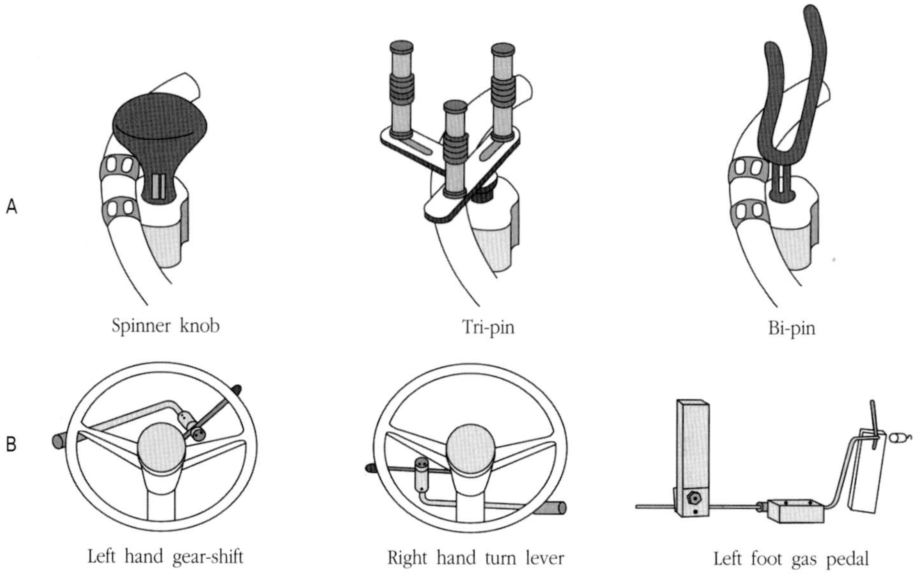

그림 6-5 A는 운전대(steering) 보조도구들이다. B는 다양한 운전보조도구들이다.

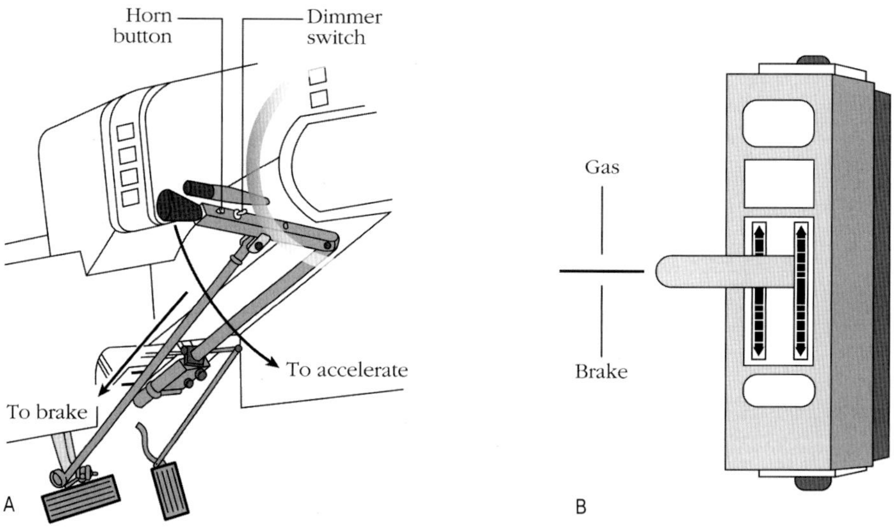

그림 6-6 가속 페달과 브레이크

A는 직각형(right angle) 수동 시스템(mechanical hand controls)이다. 사용자의 기능은 어깨뼈의 안전성(scapular stabilization)과 어깨관절 굽힘근 및 안쪽 돌림근의 근력이 4− 이상이여야 하며, 팔꿈치 폄근의 MMT가 4− 이상이어야 한다. B는 'Electroserver hand control'이다. 사용자의 기능은 어깨와 팔꿈치의 근력이 MMT 3등급 이상이어야 하며, 4인치 이상 움직임이 가능해야 한다. 손가락 및 어깨의 굽힘과 폄 동작을 이용해 작동시킬 수 있다.

OCCUPATIONAL THERAPY

7

C·H·A·P·T·E·R

감각기능장애의 평가와 중재

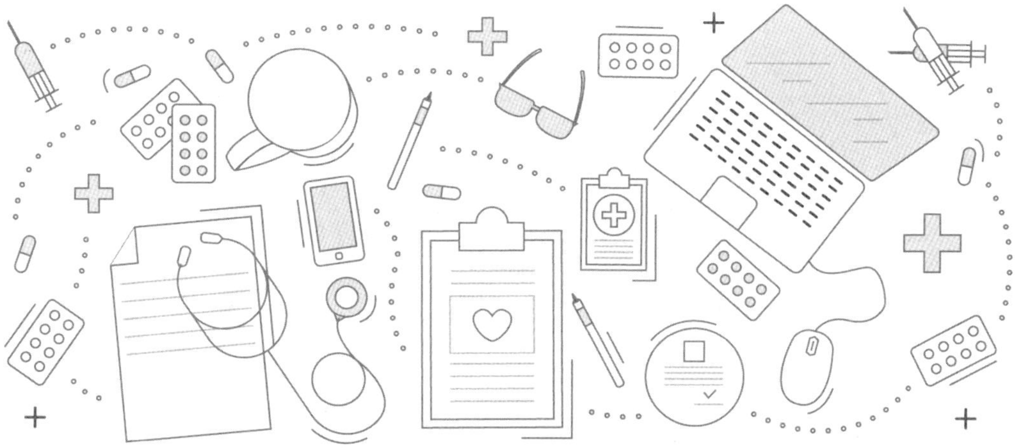

2024 OCCUPATIONAL THERAPY

꼭! 알고 넘어가기!!

- 신체감각별 평가 종류를 이해해야 한다.
- 다양한 평가도구의 수행방법과 결과를 해석할 수 있어야 한다.

7.1 신체감각계(Somatosensory system)

개요	• 정의 – 피부표면이나, 근골격계와 같은 깊은 곳에서의 감각입력을 다룸 – 감각은 신체의 말단에 위치한 수용기에서 받아들여져서 척수를 타고 뇌로 전달됨 • 감각 수용기의 종류 – 기계적 수용기 : 촉각, 압각, 신장, 진동감각 같은 물리적 변형에 의한 자극에 반응함 – 화학적 수용기 : 세포가 손상될 때 분비되는 물질로 인한 화학적 변화에 의해 자극되기 때문에 세포 손상에 대해 반응함 – 온도 수용기 : 열이나 냉기 자극에 대해 반응함 • 피부분절 – 하나의 척수등쪽신경절에서 나오는 척수신경이 피부를 지배하는 면적임 – 피부분절이 손상된 부분은 손상당한 척수신경과 연관됨 – 어떤 말초신경은 피부분절의 유형과는 조금 다른 신경지배를 하고 있기 때문에 팔 신경얼기와 허리엉치신경얼기와 같은 감각섬유의 재그룹화를 고려함(그림 7-1) • 신체감각계의 손상 – 감각이상증 : 저림, 전기감전 같은 느낌, 따끔거림과 같은 증상 – 감각과민증 : 신경재생이 일어나는 동안에 통증이 증가되는 증상 – 감각이상 : 자극을 받는 부분에서 불쾌한 감각을 느끼는 것 – 이질통증 : 통상적으로 아프지 않는 것을 아픈 것으로 반응하는 경우

개요

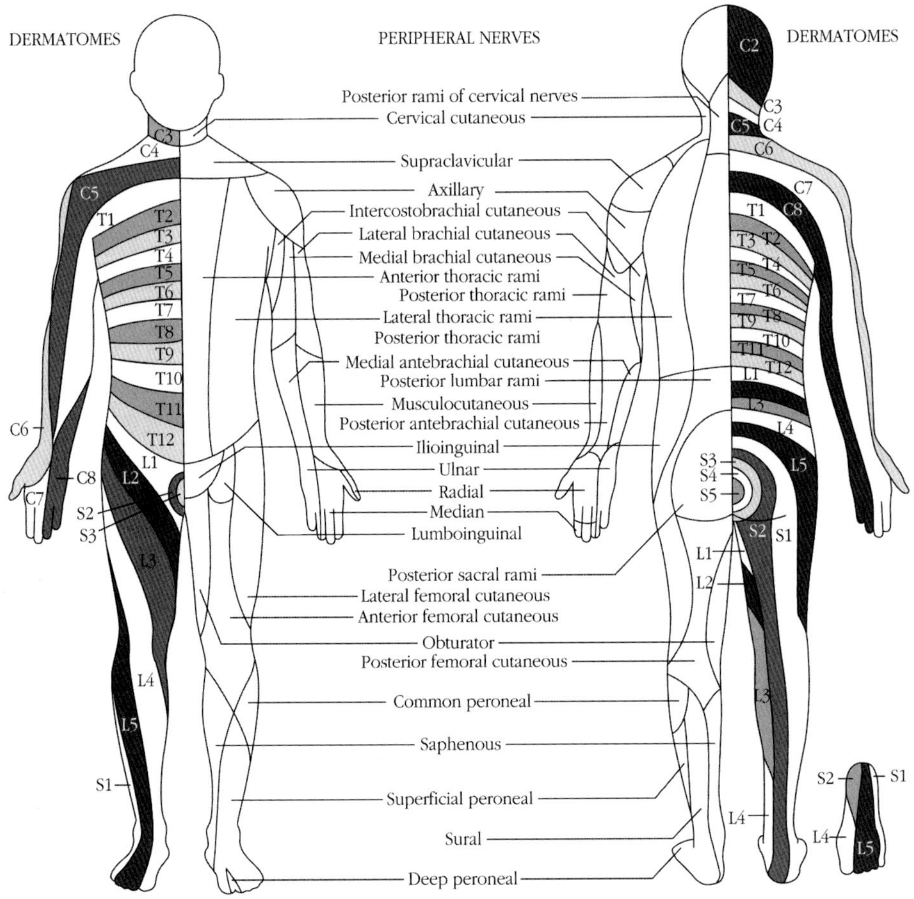

그림 7-1 피부신경분포와 피부분절

1. 표면감각(superficial sensation)

<table>
<tr><td>개요</td><td>• 통증, 온도, 촉각을 말함
– 피부감각이라고도 함
• 근위부는 원위부에 비해 감각수용기가 더 밀집되어 있음
– 손가락 끝 감각을 높이는 것에 기여함
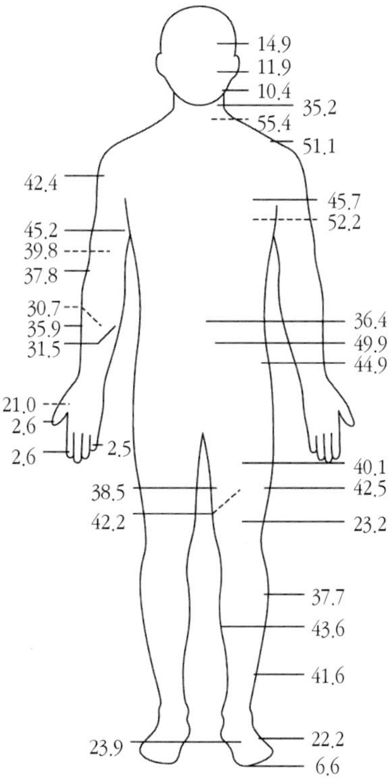

그림 7-2 신체부위별 두점판별검사 정상기준치</td></tr>
<tr><td>감각문제</td><td>• 수포, 변화된 땀분비 패턴, 굳은살, 건조된 피부, 상처, 창백한 피부 등의 추가적 문제가 생김
• 일상활동에서 클라이언트에게 시각적 보상 기술을 가르쳐야 함
• 신경손상은 연부조직의 위축을 초래함</td></tr>
<tr><td>감각검사 시 주의 사항</td><td>• 클라이언트의 손을 완전히 지지하는 것이 중요함
• 검사자의 손을 사용하여 지지하거나 치료용 고무찰흙에 클라이언트의 손을 고정하는 방법을 사용하고 있음
– 클라이언트의 손이 움직여서 검사가 진행되는 동안 방해되는 다른 감각정보를 차단하기 위함</td></tr>
</table>

<table>
<tr>
<td>감각검사에 영향을 미치는 요소들</td>
<td>

① 환경

• 주변의 소음과 같은 다른 감각들이 차단된 상태가 되도록 함

② 클라이언트

• 집중하는 능력, 불안 정도, 피부의 굳은살 등이 영향을 미침

③ 도구

• 측정 가능성, 도구의 품질 등이 영향을 미침

④ 방법

• 표준적 방법, 손의 지지와 고정, 도구적용을 일관적으로 하는 것, 감각자극 적용의 타이밍과 공간의 다양성, 적절한 기록 등이 요구됨

⑤ 검사자

• 기술, 경험, 집중 정도에 의해 영향을 받음

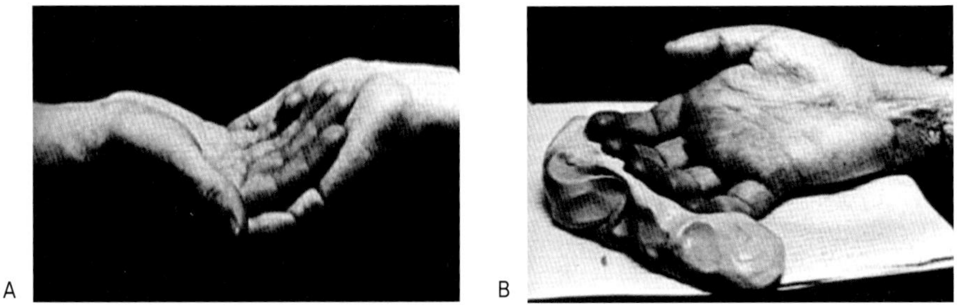

그림 7-3 검사하는 동안 손을 지지하는 방법. **A.** 검사자의 손 안에서 **B.** 치료용 점토 안에서

• 시야를 가려 보이지 않는 상태에서 실시함

• 눈을 감도록 요청하거나 다른 방법으로 시각을 차단할 수 있음

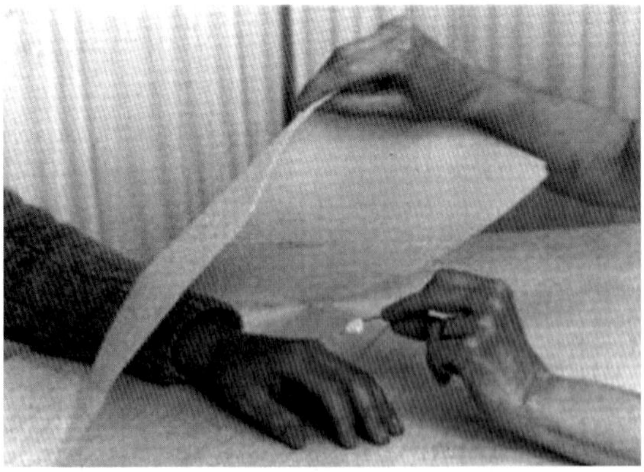

그림 7-4 감각검사를 하는 동안 시각을 차단하는 방법 중 한 가지

• 손바닥모양의 그림에 격자를 그려 넣은 기록지를 이용해서 검사 결과로 기록하는 데 사용함(그림 7-5)

</td>
</tr>
</table>

감각검사에 영향을 미치는 요소들

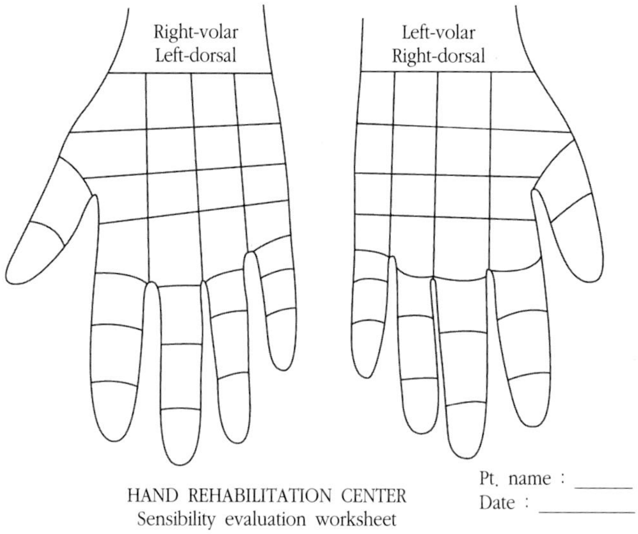

그림 7-5 격자 무늬 기록지

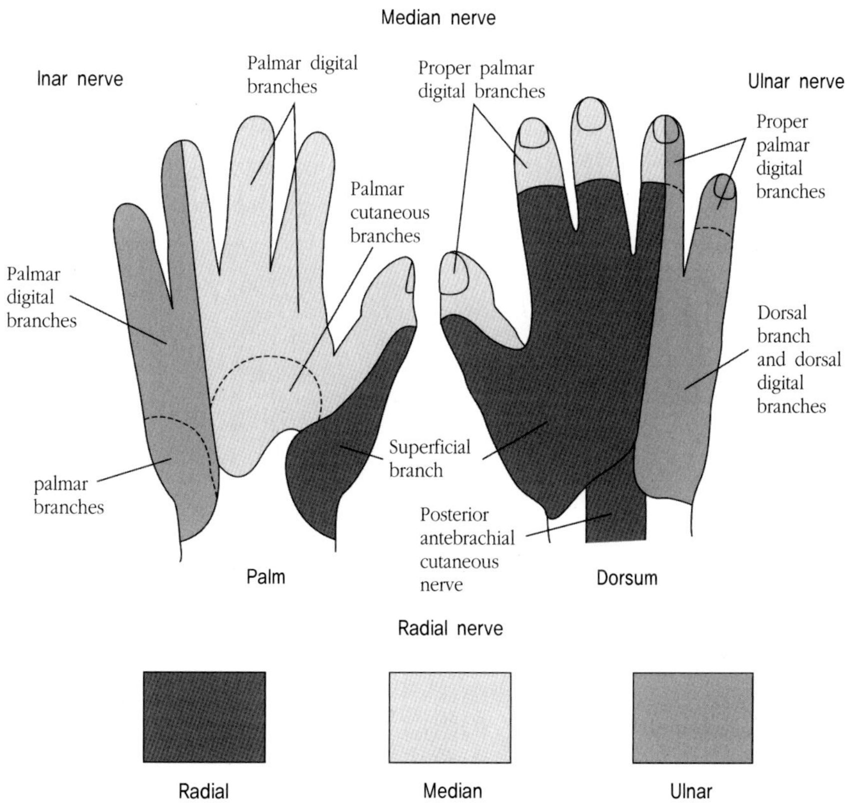

그림 7-6 손의 감각 구별

감각선별검사 (Screening)	• 감각손실 경험의 한계 조건을 결정함 – 시간을 절약하는 방법임
Mary's 중간(정중) 신경 평가	• 검지 Tip test, 집게손가락 Tip test 등
자신경 평가	• 먼쪽과 가까운쪽 작은손가락, 가까운 손바닥 자쪽 생김새 평가
노신경 평가	• 엄지 갈퀴(Web) 공간을 평가함 • 그림 7-7의 손의 감각 구별 사진 참고
통증 감각 (pain sensation)	• 실제 또는 잠재적 세포 손상과 관련된 불쾌한 감각과 지각 경험이 됨 • 주관적이고 다차원적임 • 예방조치를 위해 사용함 • 통증(보호 감각)에 대한 평가(test for pain) – 순서 → 소독한 안전핀을 사용함 → 손에 통증 반응을 이끌어내는 데 필요한 압력을 측정함 → 안전핀의 날카로움과 둔함 사이에 무작위로 적용함 – 반응 → 클라이언트는 "날카로운" 또는 "둔한"으로 반응함 – 점수 → 모두 정답은 보호 감각을 나타냄 A 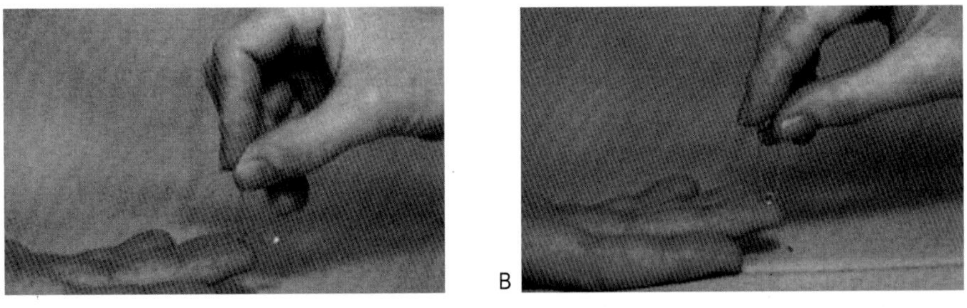 B **그림 7-7** 감각 검사. A. 날카로운. B. 둔한
온도 인식 평가 (Test for Temperature Awareness(Protective Sensation))	① 순서 • 테스트 튜브(test tubes) 또는 뜨겁거나 차가운 액체로 가득 차 있는 금속 실린더를 적용함 ② 반응 • 클라이언트가 "뜨겁다" 또는 "차갑다"로 표현함 ③ 점수 • 옳은 반응 : 차가운 반응과 뜨거운 반응에 정확히 반응함 • 잘못된 반응 : 하나 또는 두 가지에 손상된 온도 인식을 보임

<table>
<tr>
<td>온도 인식 평가
(Test for Temperature Awareness(Protective Sensation))</td>
<td>

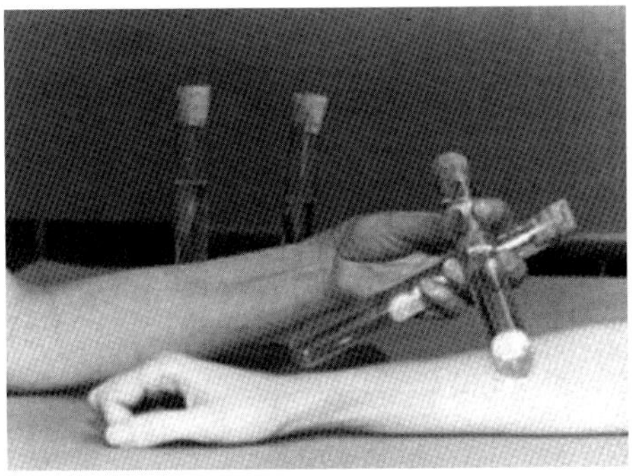

그림 7-8 온도감각검사

</td>
</tr>
<tr>
<td>촉각을 위한 테스트
(Testing for Touch Sensation)</td>
<td>

① 두－점 분별(Two-point Discrimination)

- 정적분별검사, 동적분별검사 있음
- 순서
  - 손가락과 엄지의 패드부분에만 실시함
  - 5mm로 시작함
  - 가벼운 압박감각을 적용함
  - 접촉된 피부 표면 하얗게 되면 멈춤
  - 적절한 반응이 계속될 때까지 두 점 간의 간격 늘려감
  - 두점 거리가 15mm가 넘으면 검사를 중단함
- 반응 : 하나, 둘, 모름으로 답함
- 점수 : 10번의 자극에서 7번을 맞히면 적절한 반응임

<table>
<tr><th>분류</th><th>거리</th></tr>
<tr><td>정상(Normal)</td><td>1～5mm</td></tr>
<tr><td>양호한(Fair)</td><td>6～10mm</td></tr>
<tr><td>어려운(Poor)</td><td>11～15mm</td></tr>
<tr><td>보호감각(Protective)</td><td>한 점으로 지각</td></tr>
<tr><td>무감각(Anesthetic)</td><td>지각 불가</td></tr>
</table>

a. 정적 두점판별검사(Test for static two-point Discrimination)

<table>
<tr>
<td>과정</td>
<td>

- Disk-Criminator나 Boley 게이지를 사용함
- 검사는 손가락과 엄지의 패드부분에만 실시함
- 시작은 5mm 거리로 해서 시작함
  - 15mm까지만 진행함
- 무작위적으로 한번 또는 두 번에 자극을 주고 그리고 자측면에 각각의 손가락에 10번을 적용함
- 가벼운 압박감각을 적용하고, 접촉된 피부 표면이 하얗게 되면 멈춤

</td>
</tr>
</table>

</td>
</tr>
</table>

촉각을 위한 테스트 (Testing for Touch Sensation)

반응	• 클라이언트의 반응이 "한번 또는 두 번 또는 모르겠다"라는 반응을 보임
점수화	• 10번의 자극에서 7번을 맞히면 적절한 반응임 • 적절한 반응이 계속될 때까지 두 점간의 간격을 늘려나감
표준거리	• 1～5mm : 정상상태의 두점판별검사임 • 6～10mm : 과한상태의 두점판별검사임 • 11～15mm : 부족한상태의 두점판별검사임

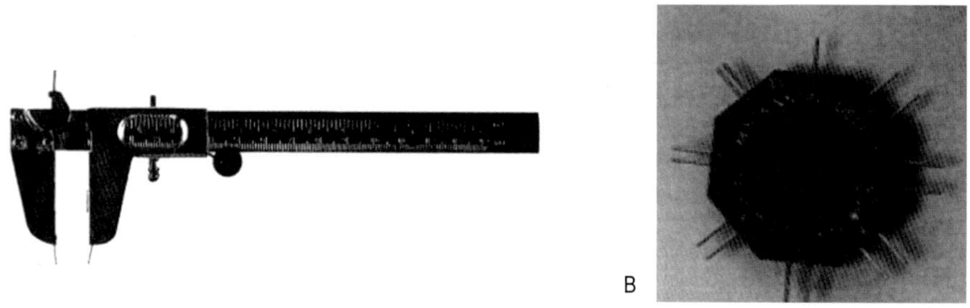

그림 7-9 A. Boley 게이지 B. 정적, 동적 두점판별검사를 위한 Disk-Criminator

b. 동적 두점판별검사(Test for Moving two-point discrimination)

과정	• 두 점 간의 거리는 8mm에서 시작함 • 무작위로 한 점 또는 두 점을 선택함 – 손가락끝의 먼쪽 부위에서 몸쪽 방향으로 움직이며 적용함 • 두 점은 뼈 축 방향과 평행하게 두 점을 유지하도록 함 • 말단신경을 자극하지 않도록 함 • 클라이언트가 정확하게 작은 거리를 인식하고 응답하는 경우 점 사이의 거리를 감소하고 찾을 때까지 순서를 반복함
반응	• 클라이언트의 상태가 "한 번, 또는 두 번, 또는 모르겠다"라고 대답함
점수화	• 클라이언트의 반응이 정확히 10회 중 7번 이상이면 정상임
표준상태	• 2～4mm : 4살에서 60살까지 나타남 • 4～6mm : 60살 이상에서 나타남

<table>
<tr>
<td>촉각을 위한 테스트
(Testing for Touch Sensation)</td>
<td>
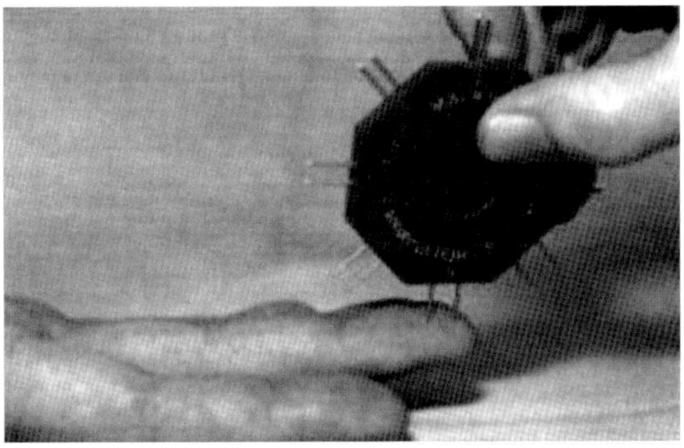
그림 7-10 두 점 판별 검사
② 촉각－압박(touch-pressure)
• 가벼운 촉각
－ 피부 표면의 수용체에 의해 지각됨
－ 손을 사용함에 있어 세밀한 구별기능을 하게 하는 데 중요한 역할을 함
• 압각(또는 깊은 촉각)
－ 피부 아래에 있는 조직의 수용체에 의해 감지됨
－ 보호감각으로써 중요한 역할을 함
• 촉각－압박감각 검사
－ 가벼운 촉각에서부터 깊은 압박감각까지의 다양한 폭으로 실시됨
－ 손목터널증후군과 같은 신경 압박이 있는 클라이언트에게 적용되는 대표적인 검사임
－ 5개의 모노필라멘트(monofilaments) 세트를 자주 사용함
<table>
<tr>
<td>모노
필라멘트
세트</td>
<td>
• 1.65의 monofilament로 시작함
• 필라멘트는 1.65～6.65까지로 분류됨
• 1～1.5초간 누름
• 필라멘트는 1～1.5초의 간격을 두고 자극함
• 떼고 1～1.5초를 기다림
• 압력의 양은 필라멘트가 구부러질 때까지로 함
• 가장 가는 필라멘트는 느끼기 어려움
• 필라멘트 번호가 4.08 이상은 한 번씩만 검사함
• 정상 압박감각의 역치를 평가함
• 클라이언트가 압박 감각을 인식할 때까지 압력을 높여나가는 식으로 적용함
• 손바닥 쪽의 검사가 끝난 다음에는 손등 검사로 진행함
</td>
</tr>
</table>
</td>
</tr>
</table>

<table>
<tr>
<td>촉각을 위한 테스트
(Testing for Touch Sensation)</td>
<td>
<table>
<tr><td>반응</td><td>• 클라이언트가 느껴진다고 말함</td></tr>
<tr><td>점수화</td><td>• 초록(1.65에서 2.83)의 상태는 표준 정상감각 상태
• 파랑(3.22에서 3.61)의 상태는 정상감각의 무뎌짐 상태(가벼운 촉각 손상)
• 보라(3.84에서 4.31)의 상태는 보호감각의 감소 상태
• 빨강(4.56에서 6.65)의 상태는 보호감각의 상실 상태
• 측정불가(untestable)는 가장 큰 모노필라멘트에 무반응 상태</td></tr>
</table>
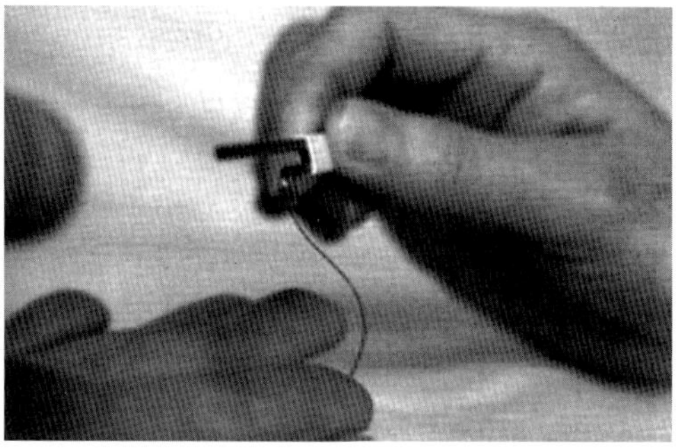
그림 7-11 클라이언트의 손가락 끝에 모노필라멘트로 감각 압력을 적용함
</td>
</tr>
<tr>
<td>고유수용성
(Proprioception)</td>
<td>
① 고유수용성평가 과정
• 팔꿈치, 손목 또는 손가락의 측면을 잡고 실시함
• 굽힘 또는 폄으로 신체 일부를 이동시킴
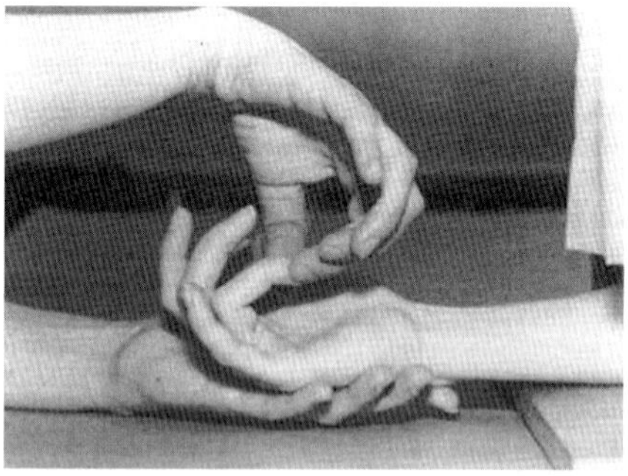
그림 7-12 손가락의 고유수용성감각 검사
• 반응
– 클라이언트는 몸의 일부가 ‘위’ 또는 ‘아래’로 움직였음을 표현함
• 점수화
– 정확한 반응은 고유수용성감각이 있음을 의미함
– kinesthesia는 때때로 proprioception과 상호 교환적으로 사용됨
</td>
</tr>
</table>

입체감각인식 (Stereognosis)

① Moberg Pickup Test

- 정중 또는 자신경이 손상된 클라이언트에게 적용함
- 클라이언트가 운동 참여 능력을 갖춘 경우에 적용함
- Moberg Pickup Test를 기본으로 함
  - Moberg Pickup Test는 물체 정의하기를 요구하지 않음
- Dellon의 수정된 Moberg 집기 검사

절차	• 12개의 표준화 된 품목으로 시작함 : large nut, wing nut, hex nut, small square nut, screw, key, nickel, dime, washer, safety pin, paper clip, and nail
Test 1	• 클라이언트는 아이템들을 가능한 빠르게 박스 안으로 넣음 • 두 번의 시도동안 기록함
Test 2	• 테스트 1을 하는 동안 기능 손상이 너무 심각하지 않을 경우에만 실시함 • 클라이언트의 시야를 차단함 • 검사자는 도구를 클라이언트의 노뼈쪽 손가락에 하나씩 놓고 무엇인지 질문함 • 검사자는 각 도구마다 걸리는 시간을 기록하며 한 도구 당 걸리는 최대시간은 30초로 제한함 • 각각의 도구를 클라이언트 손에 두 번씩 올려놓음

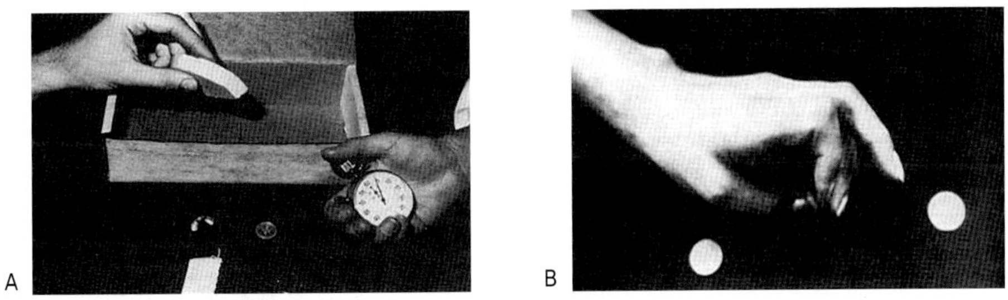

그림 7-13 The Dellon modification of the Moberg Pickup Test

촉각 지점 찾기 (Localization of Touch)

- 촉각의 위치 찾기는 기능적 감각검사로 간주됨
- 이는 이 검사와 두점판별검사 간의 상관관계가 높기 때문임
- 검사는 감각손상 뒤 클라이언트의 기초선이 되는 수준과 예상되는 기능적 예후를 파악하는 데 도움됨
- 신경회복을 측정하는 데 중요함

<table>
<tr><td rowspan="4">촉각 지점 찾기
(Localization of Touch)</td><td colspan="2">• 테스트는 일정한(정적) 감각 또는 이동 감각으로 수행할 수 있음
• 촉각의 국소화는 클라이언트의 능력들의 인지 구성요소를 반영하기 위해 많이 생각됨
– 대뇌피질의 처리가 촉각 구별의 테스트로 간주되기 때문에 감각 압력 테스트와 다름
① 감각 국소화 테스트(Test for Localization of Touch)</td></tr>
<tr><td>절차</td><td>• 클라이언트가 감지하는 가장 적은 지름의 필라멘트를 사용함
– 감각이 소실된 전체 영역에 걸쳐 같은 필라멘트로 자극함
– 손 격자기록지를 사용하여 표시된 격자 영역에 대해 검사를 실시함
• 클라이언트가 촉각을 감지하면 눈을 뜨고 기록지의 정확한 위치를 표시함
• 격자기록지에 알맞은 점을 찍거나 짚으면 맞는 것으로 간주함
• 각 영역은 한 번씩 검사함</td></tr>
<tr><td>반응
(Response)</td><td>• 클라이언트는 자극의 정확한 위치를 파악하려고 시도함</td></tr>
<tr><td>점수화
(Scoring)</td><td>• 그대로의 촉각 지역을 가리키는 실제 위치가 1cm 범위 안이면 맞다고 판단함</td></tr>
</table>

7.2 신체감각계중재

<table>
<tr><td>탈감각화
(desensitization)</td><td>① 과민한 사람에게 적용함
• 과민반응이 감소되며 기능이 향상됨
② 견딜만한 난이도를 정하여 자극을 줌
• 클라이언트의 적응과 내성이 향상될수록 난이도를 올려줌
③ Lois Barber
• 사포, 쌀과 같은 여러 형태의 알갱이들, 진동을 사용함
• 치료는 10분 간격을 두고 실시함
• 하루에 3~4회 정도 실시함
④ 일상에서의 탈감각 도구
• 셔츠의 특정 질감
• 천이나 골덴바지로 문지르기</td></tr>
</table>

<table>
<tr>
<td>탈감각화
(desensitization)</td>
<td>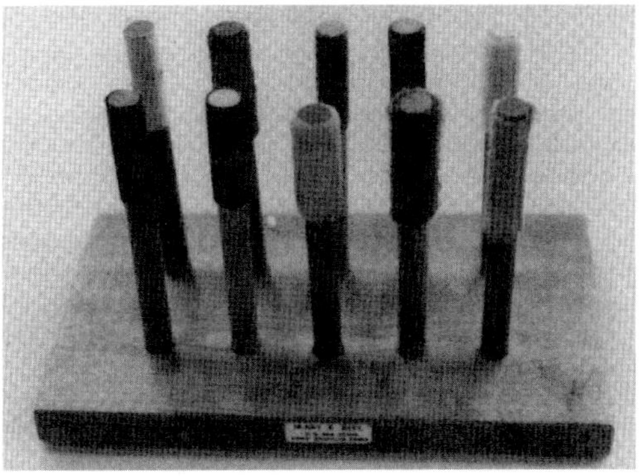
그림 7-14 탈감각에 적용하는 여러 질감의 막대</td>
</tr>
<tr>
<td>보호감각 재교육
(protective sensory reeducation)</td>
<td>
• 보호감각이 소실된 클라이언트에게 적용함
• 보호감각이 소실된 클라이언트는 통증, 냉각, 온각에 노출되어도 감각을 느낄 수 없음
– 심각한 안전의 위험성이 생김
– 불의 통증자극에 대한 감지가 없어 화상의 위험이 있음
– C_6번 손상으로 사지마비 증상이 있는 클라이언트에게 빈번함
<table>
<tr>
<td>재교육의 내용</td>
<td>
• 날카로운 물건, 차갑거나 뜨거운 물건에 대한 노출 피하기
• 물건을 쥘 때 힘의 양을 부드럽게 하도록 연습하기
– 보다 넓은 면적을 쥐어 압력을 분배하기
→ 보조 손잡이를 사용할 수 있음
– 하나의 활동을 지나치게 하지 말고, 도구나 과제 변경하기
– 자신의 피부 잘 관찰하기
→ 피부 부종, 붉게 변함, 온도, 물집, 창상, 상처 등을 주의해서 봄
→ 조직의 상처나 손상이 있는 경우, 염증이 생기지 않도록 주의함
→ 피부에 수분이 충분하도록 잘 관리함
</td>
</tr>
</table>
① 분별적 감각 재교육(discriminative sensory reeducation)
• 확연히 구별되는 물건으로 구별연습을 하면서 점점 난이도를 향상시킴
• 성취 가능한 단기목표를 정하는 것이 중요함
② 국소화(localization)
• 클라이언트의 시야를 차단하고 연필 끝의 지우개 또는 치료사의 손가락으로 클라이언트의 손가락 끝에 자극을 줌
</td>
</tr>
</table>

보호감각 재교육 (protective sensory reeducation)

③ 구별감각의 단계화(graded discrimination)

- 개요
  - 구별감각 자극은 큰 자극에서 작은 자극으로 단계화함
- 난이도 수준
  - 같게 또는 다르게 단계화함
  - 도구나 물건을 식별해내기와 같은 내용으로 단계화함
- 감각자극의 적용
  - 손을 움직이거나 감각자극을 움직여서 감각입력을 제공함
  - 사포, 천, 콩, 나사, 동전 등 다양한 질감의 촉각도구들을 사용함
  - 기하학적 모형이나 글자, 숫자 모형을 구별함
  - 작은 못, 연필 끝의 지우개 등의 모양을 맞춤

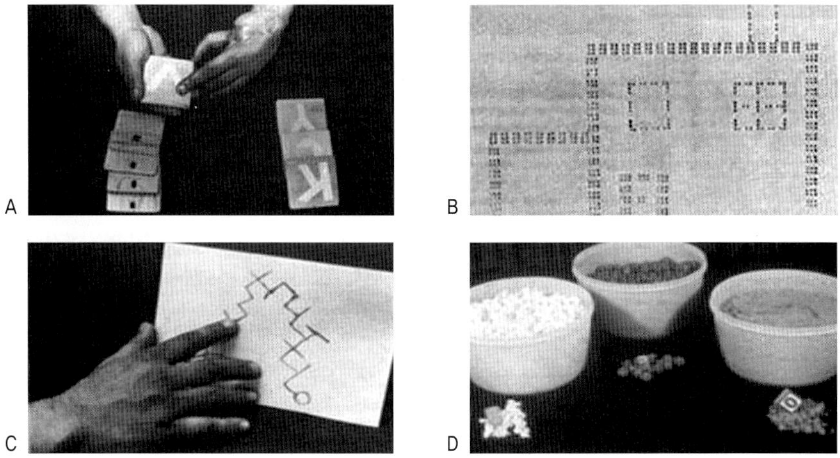

그림 7-15 A. 글자 맞추기 B. 손가락 점자 디자인 C. 손가락으로 미로 따라가기 D. 쌀이나 콩 등이 들어있는 상자에서 물건 꺼내기

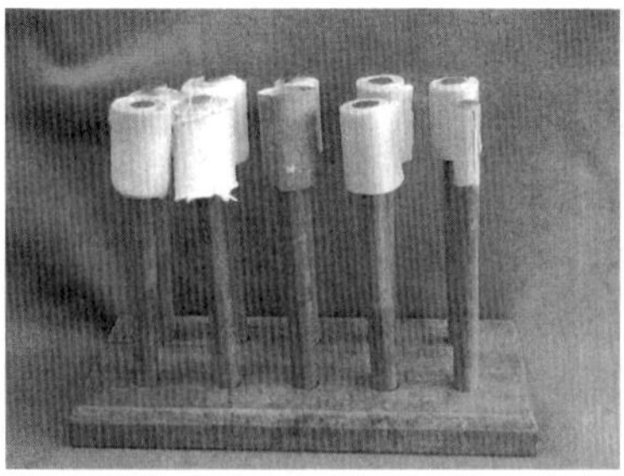

그림 7-16 다양한 재질의 사포

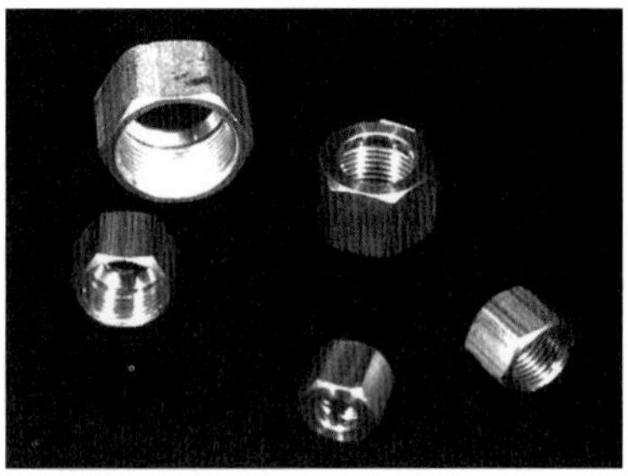

그림 7-17 단계화된 구별감각 재교육에 사용하는 볼트, 나사

OCCUPATIONAL THERAPY

8

C·H·A·P·T·E·R

안전과 감염관리

2024 OCCUPATIONAL THERAPY

OCCUPATIONAL THERAPY

꼭!
알고 넘어가기!!

• 안전에 대한 이유들을 전반적으로 이해해야 한다.
• 감염관리에 대해 전반적으로 이해해야 한다.

8.1 임상에서의 안전 권고사항(Safety recommendations for the clinic)

1. 사고와 이차적 손상의 예방법

예방법	① 교차 오염(cross-contamination)을 줄이기 위해 각 클라이언트의 치료 전후에 최소 15초 동안 손을 씻어야한다. ② 장비를 움직일 수 있는 적당한 공간을 확보해야 한다. • 사람이 지나다니거나 장비와 충돌할 수 있는 곳에 클라이언트를 두지 않음 • 치료공간을 혼란스럽지 않게 유지시켜야함 ③ 클라이언트를 혼잡한 공간 또는 보이지 않는 곳에 두지 않아야 한다. ④ 장비가 제대로 작동하는지 일정하게 체크해야 한다. ⑤ 임상에서의 장비와 시설이 안정적이게 해야 한다. • 치료도구를 사용하지 않을 시에는 치료 영역 밖에 둬야함 ⑥ 바닥에 전선, 깔개, 쓰레기, 엎지른 물 등이 없도록 유지시켜야 한다. • 너무 잘 닦은 바닥은 매우 미끄러울 수 있으므로 너무 많이 닦지 않아야함 ⑦ 클라이언트가 혼자 있지 않도록 해야 한다 • 가까운 곳에서 클라이언트를 관찰할 수 없을 경우, 움직임을 제한하는 도구(restraint equipment)를 적절하게 사용해야함 예 bed rails, vests, belts 등 ⑧ 클라이언트가 도착하기 전 치료 공간과 준비물을 준비해야 한다. ⑨ 정확하게 훈련받은 사람만이 클라이언트 관리하도록 해야 한다. ⑩ 위험 가능성이 있는 장비는 사용 설명서에 따라 사용하고 보관해야 한다. • 잘 보이는 곳에 둬야함 • 어깨보다 높은 위치에 두지 않아야함 ⑪ 비상구와 탈출 방향을 명확하게 표시해야 한다. ⑫ 소화기와 구급함과 같은 응급 장비를 손쉽게 사용할 수 있도록 준비해야 한다.

8.2 특수 장비의 주의사항(Precautions with special equipment)

- 새로 고용된 작업치료사
  - 클라이언트를 치료할 때 접하게 되는 장비에 대하여 충분히 교육받고 설명 들어야 함
- 침상치료를 제공하기 전
  - 움직임 주의, 자세, 또는 클라이언트 관리 방법에 대한 차트를 보아야 함

1. 병원 침대(Hospital Beds)

수동 침대와 **(adjusted manually)** **전동 침대** **(electrically powered)**	• 병원에서 일반적으로 사용되는 두 가지 침대 유형임 • 클라이언트를 돌보기 쉽고, 자세를 쉽게 바꿀 수 있도록 설계됨

표준전동조절침대
(standard electrically adjustable beds)
	• 클라이언트가 전동으로 침대 머리 또는 발쪽이 조정되는 것을 말함
	• 파울러 자세(Fowler's position)
	  – 침대의 윗부분이 약 45~60° 올라갔을 때의 클라이언트의 자세를 말함
	  – 폐의 확장과 호흡을 돕는 자세임
	  – 반듯이 누운 자세에 비해 심폐의 작업량을 줄여주어야 함
	• 클라이언트가 아래로 미끄러질 수 있으며, 등의 피부에 손상이 생길 수 있으므로 주의해야 함

난간(side rails)	• 보호 수단으로 대부분의 침대에 달려 있음 • 작업치료사는 난간이 안전하게 잠겼는지 확인하여야 함 • 정맥주사(IV)나 다른 튜브에 방해가 되지 않는지 항상 확인해야 함
rotating Kinetic bed	• 클라이언트를 반듯하게 눕히고 좌우로 꾸준히 움직임을 제공함 – 욕창 방지를 위한 압력 제거와 호흡기능을 보조함 • 척추손상 때문에 거동이 불편한 클라이언트를 위해 자주 쓰임

회전프레임
(Turning frame)
	• 덮개로 덮인 앞과 뒤 프레임(frame)을 가지고 있음
	• 지지대(support base)
	  – 프레임의 머리 부분 또는 발쪽 끝부분(또는 침대 전체)을 받쳐줌
	• 가능한 자세가 제한됨
	  – 클라이언트의 피부를 자주 살펴봐야 함

순환 회전형 프레임 (Gircular turning frame =GircOlectric 침대)	• 두 원형 지지대가 앞과 뒤 프레임에 부착되어 있음 • 원형지지 프레임 　– 전동 모터에 의해 움직임 　– 견인(traction)이 필요한 클라이언트 또는 심한 화상을 입은 클라이언트를 위해 사용됨 • 장점 　– 자세를 바꿔주고, 피부 압박을 줄여줌 　– 침대를 수직으로 세웠을 때 클라이언트가 서있을 수 있도록 지지해주는 프레임이 됨
	• 단점 　– 침대가 수직으로 돌거나 회전할 때 생길 수 있는 압력 때문에 피부 손상의 위험이 있음 　– 어지럼증(vertigo), 메스꺼움(nausea), 또는 저혈압(hypotension)과 같은 징후를 경험할 수 있음 　– 잠재적으로 위험할 수 있음
공기 순환 침대 (Air-fluidized support)	• 공기가 통하며, 마이크로스피어(microspheres)라고 불리는 수만 개의 실리콘을 입힌 구슬이 들어간 매트리스 • 열이 가해진 압축된 공기가 구슬 사이로 흐름 • 견고한 폴리에스터(polyester) 덮개가 클라이언트를 지지함 • 작동 시 마이크로스피어는 액체와 같은 성질을 띠어 따뜻한 물침대 같은 느낌을 제공함 • 클라이언트의 신체와 폴리에스터 시트와의 최소의 접촉 때문에 균등한 무게 분포가 이루어짐 　– 원활한 혈액순환이 이루어지므로 피부 손상의 위험은 줄어들게 됨 　– 피부의 마찰과 쓸림이 최소로 줄어듦 • 감염된 상처를 갖거나 피부 보호가 필요한 클라이언트 및 자세를 쉽게 바꾸지 못하는 클라이언트에게 추천됨

2. 호흡기(Ventilators)

호흡기의 종류	• 용적조절 인공호흡기(volume-cycled ventilators)와 압력조절 인공호흡기(pressure-cycled ventilators)가 자주 사용됨
기관 내의 튜브 (endotracheal tube, ET)	• 호흡기가 운반해주는 가스는 ET를 거쳐 클라이언트의 코나 입을 통해 기도로 들어감 • 클라이언트가 말하기를 방해하기도 함 • 앉기, 보행 등 여러 가지 침상활동에 참여할 수 있음 • ET 제거 시 나타날 수 있는 부작용 – 클라이언트는 목의 통증을 호소할 수 있음 – 목소리가 단기간 이상해질 수 있음 • 주의할 점 – 불편을 주거나, 구부리거나, 꼬거나, 막는 것은 피해야함 – 실수로 ET의 연결을 끊는 일을 피해야 함 – 활동이 가능하도록 충분히 튜브를 길게 해야 함 – 클라이언트의 대답하기 → 머리를 끄덕이거나 말하는 것 이외의 다른 방법으로 대답함

3. 모니터(Monitors)

• 특별한 관리가 필요한 클라이언트의 생리 상태를 관찰하기 위해 많은 모니터가 사용됨

심장감시장치 (cardiac monitor)	• 클라이언트의 심장기능을 꾸준히 감독하며, 심전도(electrocardiogram 또는 EKG), 심장 박동수, 혈압, 호흡을 감독해야함
심방조기수축 (Premature Atrial Contraction, PAC)	• 긴 플라스틱 정맥주사 내의 튜브 • 가슴(흉부) 혈관에 넣어져서 심장의 오른쪽을 지나 폐동맥에서 중단됨 • 정확하고 지속적인 폐정맥 압력을 측정하여 제공함 • 클라이언트의 심혈관에서 약물, 스트레스, 활동에 의해 생기는 미묘한 변화를 찾아냄
뇌 압력 [뇌압, intracranial pressure(ICP)] 모니터	• 뇌 조직 또는 뇌척수액에 의한 뇌의 압력을 측정함 • 두개 내 손상, 뇌출혈, 뇌종양, 뇌척수액 과잉 등이 있는 클라이언트의 ICP를 관찰함 • 연관된 합병증 – 감염, 출혈, 발작 등 • 제한된 자세 또는 피해야 할 자세 – 등척성 활동(isometric practice)과 같은 ICP의 빠른 증가를 유발하는 활동 – 목을 구부리거나, 90° 이상의 허리 굽힘, 엎드린 자세 등 – 머리가 수평에서 15 이상 낮아지는 자세

동맥혈압 감시 (arterial monitoring line, A line)	• 지속적으로 정확하게 혈압을 측정할 수 있음 • 바늘을 사용하지 않고 피를 뽑을 수 있도록 동맥에 넣어진 카테터(catheter)

4. 식사 보조도구(Feeding Devices)

코위영양관 [비위관, nasogastric tube(NG tube)]	• 콧구멍을 통해 삽입 – 클라이언트의 목통증 증가와 헛구역질을 유발할 수 있음 • NG 튜브가 있는 상태에서 음식 섭취 훈련을 시작할 수 있음 – 튜브가 삼키는 방법을 둔감하게 할 수 있으므로 주의해야 함 • 주의사항 – 튜브가 움직이지 않도록 해야 함
위관 (gastric tube, G tube)	• 직접 절개를 통해 사람의 위로 삽입된 플라스틱 튜브 • 튜브는 치료 동안 제거되어서는 안 됨
영양 주입 도구	• 정맥영양공급(정맥내 섭취, intravenous feeding) • 총장관외영양(total parenteral nutrition, TPN)
정맥주사 (intravenous lines, IV lines)	• 얕은 정맥으로 삽입됨 • 치료의 목적, 주입위치, 치료의 필요에 따라 다양한 크기의 바늘과 카테터가 사용됨 • 바늘은 안전하게 고정되고 정맥에서 움직이지 않아야 함 • 치료가 시작되어 끝날 때까지 모든 시스템이 바르게 작동하는지 주시해야 함

5. 도뇨관(Catheters)

소변 도뇨관 (urinary catheter)	• 소변의 축적과 방출을 조절하지 못할 때 방광에서 소변을 제거하기 위해 사용됨 • 방광 조임근(괄약근, sphincter)의 조절에 영향을 주는 외상, 질병, 상태, 장애 등에 필요함 • 여성의 경우 – 체내 도뇨관(indwelling catheter)을 사용함 • 남성의 경우 – 체외 도뇨관(external catheter)을 사용함 예 콘돔 도뇨관 • 주의사항 – 선을 잡아당기거나 막아서는 안 됨 – 튜브 또는 도뇨관이 팽팽해서는 안 됨

소변 도뇨관 (urinary catheter)	– 도뇨관이 몸 안에 위치한 경우 → 소변이 방광이나 신장으로 역류되는 것을 주의해야 함 → 클라이언트가 더럽혀지지 않도록 주의해야 함 → 감염에 주의해야 함 : 자주 나타나는 주요 합병증임 – 도뇨관이 몸밖에 위치한 경우 → 방광보다 높은 위치에 오랫동안 두지 않아야 함 • 소변 주머니(urinary bag) – 클라이언트가 이동될 때 무릎 위에 놓아서는 안 됨 • 자주 사용되는 두 종류의 내부 도뇨관 – Foley 도뇨관 – 두덩위(suprapubic) 도뇨관

8.3 감염관리(Infection control)

1. 개요

과정	• 질병의 전파를 예방하고 감염을 예방하기 위해 사용됨 • 감염의 순환 과정에 방어물을 세우고 전염을 방해하도록 고안됨
보편적 예방조치 (universal precautions, UP)	• 질병으로부터 건강관리요원을 보호하기 위해 질병예방본부(Centers for Disease Control and Preventions, CDC)에서 처음으로 개발됨 • 피나 체액을 통한 병원균(전염성이 있는 미생물, pathogen)의 전염을 예방하는 것을 강조함
질방예방본부 (Centers for Disease Control and Preventions, CDC)	• 체내 물질 격리(body substance isolation, BSI)라 하는 감염 위험성이 잠재적으로 있고 물기 있는 이물질을 모든 클라이언트로부터 격리하는 새로운 시스템에 필요한 지침서를 고안함 • 표준예방조치(standard precautions)로 BSI와 UP의 기본적인 내용을 통합한 내용

2. 표준예방조치(standard precautions)

표준예방조치	• 날카로운 도구에 의한 부상을 예방하기 위해 극도로 조심한다. • 작고 고름이 없는 비감염성 반창고로 감싼다. • 고름과 같이 체액이 있거나 감염성 손상이 있는 피부염은 보고한다. • 구강 점막과 신체 표면이 접촉할 수 있는 습관(예 손톱을 물어뜯는)을 피한다. • 체액을 처리할 때 튀거나 분사되지 않도록 조심한다. • 체액이 튀는 경우가 생길 수 있으므로 보호수단을 설치한다. • 장갑의 착용 유무와 관계없이 손을 자주 씻는다. • 보호의복을 필요 이상 착용하지 말며 가능하면 다른 보호수단을 사용한다. • 점액이나 상처가 있는 피부를 만질 때는 장갑을 착용한다. • 체액이 튈 것으로 예상되면 가운, 마스크, 고글과 같은 보호의를 착용한다. • 시설 환경과 장비들을 관리, 세척, 살균할 절차를 갖추어야 한다. • 더러워진 침구류를 깨끗이 관리하여 다른 곳으로의 미생물의 전염을 최소화한다. • 한번 사용된 치료 장비는 적절한 조치를 취하여 감염성 미생물의 전염을 방지한다. 재사용이 가능한 장비는 올바르고 완전하게 세척한다.

3. 혈액 및 체액에 대한 일반적 주의사항(Universal blood and body fluid precautions)

장갑(Glove)	• 혈액을 만지기 전에 착용함 • 체액, 점액을 분비하는 점막, 비손상 피부 또는 정맥천자(venipuncture)를 수행 시 착용함 – 정맥천자 : 정맥내로 약제를 투여하기 위해 주사바늘을 삽입하는 행위임 • 각 환자와 접촉한 후에는 장갑을 바꿔야함
씻기(Wash)	• 장갑이 제거된 후에 즉시 손을 씻어야 함 • 다른 피부 표면에 혈액이나 다른 기타 체액으로 오염된 경우에 즉시 손을 씻어야 함
가운/앞치마(Gown/Apron)	• 수술시 혈액이나 기타 체액이 튈 가능성이 있음
마스크/안경(Mask/Eyewear)	• 마스크와 보호용 안경 또는 얼굴 방패를 착용해야 함 – 혈액 또는 다른 체액이 튈 가능성이 있음
날카로움(Sharps)	• 바늘이 달린 주사기와 다른 날카로운 물품은 사용현장 근처에서 구멍방지 용기(puncture-resistant container)안에 폐기해야 함
손으로 닫지 않음(No hand recap)	• 주사 바늘을 다시 닫지 않음 또는 폐기 전까지 손으로 바늘을 조작하지 않음

<table>
<tr><td>인공호흡
(Resuscitation)</td><td>• 마우스피스(mouthpieces) 또는 인공호흡기 가방(resuscitator bag)을 통해 입과 입을 맞대고 하는 응급 인공호흡을 최소화할 수 있어야 함</td></tr>
<tr><td>폐기물/리넨
(Waste/Linen)</td><td>• 폐기물 및 오염 된 리넨은 병원 정책과 현지의 법에 따라 처리해야함
– 리넨 : 면류나 화학직류로 만들어진 타월, 냅킨, 시트, 담요, 유니폼, 커튼 등을 말함

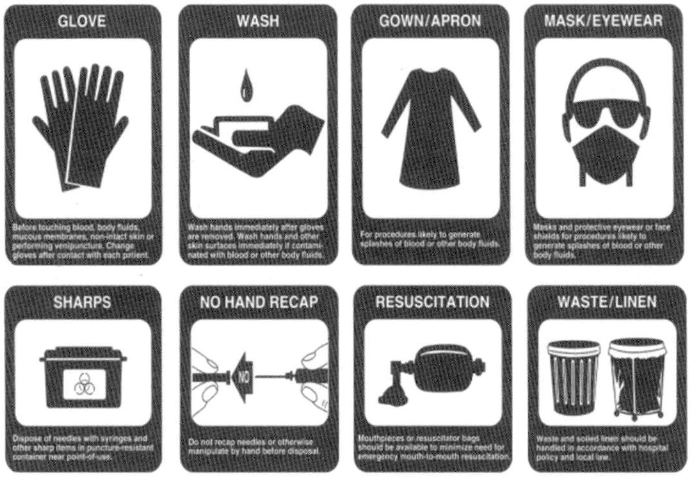
GLOVE
Before touching blood, body fluids, mucous membranes, non-intact skin or performing venipuncture. Change gloves after contact with each patient.
WASH
Wash hands immediately after gloves are removed. Wash hands and other skin surfaces immediately if contaminated with blood or other body fluids.
GOWN/APRON
For procedures likely to generate splashes of blood or other body fluids.
MASK/EYEWEAR
Masks and protective eyewear or face shields for procedures likely to generate splashes of blood or other body fluids.
SHARPS
Dispose of needles with syringes and other sharp items in puncture-resistant container near point-of-use.
NO HAND RECAP
NO
Do not recap needles or otherwise manipulate by hand before disposal.
RESUSCITATION
Mouthpieces or resuscitator bags should be available to minimize need for emergency mouth-to-mouth resuscitation.
WASTE/LINEN
Waste and soiled linen should be handled in accordance with hospital policy and local law.

그림 8-1 혈액 및 체액에 대한 일반적 주의사항</td></tr>
</table>

4. 의료 시설의 표준주의 적용에 대한 권장 사항(Recommendations for Application of Standard Precautions in the Care of All Patients in All Health Care Settings)

손 위생 (Hand hygiene)	• 혈액, 체액, 분비물, 분뇨, 오염된 항목이 닿거나 장갑을 제거 한 직후 실시 • 환자와 접촉 시 실시
장갑(Gloves)	• 혈액, 체액, 분비물, 배설물, 오염된 항목이 점막과 비 손상 피부에 닿을 경우 착용
겉옷(Gown)	• 시술 및 환자 진료 활동 중 의류, 노출된 피부와 혈액, 체액, 분비물 그리고 분뇨와의 접촉이 예상되는 경우 착용
마스크, 눈 보호 장치, 얼굴 방패 (Mask, eye protection, face shield)	• 시술 및 환자 진료 활동 특히 흡입, 기관내삽관 동안 튀거나 분무되는 혈액, 체액, 분비물이 발생할 가능성이 있는 경우 착용
오염된 환자 진료 (Soiled patient care equipment)	• 눈에 보이게 오염된 경우 장갑을 착용하고 다른 사람과 다른 환경에 있는 미생물 전달을 방지하는 방법으로 손 씻기를 수행

환경 제어 (Environmental control)	• 일상 관리(routine care)를 위한 청소, 환경 표면의 소독, 특히 자주 환자를 치료하는 분야에서 절차를 개발함(develop procedures)
세탁 (Textiles and laundry)	• 다른 사람과 다른 환경에 미생물 전달을 방지하는 방법이 됨
바늘 및 날카로운 것들 (Needles and other sharps)	• 사용한 바늘을 구부리거나, 재생시키거나, 부러뜨리거나, 또는 손으로 조작하면 안 되며, 찔림 방지 용기(puncture-resistant container)에 날카로운 것들을 놓음
환자 소생 (Patient resuscitation)	• 입과 구강 분비물과의 접촉을 방지하기 위해 마우스피스, 인공호흡 가방(resuscitation bag), 기타 환기 장치를 사용함
환자 배치 (Patient placement)	• 1인실의 사용은 환자가 전염(transmission)의 위험이 크고, 환경 오염이 우려되며, 적절한 위생을 유지하지 못하여 감염의 위험성이 증가할 경우임

5. 효과적인 손 씻기(Technique for Effective Hand-Washing)

손 씻기 기술	① 밴드형 반지를 제외하고 모든 장신구를 제거함 ② 싱크대에 다가서고 싱크대나 주변의 물건을 만지지 않음 ③ 물을 틀어서 미지근한 온도로 맞추고 물이 튀지 않는 중간 정도로 흐르게 함 ④ 손이 아래로 향하게 한 후 손목과 손에 손가락을 이용하여 물을 적시고 물비누나 가루비누를 바름 ⑤ 손의 모든 부분(손바닥, 옆, 뒤)을 씻고, 손가락, 마디, 손가락 사이를 세게 문지르고 돌려서 씻음(그림 8-2 A) ⑥ 반지를 착용하고 있다면 그 밑을 닦을 수 있도록 반지를 움직이고 문질러서 닦음 • 손가락 사이는 깍지를 끼워서 세게 문지름 ⑦ 최소 15초를 씻음 • 손과 아래팔의 높이는 팔꿈치보다 아래에 위치시키며, 손끝은 아래를 향해야 함 • 감염이 있는 클라이언트를 치료하였다면 좀 더 오랫동안 씻음 ⑧ 흐르는 물에 손을 헹굼 ⑨ 손목과 아래팔 등 오염에 노출됐다면 그 해당 높이까지 씻음 ⑩ 흐르는 물에 손, 손목 팔을 헹굼(그림 8-2 B) ⑪ 일하기 전 막대나 손톱용 솔을 사용하여 손톱 밑을 적어도 하루에 한 번 이상 청소함 • 오염이 많이 되었다고 생각될 때는 그때마다 청소함 • 흐르는 물에 손톱을 헹굼(그림 8-2 C)

손 씻기 기술	⑫ 종이 타월로 손, 손목, 팔을 깨끗이 닦음 • 수돗물은 손을 말리는 동안 계속 흐르게 놓아두어야 함 ⑬ 새로운 종이타월로 수도꼭지를 잠금(그림 8-2 D) 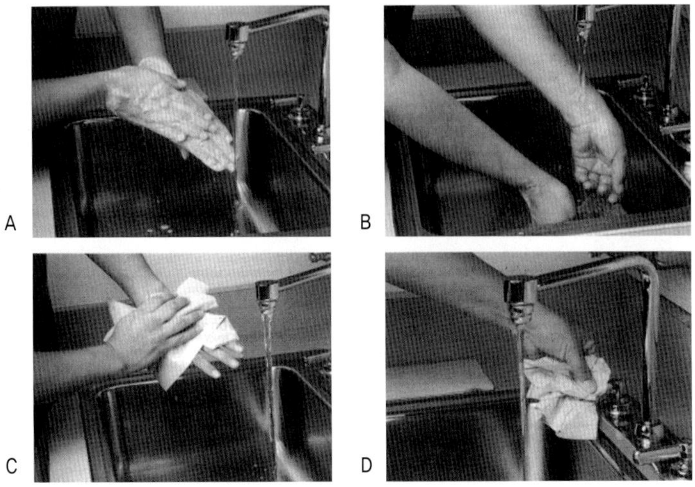 **그림 8-2** 효과적인 손 씻기

6. 감염 · 살균 · 격리

가장 효율적인 방법	• 손 씻기와 장갑 사용하기 – 라텍스(latex) 장갑의 사용은 감염원에 가장 효율적임 – 알코올 성분의 손 소독제로 손 씻기는 미생물을 상당 부분 제거함
오염물질 제거 (decontaminate)	• 혈액을 통해 전염되는 병원균을 물체나 표면에서 제거함
살균	• 저항력이 높은 박테리아 포자를 포함한 모든 형태의 미생물을 파괴할 때 쓰임 • 살균방법 – 고압증기멸균(autoclave)은 증기압력을 이용해 살균함 – 에틸렌옥사이드(ethylene oxide), 건열, 화학 소독제에 담구기 등 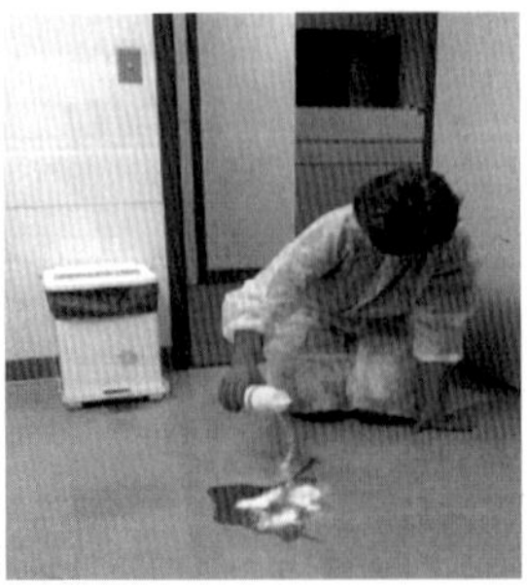 **그림 8-3** 쏟아진 체액은 반드시 장갑을 착용한 사람이 종이타월(일회용 타월)로 청소해야한다. 사용한 타월은 감염용 쓰레기통에 버려야 한다. 5.25% 나트륨 염소산염(가정용 표백제)을 1:10으로 희석하여 소독제로 사용할 수 있다.

전염을 예방 3요소	① 접촉 예방 ② 비말 예방 ③ 공기감염 예방
엄격한 격리와 호흡기 격리	① 엄격한 격리 • 방문자는 입실 전 간호실에 보고할 것 • 입실자는 반드시 마스크를 착용함 • 입실자는 반드시 가운을 착용함 • 입실자는 반드시 장갑을 착용함 • 클라이언트나 오염될 소지가 있는 물건을 만진 후, 다른 클라이언트를 만지기 전에 반드시 손을 씻음 • 감염원에 오염된 물건은 버리거나 오염물질 제거과정 전 봉투에 담고 라벨을 붙여 표시함 ② 호흡기 격리 • 방문자는 입실 전 간호실에 보고할 것 • 클라이언트에게 가까이 갈 경우 마스크 착용함 • 가운 착용은 불필요함 • 장갑 착용은 불필요함 • 클라이언트나 오염될 소지가 있는 물건을 만진 후 다른 클라이언트를 만지기 전에 반드시 손을 씻음 • 감염원에 오염된 물건은 버리거나 오염물질 제거과정 전 봉투에 담고 라벨을 붙여 표시함

8.4 사고 및 응급상황(Incidents and emergencies)

1. 심폐소생(cardiopulmonary resuscitation, CPR)의 자격

- 모든 OT는 CPR자격증이 있어야 하며, 기초 응급처치훈련을 받아야 함

2. 클라이언트의 부상

치료사의 행동	• 도움을 구함 – 클라이언트를 혼자 두지 않으며, 추가 손상을 예방하고 응급치료를 제공함 • 응급상황이 끝나면, 기관의 규정에 의거하여 사건을 문서화함 – 상황을 부주의에 의한 과실로 돌릴 수 있는 경우 클라이언트 또는 가족과 사건에 대해 상의하지 않음 • 사고를 상관에게 통지하여 문서화하고 조직 내의 담당자에게 알림
움직이는 활동 시 쉽게 넘어질 수 있는 클라이언트	• 보행벨트(gait belt) 사용, 잠재적 위험물 제거, 쉽게 끌 수 있는 휠체어를 가까운 곳에 예비해두는 것 등이 필요함
앞으로 넘어질 경우	• 보행벨트를 단단히 잡아 클라이언트를 통제한 다음 골반을 밀고 어깨나 앞가슴을 뒤로 당김 • 보행벨트의 사용과 클라이언트의 어깨를 가볍게 뒤로 당김은 넘어지는 가속도를 줄임 – 충격을 완화하기 위해 클라이언트에게 손이 바닥에 닿을 때 팔꿈치를 구부리라고 말함 – 클라이언트의 머리는 한쪽으로 돌려 얼굴 부상을 방지함 • 부상이 없음을 확인 후 클라이언트가 똑바로 설 수 있게 도와줌 • 클라이언트가 너무 멀리 앞으로 넘어져 똑바로 세우기 힘들다면 바닥을 천천히 짚을 수 있도록 도움
뒤로 넘어질 경우	• 몸을 돌려 치료사의 옆쪽이 클라이언트의 등을 향하게 하고, 다리는 벌리고 섬 • 클라이언트의 골반을 밀어내고 치료사의 몸에 지지할 수 있게 함 – 클라이언트가 똑바로 설 수 있게 함 • 클라이언트가 너무 멀리 뒤로 넘어져서 똑바로 설 수 없을 때 – 치료사의 몸 옆을 클라이언트의 등에 닿을 때까지 회전하고 다리를 벌리고 섬 • 클라이언트에게 치료사의 몸에 기대거나 앉도록 지시함 • 보행벨트 사용과 적절한 움직임을 통해 클라이언트가 바닥에 앉을 수 있도록 도움

3. 화상(Burns)

피부가 붉어지는 1도 화상의 처치	• 차가운(얼지 않은)물로 화상을 입은 피부를 씻어 냄 • 깨끗하거나 소독된 천으로 덮음 • 연고, 크림 등을 화상 부위에 바르지 않음 　– 감염을 유발하고 회복 시간을 지연시킬 수 있기 때문 • 사고를 보고하고 의료진이 살필 수 있도록 함

4. 출혈(Bleeding)

치료의 목적	• 상처의 오염을 막는 것과 지혈
지혈을 위한 절차	① 손을 씻고 보호 장갑을 착용함 　• 상처를 치료하는 동안 보호 장갑을 계속 착용함 ② 깨끗한 수건 또는 소독한 천을 상처 위에 놓고 상처에 직접 압력을 줌 　• 만약 천이 없다면 장갑 낀 손을 이용함 ③ 상처를 클라이언트의 심장보다 위로 들어 상처 영역의 혈액순환을 감소시킴 ④ 경우에 따라 상처를 소독제(antiseptic) 또는 물로 씻어낼 수 있음 ⑤ 클라이언트가 안정을 유지하도록 하고 극단적 행동을 피함 ⑥ 만약 동맥 출혈이 있다면, 상처보다 위에 위치한 동맥에 간헐적 압력을 제공함 　• 팔 동맥을 위한 압력 지점 　　– 팔의 안쪽 팔꿈치와 겨드랑이의 중간 지점 　• 넙다리 동맥의 압력 지점 　　– 엉덩이 관절의 접힌 부분 즉 두덩뼈의 바로 옆쪽 ⑦ 훈련되지 않았다면 지혈대의 사용은 피해야 함

5. 쇼크(Shock)

원인	• 혈압감소, 비효율적 심박출량 감소로 인해 발생
쇼크의 징후	• 창백함, 젖고 차가운 피부, 빠르고 불규칙한 호흡, 팽창한 동공, 약하거나 빠른 맥박, 어지러움 또는 메스꺼움, 의식의 변화 등
쇼크 환자의 처치 절차	① 생명에 위협을 줄 수 있으므로, 빠른 의료 지원이 필요함 ② 원인을 찾은 후 가능할 경우 해결해야 함 • 클라이언트의 혈압, 호흡과 맥박 수를 감독함 ③ 클라이언트를 반듯하게 눕히고, 머리를 다리보다 약간 낮게 함 • 머리와 가슴에 부상이 있거나, 호흡 곤란이 있을 경우는 머리와 가슴을 약간 높게 유지함 ④ 열을 가하며 안 되지만 필요할 경우 이불을 덮어주어 신체의 열 손실을 예방함 ⑤ 의료지원이 도착할 때까지 클라이언트의 안정을 유지하고 긴장을 풀어줌

6. 발작(Seizures)

개요	• 특정 장애, 뇌 손상, 약물 치료 등으로 인해 발생됨 • 발작을 보일 경우 절차
절차	① 클라이언트를 안전한 장소로 옮기고 부상을 입힐 수 있는 물건들을 멀리 치워야 함 • 경련을 막거나 제지해서는 안 됨 ② 클라이언트의 목을 감은 옷을 느슨하게 해주어 클라이언트의 기도를 확보함 ③ 부상을 유발할 수 있으므로 클라이언트의 입에 그 어떤 물건도 넣어서는 안 됨 ④ 클라이언트 주위의 날카로운 물건들(안경, 가구 등)은 부상을 예방하기 위해 치워야 함 ⑤ 경련이 가라앉을 때 기도를 열며, 구토 방지를 위해 옆으로 눕힘 ⑥ 경련이 멈출 경우 • 클라이언트에게 유식을 제공함 • 클라이언트는 한동안 혼란스러움을 겪을 수 있음 • 클라이언트의 프라이버시 보호를 위해 이불을 덮어주거나 스크린을 치는 것이 좋음 ⑦ 의료 지원을 받음

7. 인슐린 관련 질환(Insulin-related illnesses)

인슐린 반응 (insulin reaction)	• 조직 내에 과도한 인슐린 분비, 적은 양의 음식 및 설탕 섭취, 과도한 신체 활동 등으로 인해 발생됨 – 의식이 있을 경우에는 당분을 제공함 – 의식이 없을 경우에는 포도당을 정맥주사로 제공함
고혈당증 (hyperglycemia)	• 당뇨 클라이언트가 충분한 양의 인슐린을 섭취하지 않거나 처방된 식단에서 과도하게 벗어날 경우 발생함 • 키토산증과 탈수증세가 나타날 수 있음 • 치료하지 않는다면 당뇨병성 혼수상태에서 나아가 사망까지 이를 수 있음 – 응급의료 상황이므로 전문가의 도움이 필요함 • 클라이언트에게 어떤 종류의 설탕도 주어서는 안 됨 • 일반적으로 인슐린 주사가 필요하며, 그 후 정맥주사나 소금을 제공함

8. 호흡곤란(Respiratory distress)

호흡곤란조절 자세 (Dyspnea control postures)	• 클라이언트의 호흡곤란 중 숨이 참을 줄이기 위해 사용됨 • 클라이언트의 기도 유지가 중요함
높은 파울러 자세 (high Fowler's position) (그림 8-4 A)	• 침상에 있는 클라이언트에게 사용할 수 있음 • 침대 머리가 90°이어야 함
앉아숨쉬기 자세 (orthopneic positioin) (그림 8-4 B)	• 앉아 있거나 서있는 클라이언트에게 사용됨 • 클라이언트는 허리를 약간 앞으로 구부리고 팔을 탁자나 카운터에 기댐
입술을 다문 채 숨쉬기(pursed-lip breathing)	• 호흡곤란을 완화하고 가빠진 숨을 안정시키는 방법 • 코로 서서히 숨을 들이쉬고 천천히 살짝 다문 입술 사이로 숨을 내쉬는 것임
사례	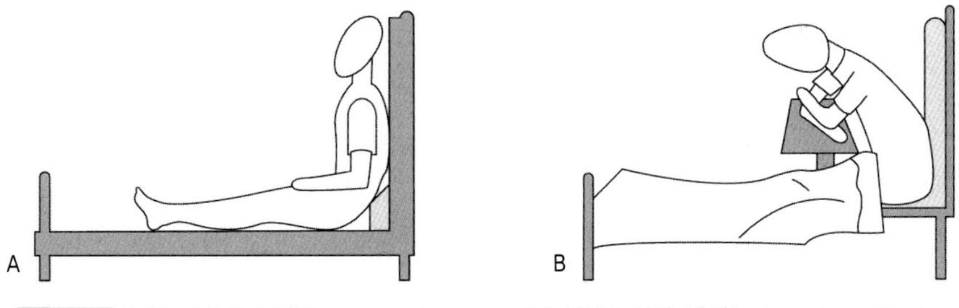 **그림 8-4** 높은 파울러 자세(high-Fowler's position)와 앉아숨쉬기 자세(orthopneic position)

9. 질식과 심장마비(Choking and cardiac arrest)

• 모든 보건 관련 전문가들은 질식이나 심장마비에 대한 교육훈련을 받아야 함

	CPR의 내용
순서	① 압박(Compressions) • 피해자 가슴의 중앙을 빠르게 부지런히 눌러야 함 ② 기도(Airway) • 피해자의 머리를 뒤로 기울여 턱이 위로 들려지도록 하여 기도를 확보함 ③ 호흡(Breathing) • 입과 입을 맞대고 숨을 불어넣어야 함 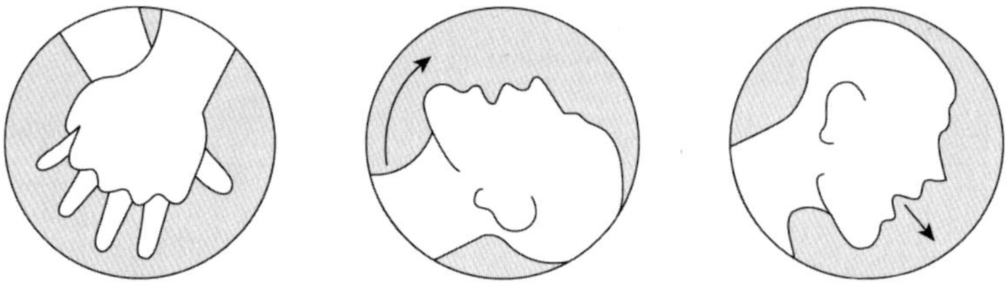 Compressions Push hard and fast on the center of the victim's chest Airway Tite the victim's head back and lift the chin to open the airway Breathing Give mouth-to-mouth rescue breaths **그림 8-5** CPR
주의사항	① 목뼈(경추) 손상이 있는 클라이언트의 기도를 확보할 때는 각별한 주의가 필요함 • 머리를 뒤로 젖히는 것을 피해야 함 ② 기도 확보가 불가능하다면 천천히 고개를 뒤로 젖히고 기도를 염 ③ CPR 과정은 어른이나 8세 이상의 아동에게만 적용함 ④ 소생금지(do not resuscitate, DNR)를 대상자가 분명히 표현할 경우에는 실시하지 않음

질식유형	처치 과정
의식이 있는 경우	① 클라이언트에게 "질식 상태입니까?"라고 질문을 함 • 클라이언트가 대답을 하거나 기침을 한다면 클라이언트가 혼자 이물질을 배출하는 것을 방해하지 않음 ② 클라이언트가 대답이나 효과적으로 기침/호흡을 실시하지 못할 경우 • 구강을 확인해 이물질을 제거함 ③ 클라이언트가 대답이나 기침을 할 수 없을 경우 • 클라이언트 뒤에 서서 클라이언트의 배꼽 윗부분 가로막 아래로 양손으로 감싸 Heimlich법을 실시함 – 한손은 주먹을 쥐고 다른 한손은 주먹 위를 덮어 여러 차례 배의 위와 안쪽 방향으로 세게 당겨 올림 – 이물질이 배출되거나 클라이언트가 의식을 잃을 때까지 계속 당겨 올림 ④ 의료지원을 요청함
의식이 없는 경우	① 개입 시 안전이 우선되어야 함 • 위험요소 또는 위험환경 조건이 없어야 함 ② 비상 시스템(도움, 또는 전화 119)을 활용함 • 두 사람의 경우 한 사람이 심폐 소생술을 시작하고, 다른 사람은 도움을 요청함 ③ 클라이언트를 일으키거나 깨우는 시도를 함 ④ 응답하지 않는 경우 평평한 표면에 반듯이 눕힐 수 있는 위치에 확보함 ⑤ 흉부압박을 시작함 • 클라이언트 옆에 무릎을 꿇고 앉아 클라이언트의 복장뼈 아래 칼돌기 가까이에 한 손을 올리고, 다른 손은 그 위에 포개 올려놓음 • 클라이언트의 복장뼈 위에 자신의 어깨가 오게 자세를 잡고, 팔꿈치를 펴고 아래쪽으로 약 2인치 정도를 누름 • 압박을 가할 때마다 다시 원위치로 돌아오지만 가슴에서 손을 떼지는 않음 • 원위치로 돌아와 있는 시간과 누르고 있는 시간의 길이는 같아야 함 • 압박은 약 1분에 100회 정도의 속도를 적용함 ⑥ 심폐 소생술을 교육받지 않았을 경우에는 도와 줄 사람이 오거나 클라이언트가 일어날 때까지 가슴에 압박을 수행하고 있어야 함 ⑦ CPR 교육이 훈련된 경우에는 머리와 턱의 자세를 만들어 기도를 확보한 후 30회 가슴압박을 수행함 ⑧ 호흡 확인은 입 가까이 다가가 소리를 듣거나 가슴이나 복부 운동을 관찰함 • 클라이언트가 호흡을 하지 않으면 호흡 기법을 시작해야 함 ⑨ 호흡을 하지 않는 클라이언트의 경우 • 코를 잡아 기도를 열고 머리 자세를 만듦

<table>
<tr>
<td>의식이 없는 경우</td>
<td>
• 클라이언트의 입에 자신의 입을 대고 공기가 통하지 않도록 밀착시킴
• 클라이언트의 가슴이 상승을 할 수 있을 만큼 강하게 호흡을 불어 넣음
⑩ 맥박을 위해 경동맥을 평가함
• 때때로 맥박의 위치를 찾기 어려울 수 있음
• 클라이언트의 생명호흡, 움직임, 의식의 신호를 찾기 어려울 수 있음
• 맥박이나 의식의 흔적이 관찰되지 않은 경우
– 가슴 압박의 수행으로 다시 돌아감
⑪ 도움 없이 심폐 소생술 절차를 수행하는 경우
• 2번 호흡에 이어 30번의 가슴에 압박을 반복함
• 호흡(가슴 상승, 호흡 소리)을 다시 확인함
• 호흡을 하지 않을 경우 다시 심폐 소생술을 시작함
• 위 과정을 반복함
⑫ AED(신장자동제세동기)의 사용
• 가슴 패드를 연결하고 기계를 돌릴 수 있을 때까지 심폐 소생술을 계속실시 함
• 대략 1분의 CPR 이후 AED를 붙여 충격을 제공함
</td>
</tr>
</table>

OCCUPATIONAL THERAPY

9

C·H·A·P·T·E·R

수공예

꼭! 알고 넘어가기!!

- 다양한 공예의 특성과 종류를 이해한다.
- 특정 공예와 관련된 임상적 적용을 묻는 문제가 많음을 인식해야 한다.
- 수공예와 관련된 그림들이 이론 및 실기 문제에 빈번히 출제되고 있다.

9.1 목공예(Wood working)

1. 개요

- 수 천 년간 사용되어 온 수공예
- 나무는 가구, 주거 등에 사용된 가장 기본적인 요구
  - 요리, 무기, 건축 등
- 목공예는 다양한 기술이 필요함

2. 사례

<table>
<tr>
<td>세발 의자</td>
<td>
① 순서
• 조각 사포질(sand)
• 페인트칠하기 또는 염색하기(paint or stain)
• 말리기
• 조립하기
② 필요한 도구들
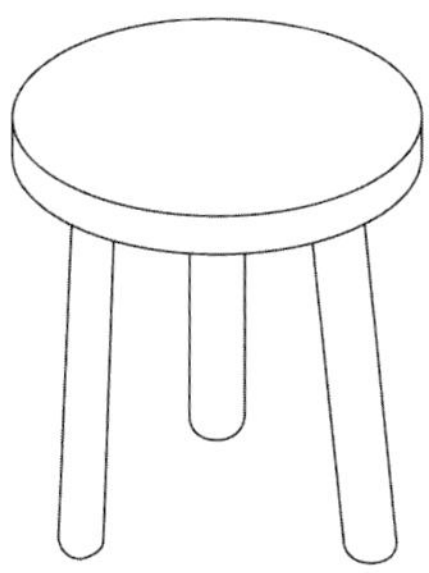
그림 9-1 세발 의자
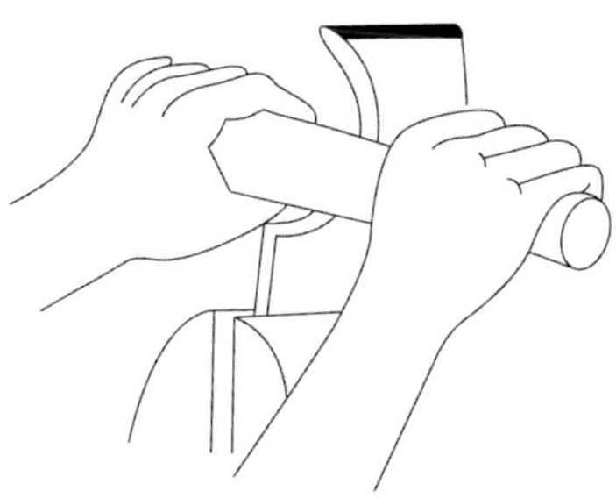
그림 9-2 Cylindrical sanding block
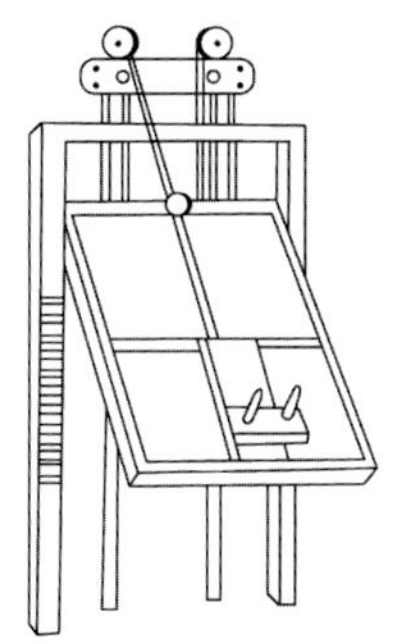
그림 9-3 sanding table
</td>
</tr>
</table>

세발 의자	• cylindrical sanding block – 성취되는 요소 : 팔목의 폄, 모든 손가락 관절의 굽힘 • sanding table – 성취되는 요소 : 어깨의 폄 등
낮은 테이블 만들기	① 순서 • 나무 위에 도안그리기 → 측정 및 자르기 → 조립하기 → 사포질하기 → 접합 → 구멍 만들기 → 나사못 박기 → 마무리 ② 필요한 도구들 • handsaw • coping saw 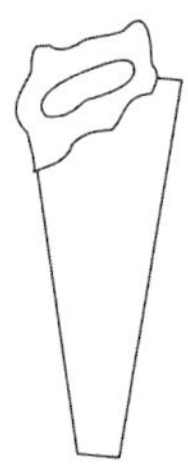 그림 9-4 Handsaw 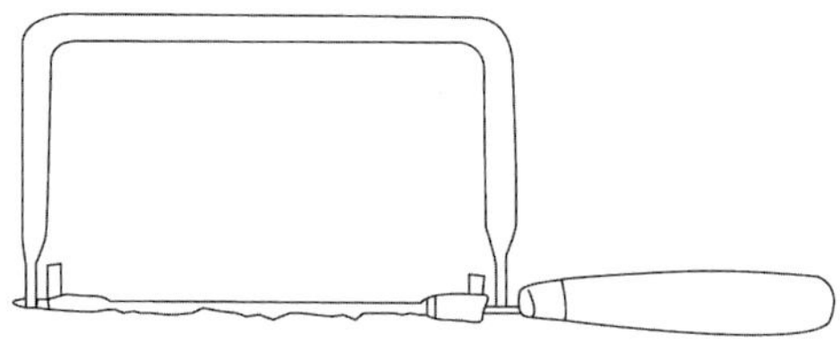 그림 9-5 Coping saw 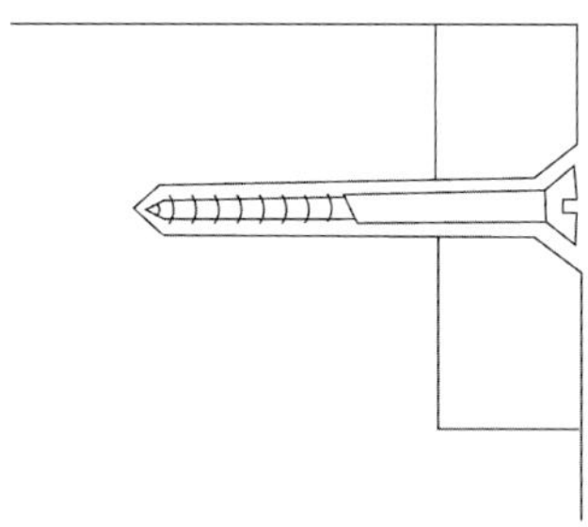 그림 9-6 나사못 박기 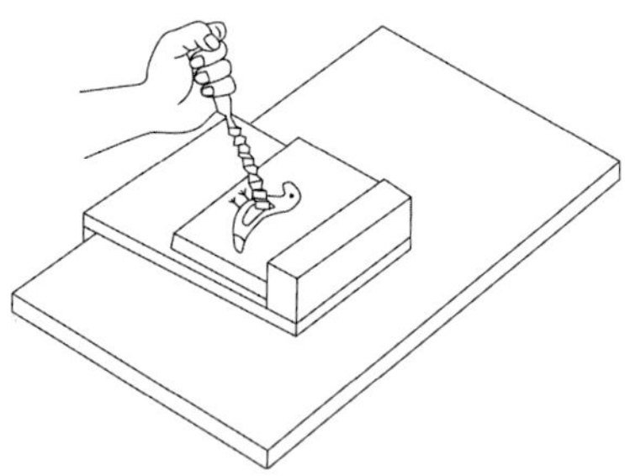 그림 9-7 chip carving

3. 적용

신체장애	① 효과 • 손의 자유로운 움직임 • 엄지의 맞섬(thumb opposition) 및 모음(adduction) • 손가락의 굽힘(finger flexion) • 큰 쥐기(gross grasp) 등 • 팔목 폄 및 자뼈 편위(ulnar deviation) – 망치질과 조각에 필요함 • 팔꿉관절의 굽힘과 폄 – 사포질, 망치질, 조각 등에 필요함 • 하지의 기능 향상 – 자전거 페달을 이용한 도구 • 관절 및 근육의 운동 – 목재 및 도구의 위치 변경에 사용 ② 금기 대상 • 감각이 떨어지는 환자 • 혈액순환이 좋지 않은 환자 • 면역계에 문제가 있는 환자
정신건강	① 정신과 환자 • 다양한 기능적 단계에 사용됨 ② 환자의 문제 평가 • 지각, 운동조절, 실행, 집중시간, 순서, 공간조작, 문제해결 등 ③ 그룹 활동 • 대인관계 능력을 향상
아동	① 눈·손 협응력 증진 ② 근육조절 향상 ③ 물체 조작 능력 향상 ④ 동일시를 도움 : 남성 ⑤ 창의성 향상 ⑥ 측정을 통한 숫자의 사용
노인	① 청각 장애인 • 나무 사용 시 소음을 얼마나 만드는지 인식 못함 ② 질병 • 참여의 어려움이 있을 수 있음 ③ 상처에 대한 주의가 필요함

9.2 가죽공예(Leather work)

1. 사용되는 도구들

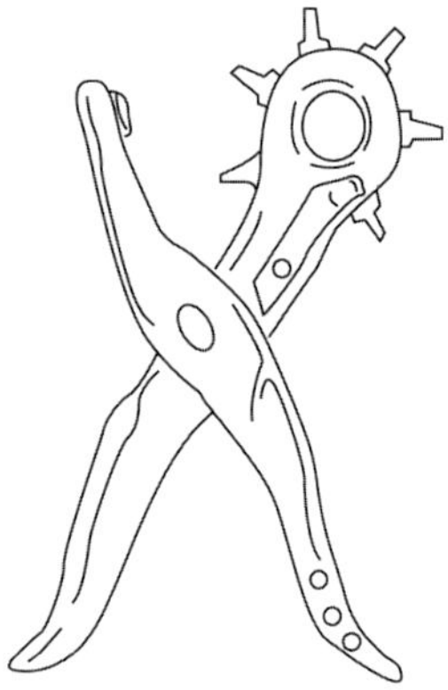

그림 9-8 rotatory punch

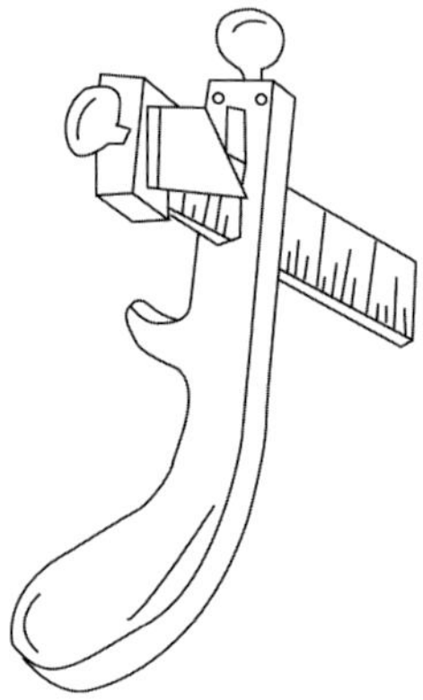

그림 9-9 strap cutter

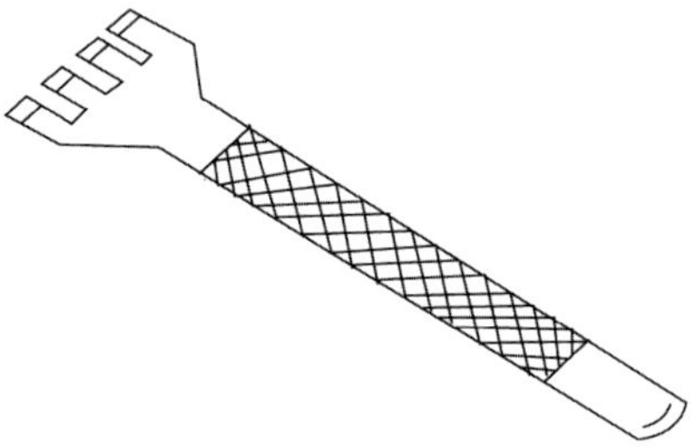

그림 9-10 thonging chisel

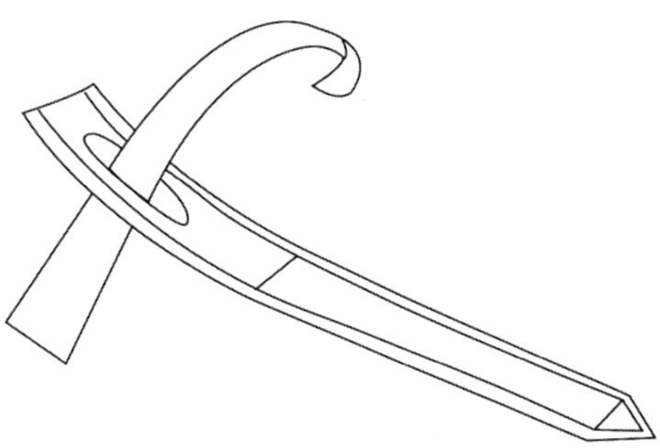

그림 9-11 skife

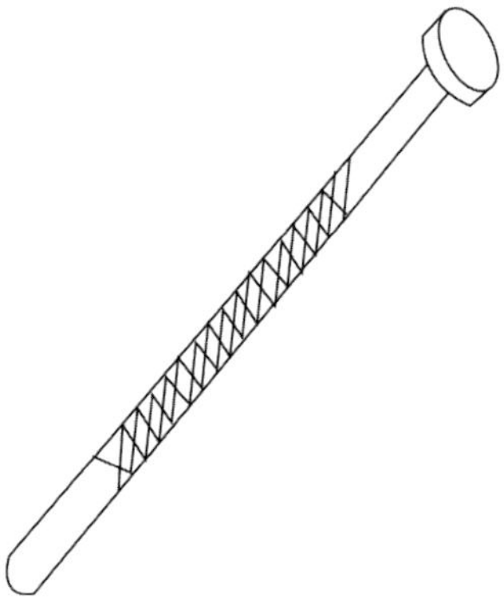

그림 9-12 pear shader

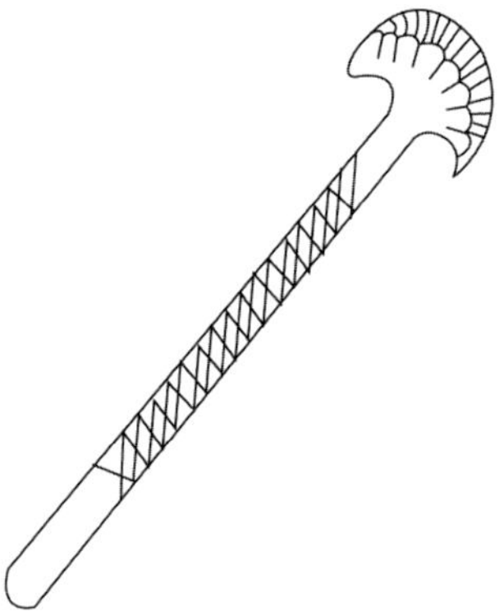

그림 9-13 veiner

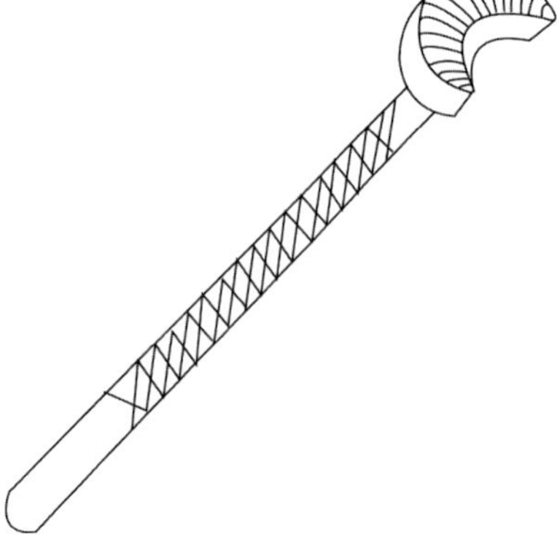

그림 9-14 camouflage

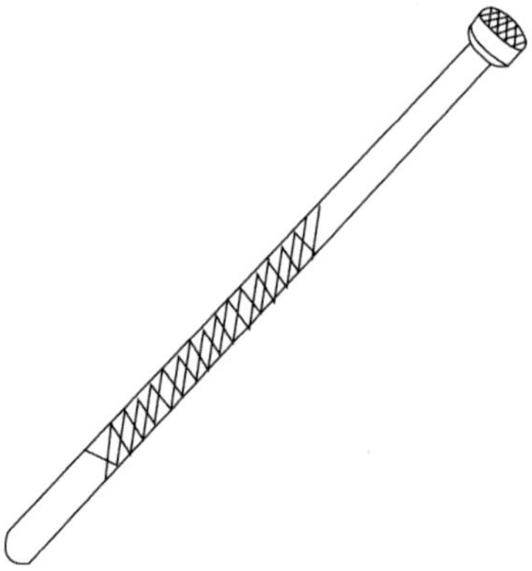

그림 9-15 background tool

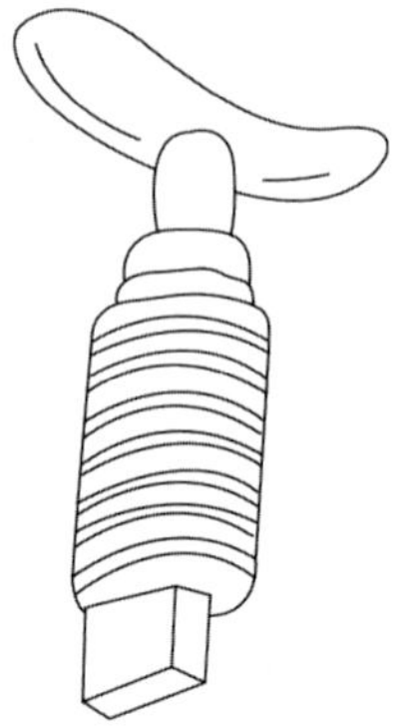

그림 9-16 swivel knife

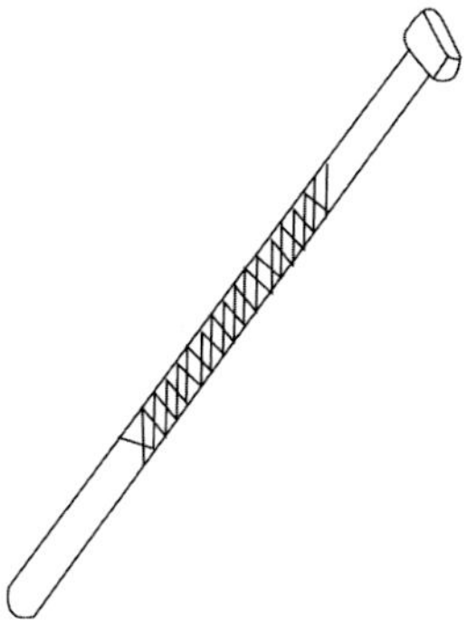

그림 9-17 beveler

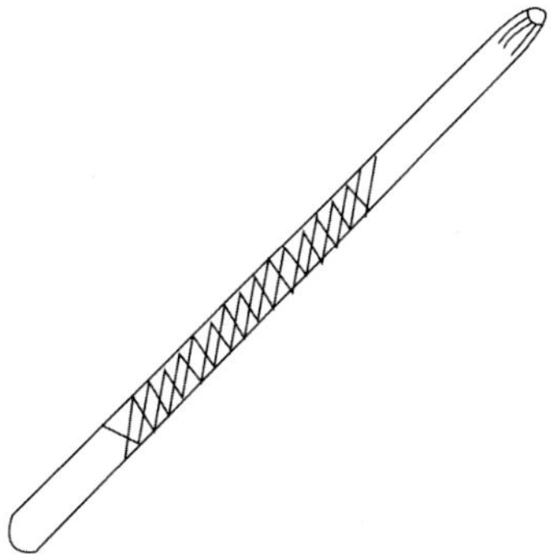

그림 9-18 seeder

2. 레이싱(lacing)

레이싱에 필요한 능력	• 근력 • 운동계획 • 시지각능력 • 순서화 • 촉각 • 인내력
종류	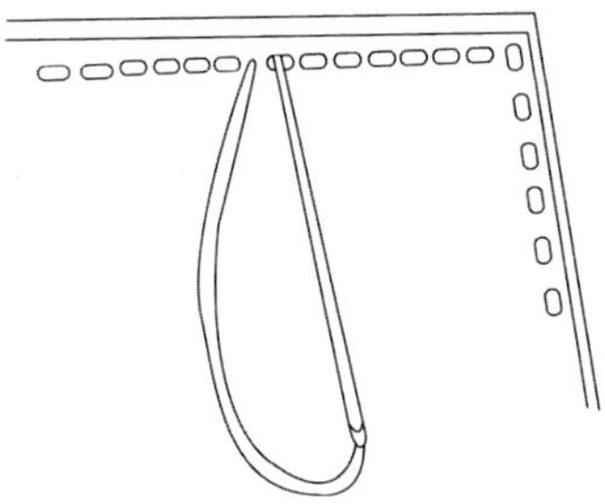 **그림 9-19** running stitch 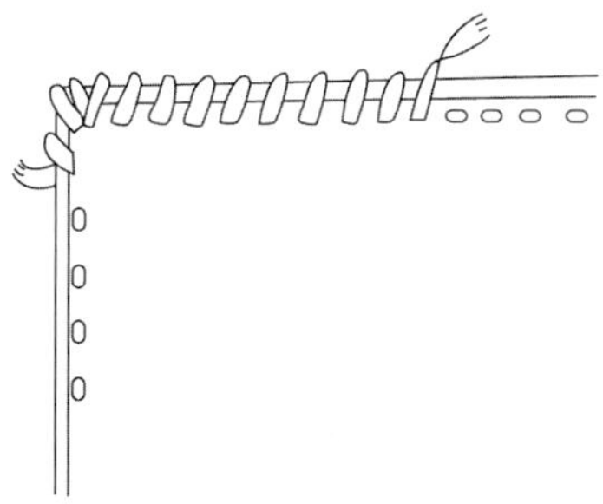 **그림 9-20** whip stitch 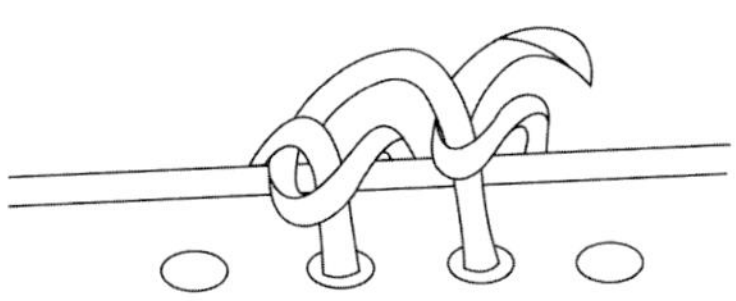 **그림 9-21** 싱글 코르도반 레이싱 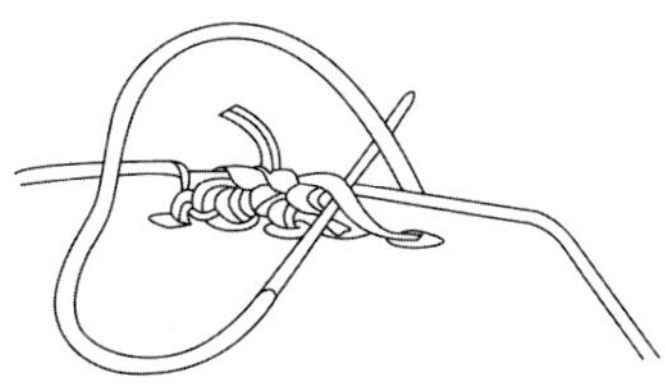 **그림 9-22** 더블 코르도반 레이싱

사용되는 도구	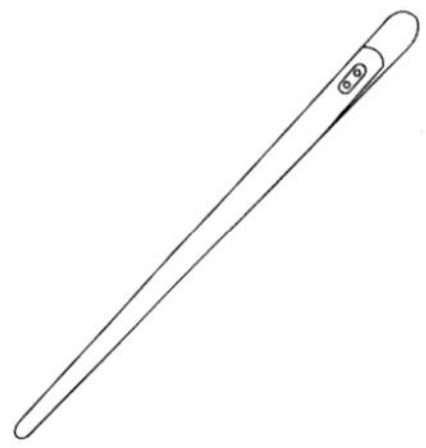 **그림 9-23** two prong needle 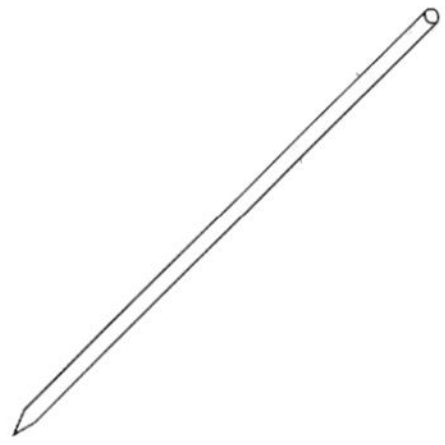 **그림 9-24** life-eye lacing needle 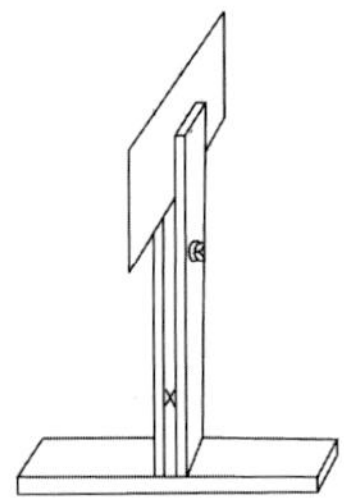 **그림 9-25** racing pony

3. 적용

신체장애	① 적용 • 침대 생활을 하는 환자들에게 적용 가능함 • 전염성을 지닌 환자 : 격리되어 있어도 가능함 • 상지의 근력 및 지구력 증진 ② 상지 • 엄지 및 수지의 굽힘근과 폄근 사용 • 아래팔의 회외 및 엎침 • 어깨관절의 폄근 • 집기 • 손목의 요척측 편위 등 ③ 시각장애를 지닌 환자 • 촉각 인식을 향상시킴
정신 건강	① 효과 • 집중시간 • 기억력 • 시각 인식 및 처리 • 소근육 조절 • 기민성 • 자아개념 • 문제 해결 능력 • 자존감 • 자아의식 증진 • 정신지체 – 소근육 조절, 기민성, 집중력 등을 증진시킴

소아	• 소리 및 촉각에 민감한 아동은 피해야 하는 활동
노인	• 연장 등에 의한 상처에 주의해야 함 • 도구의 잡기 – 관절염을 악화시킬 수 있음

9.3 바늘공예(Needle working)

1. 사용되는 도구들

three way embroidery hoop	• 크기가 다른 직물을 올려놓을 수 있음
needle threader	• 바늘에 실을 꿰는 도구 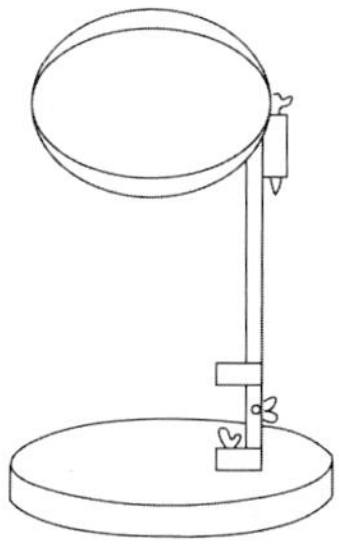 그림 9-26 three way embroidery hoop 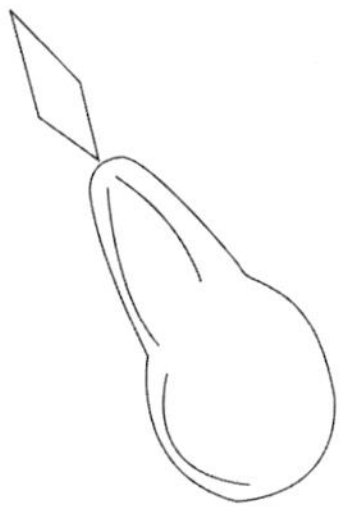 그림 9-27 needle threader 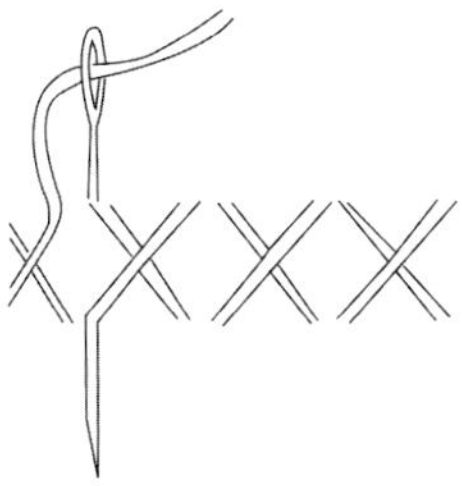 그림 9-28 cross stitch

2. 적용

신체장애	① 적용 • 신체적으로 약한 환자들에게 적용 ② 손가락 및 손 • 대부분의 관절 및 근육이 참여함 ③ 어깨관절 • 안쪽돌림 및 가쪽돌림 ④ 팔꿉관절 • 굽힘 및 폄 ⑤ 아래팔 • 엎침 및 뒤침

신체장애	⑥ 팔목 관절 • 굽힘 및 폄 • 노뼈측, 자뼈측 편위 ⑦ 관절염이 있는 환자의 참여가 가능함 • 큰 근력이 필요하지 않음 • 관절에 큰 스트레스를 주지 않음 • 같은 자세로 관절을 사용하는 것은 금기
정신건강	① 우울증 • 타 활동에 비해 피로감이 적은 활동이 됨 ② 공격적인 환자 • 자르고 구멍 냄을 통해 적대감을 해소함 ③ 히스테릭한 환자 • 퀼트(quilting)를 통해 이완(relaxation)을 얻을 수 있음 ④ 강박관념 환자 • 바늘공예로 만족감을 얻을 수 있음 ⑤ 정신지체 환자 • 즐거움과 유익을 얻을 수 있음
아동	• 지각 및 소운동의 발달에 필요한 활동 – 손과 눈의 협응력이 필요함
노인	① 여성들이 주로 해왔던 활동 • 보다 쉽고 자연스럽게 참여하는 활동이 됨 ② 시각의 문제를 지닌 노인 • 명도가 높은 색을 사용하는 것이 도움이 됨 • 대비를 이루는 색상의 사용 • 확대경의 사용이 필요할 수도 있음 ③ 전염의 위험 • 바늘에 찔리지 않도록 주의해야 함 • 당뇨병과 같은 혈액순환의 문제를 지닌 노인에게는 주의를 요함 ④ 치매노인의 가위사용 • 가구, 침대, 자신의 옷 등을 손상시킬 수 있으므로 주의를 요함

9.4 구리공예 및 금속공예(Copper tooling and metal craft)

1. 종류

두드리기 (hammering)	• 틀 위에 동판을 위치시킴 • 원하는 모양이 나올 때까지 두드림
무늬 새기기 및 구멍 내기(chasing and piercing)	① 순서 • 금속 위에 디자인하기 • 나무판 위에 고정하기 • 무늬 새기기 또는 구멍 내기 • 디자인 완성 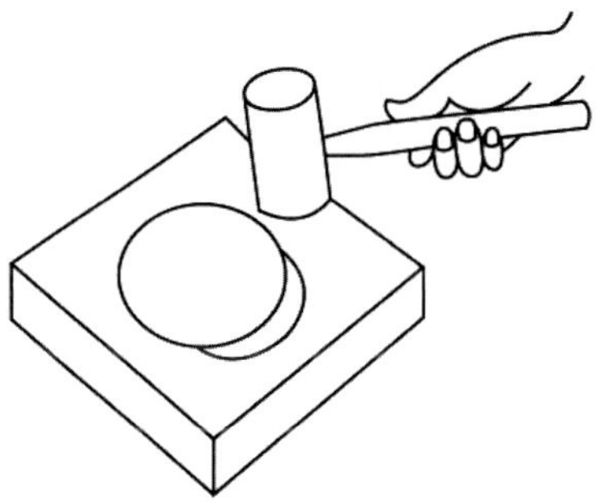 그림 9-29 두드리기(나무망치를 이용) : 동판과 나무틀

2. 적용

신체장애	① 손 • 손가락과 손의 굽힘근 강화 • 3점 집기의 강화 ② 한 손의 사용 • 두 손 사용이 어려운 환자에게도 가능한 활동 ③ 감염 • 감염의 위험이 있는 환자에게는 금기 ④ 시력을 상실한 환자 • 날카로운 부위를 모두 제거함 - 테이프를 이용해 처리할 수 있음 ⑤ 금속판의 망치질 • 자뼈와 노뼈의 움직임 증진 • 팔꿉관절의 굽힘근과 폄근의 강화 • 염증의 발생에 주의 • 과도한 충격으로 염증이 생길 수 있음

정신건강	① 자아 존중감 • 성취감에 의해 형성됨 ② 인지 • 주의력 향상 • 순서화 능력 향상 • 문제해결능력 향상 ③ 우울증 환자 • 실패에 대한 염려 없음 ④ 자살할 수 있는 환자 • 자살위험이 있는 환자는 늘 주의해야 함 ⑤ 정신분열을 가진 환자 • 많은 집중과 사고를 요구하지 않음 • 틀을 제공하는 구조가 도움이 됨 • 어려운 과정이 없음 • here and now의 특성 – 즉각적인 결과를 얻을 수 있음 ⑥ 조증 상태의 환자 • 과도한 활동을 통제할 수 있음 • 분명한 작업의 가이드라인은 과도한 에너지의 배출을 통제함 • 빨리 완성할 수 있음 ⑦ 전통적인 목표 • 적대감과 분노를 표출하게 하는 것
소아	① 효과는 있으나 창조성의 감소 • 어린 아동들은 단순히 그림 그리기만을 더 좋아함 • 나이가 많은 아동들은 어린 아동들에 비해 창조성의 발휘가 가능함 ② 자해의 위험 • 정신적·신체적 문제를 지닌 성인과 같이 아동 및 청소년에게도 주의가 필요함
노인	① 다양한 보호시설(nursing home)에 적절함 • 최소의 인지를 사용하는 활동으로 만족감(gratification)을 제공함 ② 상처회복이 느림 • 각별한 주의가 요구됨 ③ 금속의 빛나는 성질 • 디자인을 구별하기 어려울 수 있음

9.5 모자이크(Mosaics)

1. 개요

개요	• 고대 예술의 한 형태 • 작은 조각을 모아 장식을 하는 형태

2. 과정

순서	• 완성된 작품의 샘플을 환자에게 보여줌 • 계획, 디자인 선택, 타일 색의 선택 등 • 타일의 절단이 필요할 경우 보호안경과 니퍼(nipper)가 필요함 • 각각의 타일에 접착제를 발라 붙이기 • 디자인 완성하기 및 말리기 • 타일사이에 그라우트(grout)로 메우기 • 그라우트 제거를 위해 전체 타일을 가볍게 문지르기 • 그라우트 말리기 • 완성된 타일을 틀에 맞추기	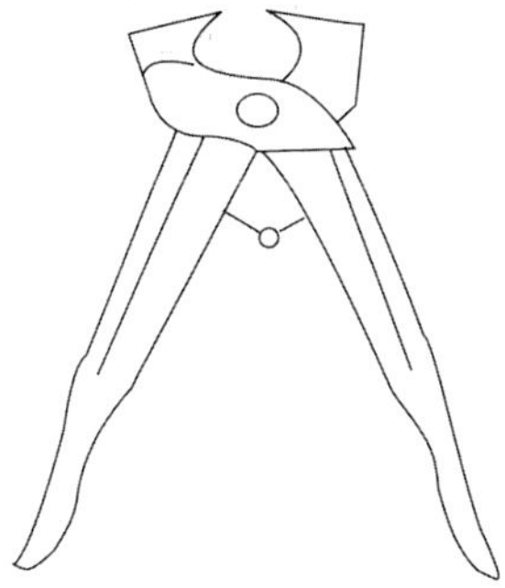 **그림 9-30** 타일 니퍼(nipper)

3. 적용

신체장애	① 신체적 능력 • 모자이크 전체 과정에 소동작 협응이 요구됨 ② 타일 집어 올리기 • 집기의 향상 ③ 타일 니퍼의 사용 • 원통형잡기(cylindrical grasp) 근력의 강화가 이루어짐 ④ 뇌 손상 환자의 기능향상 • 디자인의 계획 • 구성능력 ⑤ 기타 적용 • 모자이크는 침상생활을 하는 환자에게도 적용 가능함 • 고립된 환자에게도 적절함

신체장애	⑥ 호흡기 환자 • 시멘트 풀과 물의 혼합 시 먼지가 발생하므로 금기 대상이 됨
정신건강	① 다양한 기능향상 • 주의력, 집중력 • 계획 • 공간관계 • 인과관계 추리 • 소근육 협응 ② 매우 기능이 낮은 상태의 환자에게도 적용 • 긍정적인 결과물을 창출할 수 있음 ③ 난이도의 조절이 가능 • 색, 모양, 크기의 조절 • 과제의 난이도 조절
소아	① 소근육 운동 수행 • 조절능력의 증진 • 기술개발의 기회제공 • 집중시간 유도 ② 씨앗이나 콩 • 대체 가능함
노인	① 노인에게 맞는 모자이크의 적응(adaptation) • 더 큰 사이즈의 타일 사용 • 대조적인 색의 사용 • 잘 깨지지 않는 타일의 사용 ② 기타 • 노인들은 균형의 문제를 가질 수 있음 • 걷기 또는 의자에 앉고 서기의 어려움

9.6 도자기공예(Ceramic)

1. 개요

- 고대공예
  - 단순한 모양의 흙
  - 형태를 만든 후 말리고 고온에서 구워냄
- 역사가 가장 오래된 활동 중 하나
- 다양한 도자기의 용도
  - 타일, 그릇 등

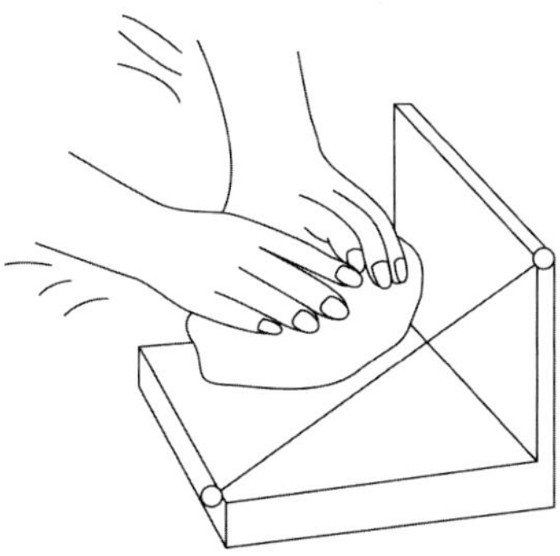

그림 9-31 반죽하기

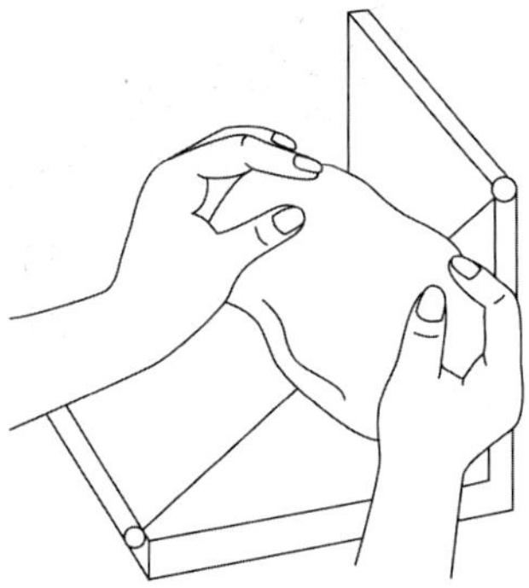

그림 9-32 줄을 이용한 자르기

2. 종류

1) 손가락 그릇(pinch pot)

순서	• 찰흙을 공 모양으로 만들기
	• 공 모양의 찰흙 머리에 엄지로 찌르기
	• 손가락을 이용하여 구멍 형성하기
	  – 엄지는 안쪽으로
	  – 기타 손가락은 외부를 지지
	• 외관 정리
	• 말리기
	• 표면 마무리 및 장식 넣기

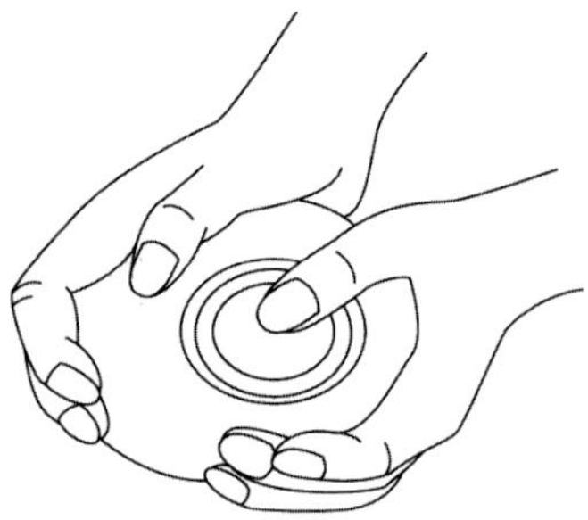

그림 9-33 pinch pot

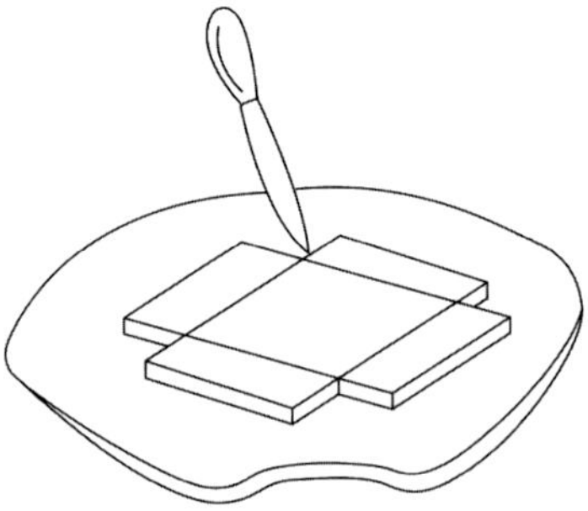

그림 9-34 패턴 자르기

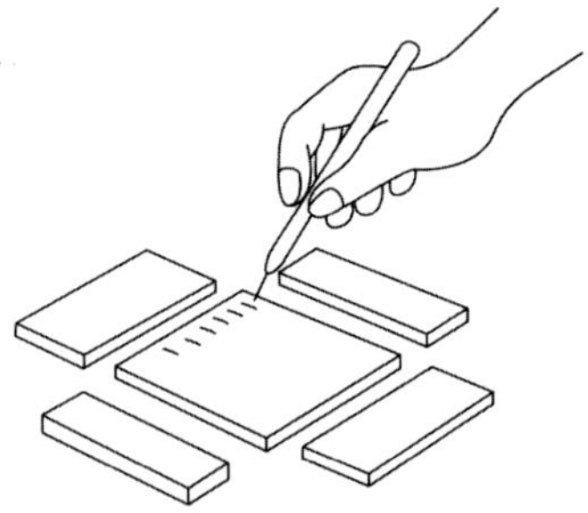

그림 9-35 찰흙바늘로 그물 무늬(cross hatch) 조각 새겨 넣기

2) 평판 만들기(slab building)

순서	• 롤링 핀으로 찰흙 밀기(1/2~1/4인치 두께) • 종이 위에 미리 그려진 패턴을 놓고 자르기 • 패턴 조각들 떼어내기 • 바늘로 조각 새겨 넣기 • 조립 및 찰흙으로 강화하기 • 데커레이션(decoration)

3) 코일 빌딩(coil building)

순서	• 찰흙을 원형으로 펴고 둥근 원형으로 자르기 • 작은 양으로 찰흙 자르기 • 손으로 찰흙 밀어 코일 만들기 • 만들어진 코일 쌓기 • 원하는 모양과 크기로 만들기 • 내부 및 외관 펴주기

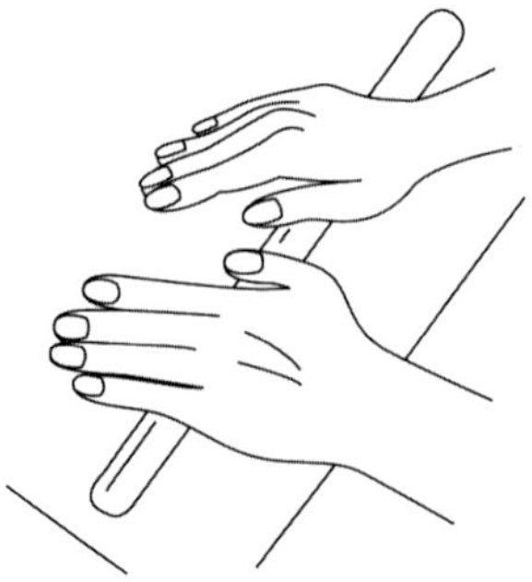

그림 9-36 코일 만들기

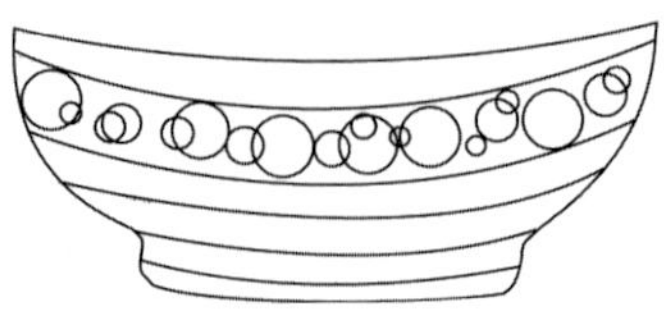

그림 9-37 코일 디자인으로 완성된 그릇

4) slip casting

순서	• 주조 틀 청소하기 • 주조 틀 맞춰 묶기 • 현탄액(slip) 만들기 • 현탄액을 주조 틀에 붓기 • 수분 흡수 후 추가의 현탄액 붓기 • 어느 정도의 점도가 만들어진 후 주조 틀을 뒤집어 현탄액 배출하기 • 30분 후 다시 돌려 직립으로 세우기 • 주조 틀의 한쪽 면 제거하기 • 틀에서 내용물 꺼내기

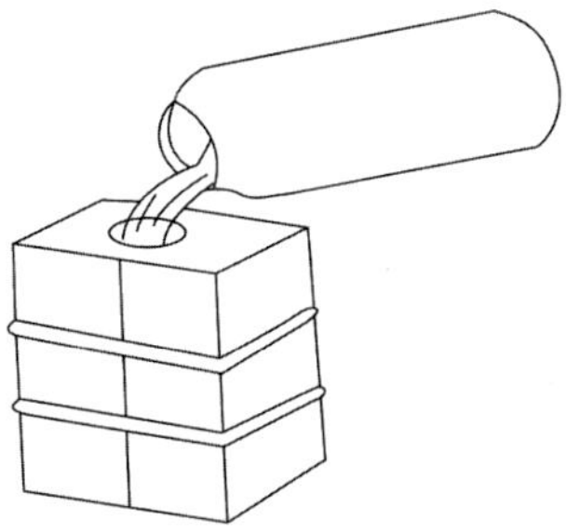

그림 9-38 현탄액을 주조 틀에 붓기

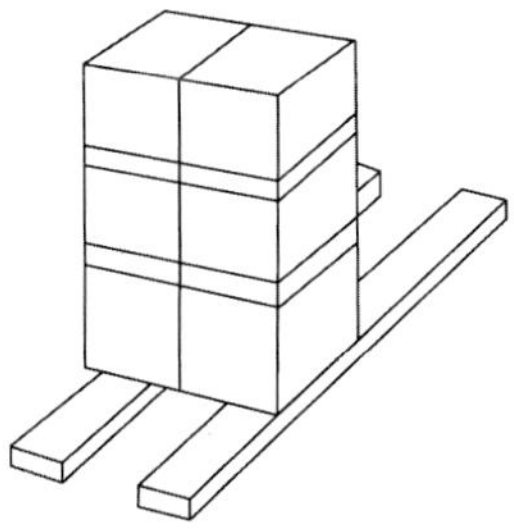

그림 9-39 틀 뒤집기

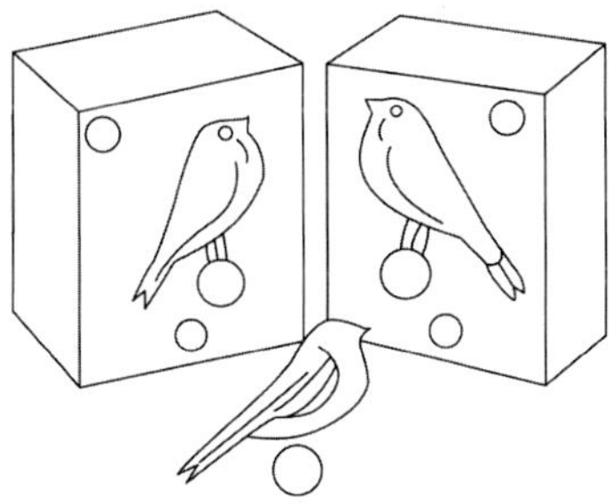

그림 9-40 틀에서 내용물 꺼내기

5) 도자기 물레(pottery wheel)

순서	• 판 위에 찰흙 올리기(오렌지 크기) • 물레 천천히 돌리기 • 양 손으로 찰흙에 압력 가하기 • 판 중심으로 찰흙 모으기 • 양 손바닥을 이용해 콘(cone) 모양 만들기 • 다시 콘 모양을 만들기 위해 무너뜨림 • 무너뜨리기와 콘 모양 만들기 과정을 여러 번 반복함 • 엄지손가락을 이용해 구멍 내기 • 손가락을 이용해 벽 세우기 • 모양 완성 • 윗부분 다듬기 • 그릇을 판과 분리하기 • 판 위에서 말리기

순서	• 판에서 그릇을 들어 뒤집기 • 찰흙 바늘을 이용해 원 그려 넣기 • 판에서 그릇을 떼어 냄 • 표면에 질감내기 또는 조각하기

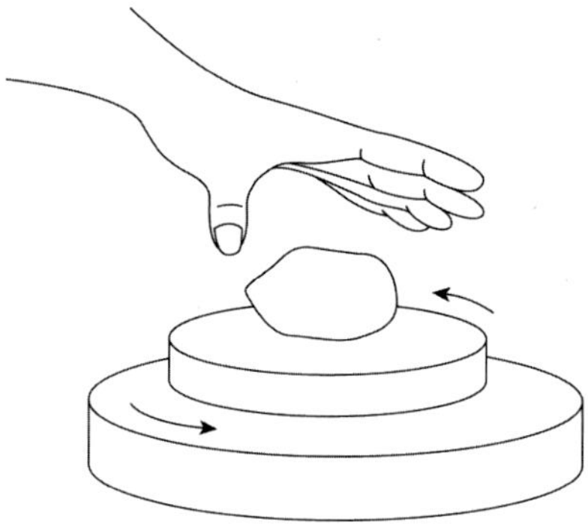

그림 9-41 판 위에 찰흙 올리기

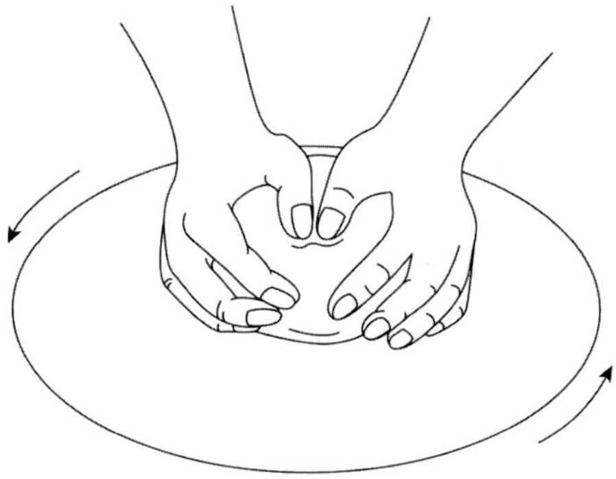

그림 9-42 중심으로 찰흙 모으기

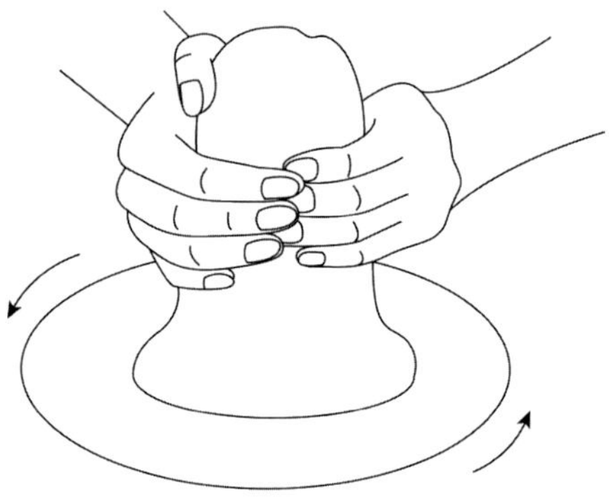

그림 9-43 콘 모양 만들기

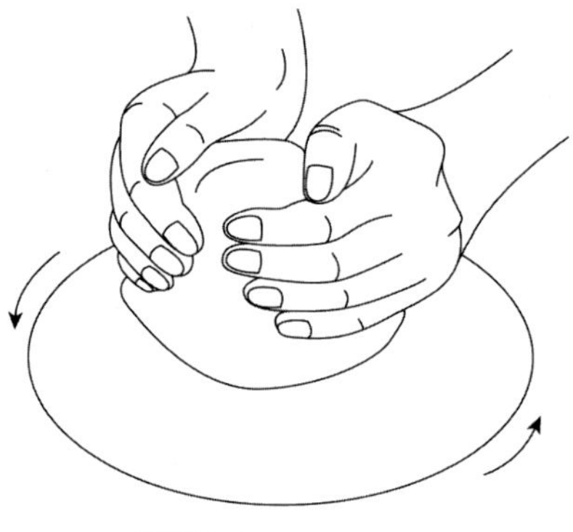

그림 9-44 무너뜨리기

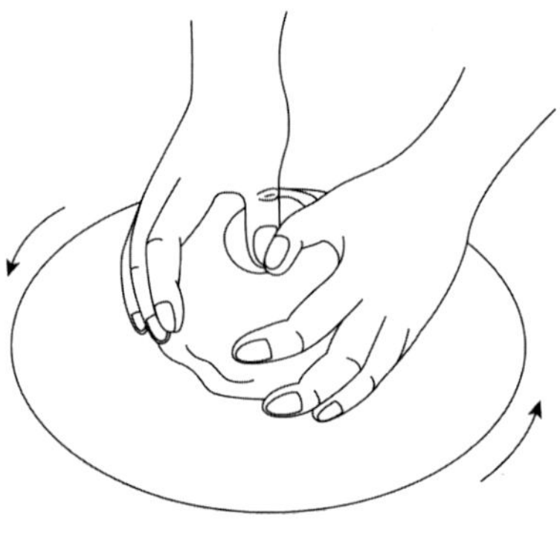

그림 9-45 구멍 내기

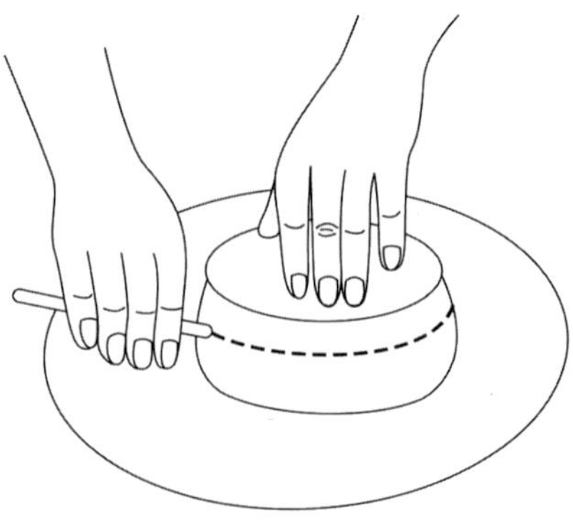

그림 9-46 찰흙 바늘로 원 그리기

3. 적용

<table>
<tr><td>신체장애</td><td>① 상지의 기능 향상
• 쥐기, 짜기, 밀기, 굴리기, 손 조작 등의 동작을 사용
• 근력을 강화할 수 있음
• 소운동 동작과 대운동 동작이 모두 강화됨
• 찰흙 떼기(wedging)
– 어깨관절의 굽힘 및 폄 운동이 일어남
• 찰흙 밀기(rolling)
– 팔꿉관절의 굽힘근과 폄근이 강화됨
– 복부의 근육들이 강화됨
• 소운동 조절 및 협응 능력의 강화
– 코일로 만들기, 그릇 표면 장식하기 등
– 물레의 사용
② 하지로 물레 돌리기
• 무릎관절의 폄근 강화에 매우 좋음
③ 물레 위에서의 작업
• 상당한 집중력을 요구함
• 상지의 협응능력이 매우 중요함
④ 찰흙의 특징
• 소음이 발생하지 않음
• 침대에 있는 환자에게도 적합함
• 물로 쉽게 세척할 수 있음
• 독성이 없음
• 치료용 퓨티(putty)보다 저렴함
⑤ 감염성 질환을 지닌 환자
• 금기대상이 될 수 있음
• 만약 감염성 환자가 작업을 했을 경우
– 감염 가능성이 있는 재료들은 불로 태워버림
⑥ 시력의 문제를 지닌 환자
• 시각장애를 가진 사람들에게 적합함
– 완전 시력 손상 또는 부분적 시력 손상을 가진 사람들이 대상
• 손으로 만지고 느낄 수 있음
⑦ 화상환자
• 상처가 완전히 회복된 환자에게 적용
• 구축(contracture) 감소를 위해 적용
• 활동 후 핸드로션을 사용하여 피부가 건조해 지는 것을 방지해야 함</td></tr>
</table>

신체장애	⑧ 금기 대상 • 개방된 상처가 있을 경우 감염 또는 상처의 확장이 발생될 수 있음 • 관절염을 가진 환자의 경우 더 악화될 수 있음 • 당뇨와 같은 혈액순환의 장애를 가진 환자 – 피부에 손상이 발생할 수 있음 • 수부의 말초신경 손상이 있는 환자 – 느낌이 없으므로 손을 다칠 수 있음
정신건강	① 정신과 환자에게 매우 유익함 • 찰흙을 통해 생각과 감정표현의 기회를 얻음 ② 적대감을 지닌 환자들 • 마른 찰흙을 깨뜨리므로 욕구의 성취가 이루어짐 • 찰흙이 무기가 될 수도 있으므로 경계해야함
소아	① 개요 • 아동에게 찰흙은 자연적인 도구임 • 비구조화된 탐색 도구가 됨 • 항문기와 연관된 이론이 많음 – 대변의 색과 질감이 유사함 ② 찰흙으로 더렵혀짐 • 처음에는 더렵혀짐에 대한 경계를 경험하게 됨 – 결국 대부분의 아동들은 그런 감정들을 극복하고 찰흙에 대해 즐거움을 경험하게 됨 ③ 주의할 점 • 아동이 먹지 않도록 주의해야함 – 찰흙은 독성이 없으나 유약(glaze)은 매우 위험함 – 가장 좋은 예방법은 가까이에서 감독하는 것
노인	① 신체적 장애를 가진 노인들에게 적합함 • 몰드(mold)보다는 손으로 만들 수 있는 단순한 것들이 바람직함 • 아름다운 결과물보다는 무엇인가 만들 수 있는 것이 더 중요함 ② 관절의 제한 • 프로젝트를 몸 가까이에 위치시키는 것이 중요함 – 노인들의 경우 관절 제한이 있는 경우가 많음 ③ 감각의 장애 • 시각손상 : 찰흙이 창조적 경험을 제공함 • 청각손상 : 소음에 대한 인식이 떨어짐 • 촉각손상 : 감각의 상실로 다칠 수 있음

9.7 직물 짜기, 코바늘, 매듭장식, 기타 섬유공예

1. 개요

직물 짜기	• 바구니 짜기에서 시작됨 • 과거 작업치료에 베틀이 많이 사용됨 – 어깨관절의 굽힘, 벌림, 모음을 만듦 – 가정용 베틀을 사용함 – 작은 장치의 사용이 요구됨 예 inkle loom, finger weaving, card weaving, stick weaving 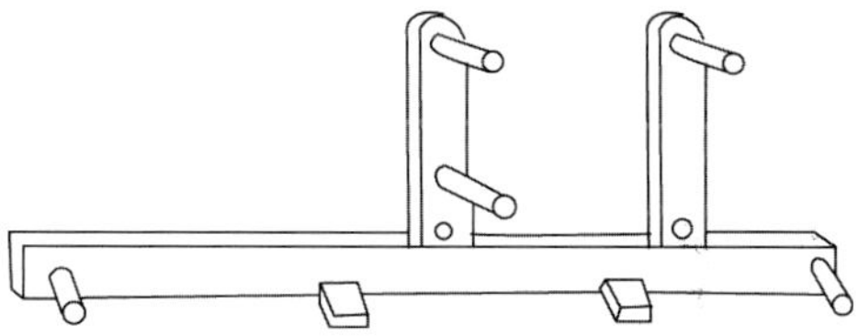 그림 9-47 인클 베틀(inkle loom)
코바늘 작업 (Latchhook)	• 가장 평범한 현대 노인들의 직물 만들기(rug making)의 형태 – knotting 또는 turkish knotting이라 부름 • 코바늘(rug hook) – 단순한 후크와 나무로 만들어진 핸들로 구성 – 털실을 잡아당기는 데 사용 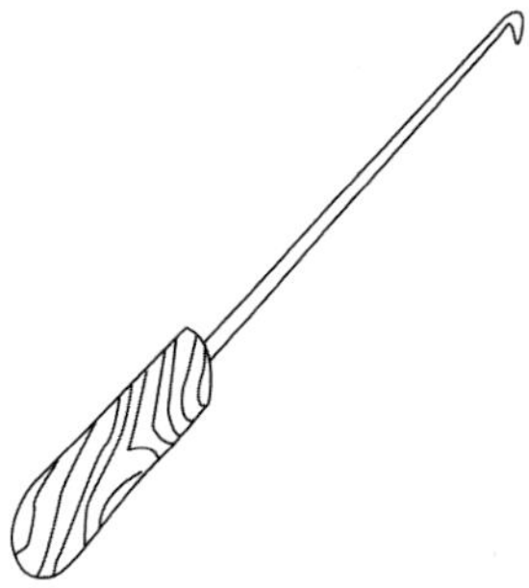 그림 9-48 rug hook
루퍼(Looper) 만들기	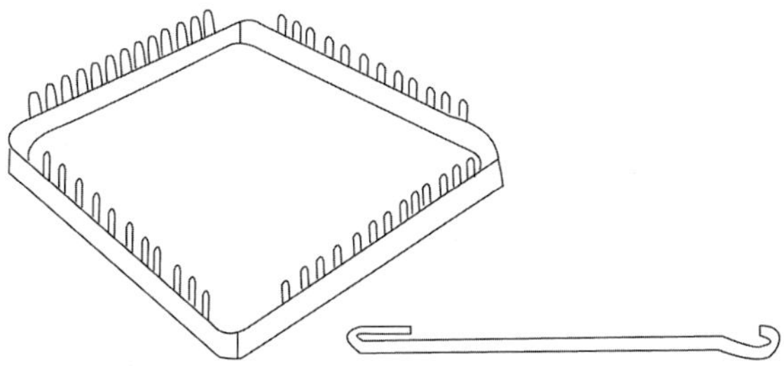 그림 9-49 루퍼 프레임(frame)

매듭 열쇠고리 (Macrame key chain)	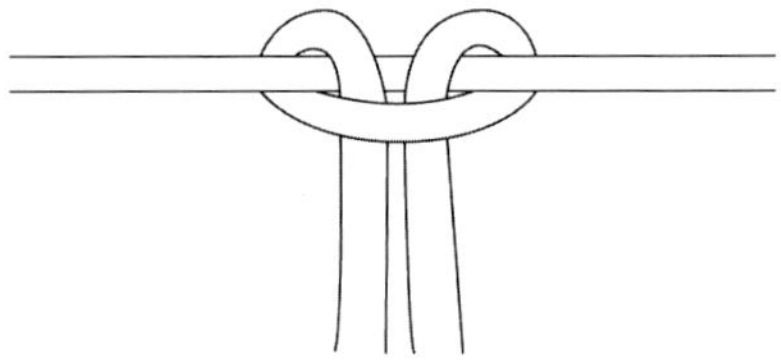 **그림 9-50** Larshead 매듭 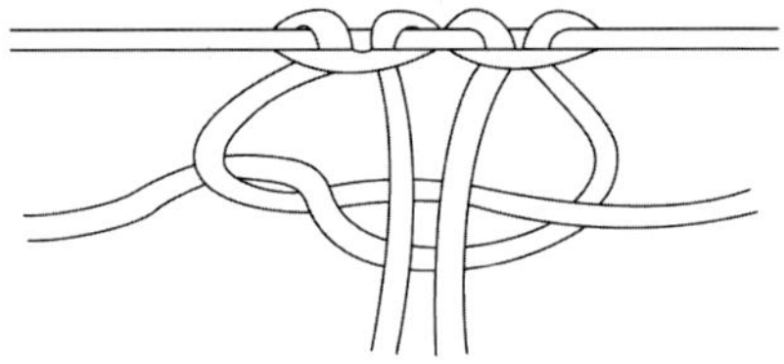 **그림 9-51** Square 매듭

2. 적용대상

신체장애	① 신체적 장애 또는 소뇌의 기능 손상이 있는 환자 • 시작하기, 멈추기, 균형 유지하기와 같은 활동을 연습할 수 있음 – 대뇌 및 소뇌 관련 기능 ② 부분적 마비 환자에게 적용 • 양손 사용 활동을 훈련할 수 있음 ③ 시각 장애 또는 청각 장애를 지닌 환자 • 촉각을 향상시킬 수 있음 ④ 알레르기 또는 호흡의 문제를 지닌 환자 • 먼지가 적은 실을 선택해야 함
정신건강	① 대상 • 집중력이 떨어지는 환자에게 적용 • 조증이나 정신분열증 환자에게 적용 – 즉각적인 만족감 제공 ② 금기대상 • 자살의 가능성이 있는 환자
소아	• 대부분의 어린 아동들에게는 어려운 과제 • 남아에게는 nautical skill을 향상
노인	• 여성 노인에 의해 주로 사용됨 • 남성들은 매듭을 배움 – 가사 활동 또는 남성적인 직업에 사용됨 • 균형감각에 문제가 있는 환자에 적용 – 섬유조직의 재료가 떨어져도 깨지지 않음

9.8 종이공예

1. 개요

개요	• 값이 싸며 다양한 공예가 가능함 • 공예 기법에 따라 환자들에게 적용

2. 종류

종류	내용
종이 직물 (paper weaving)	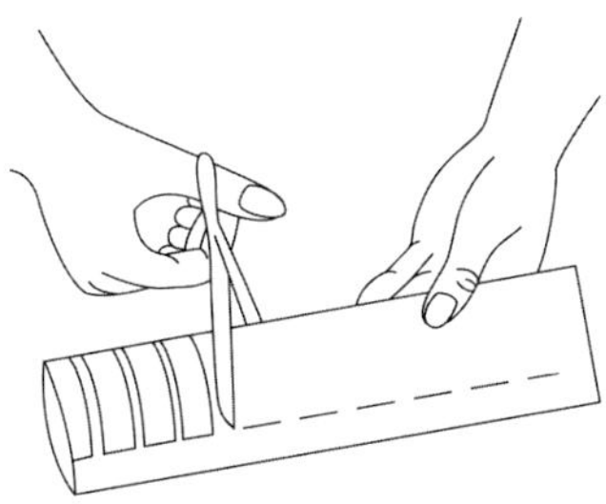 그림 9-52 기초(warp) 자르기 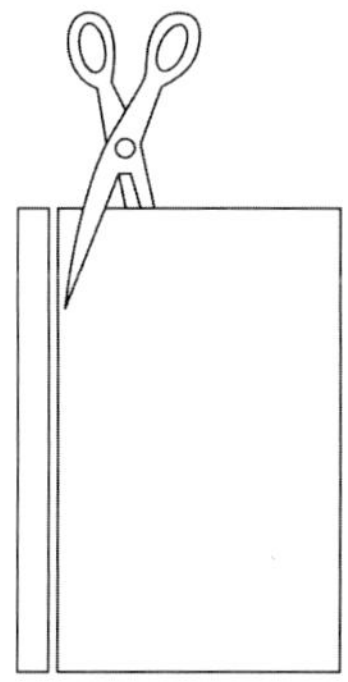 그림 9-53 실(weft) 만들기 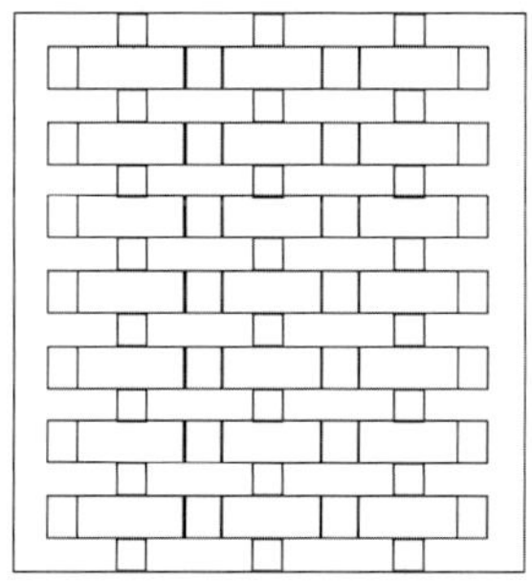 그림 9-54 완성된 종이직물
종이 접기 (folded paper)	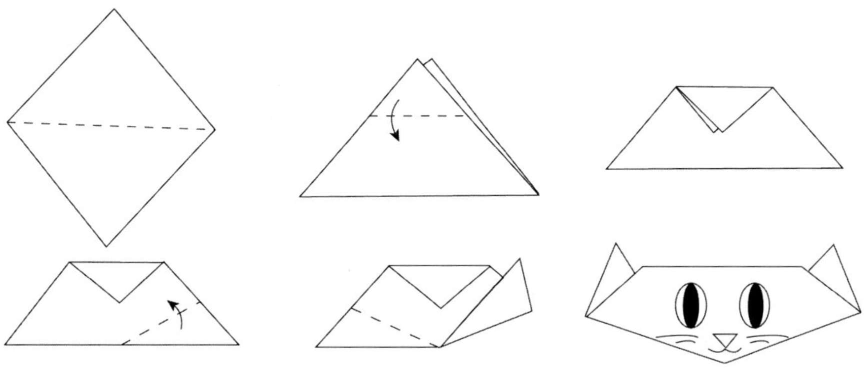 그림 9-55 고양이 접기

종이 조소 (paper sculpture)	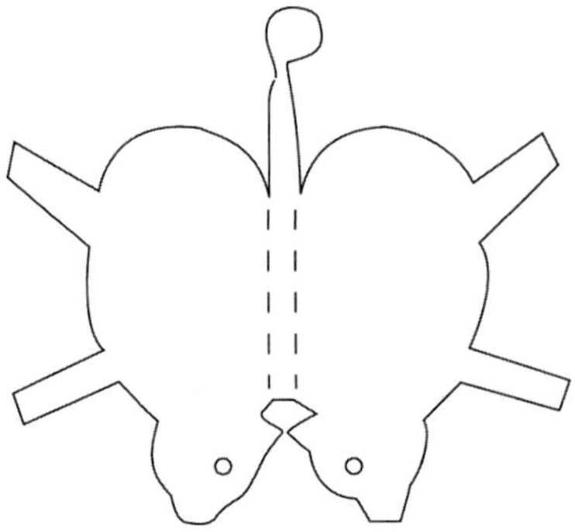 그림 9-56 삼차원적 패턴의 종이 조소 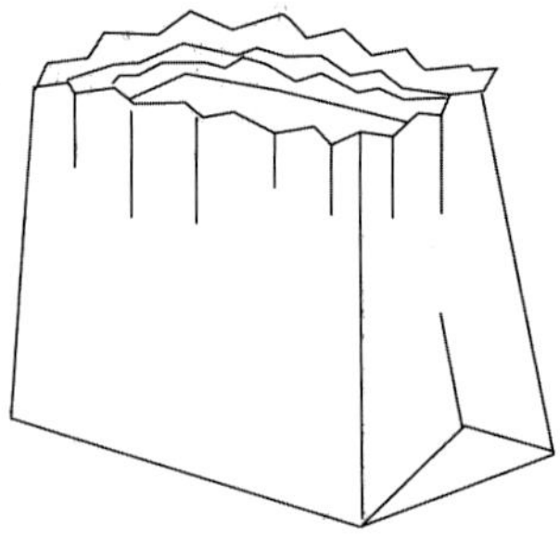 그림 9-57 피나타에 필요한 봉투 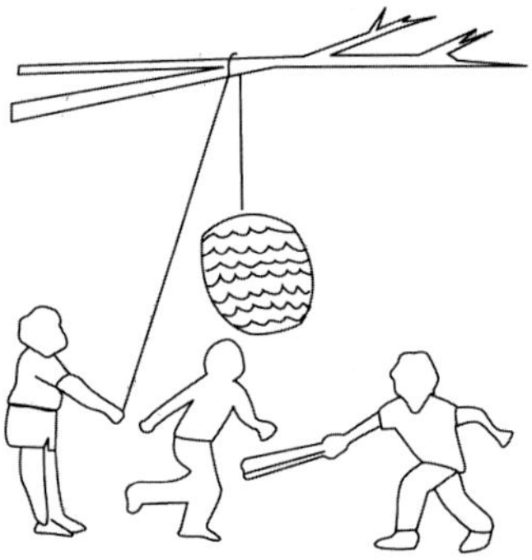 그림 9-58 피나타(Pinata) 부수기

3. 치료적 적용

신체장애	• 대부분의 환자들에게 적용할 수 있음
	• 재가 장애인에게도 적절함
	  – 재료를 구하기 쉬움
	  – 저렴함
	• 종이공예에서 강조되는 동작들
	  – 손가락의 움직임
	  – 손목의 움직임
	  – 팔꿉관절 및 아래팔의 움직임
	• 적은 노력으로 수행할 수 있음
	  – 심장병 환자와 호흡기계 환자에게 매우 적절한 활동
	• 재료의 독성 냄새를 제거해야 함
	• 모든 종이공예는 양손 사용을 필요로 함

정신건강	• 종이는 찢어지거나 구겨질 가능성이 있음 – 실패를 예방하기 위해 특별한 감독이 필요함 – 좌절할 수 있음 • 풀의 사용량을 결정하지 못하는 환자 – 작은 브러시를 이용하게 함 • 단순한 종이 접기 – 인지 기능을 평가할 수 있음 → 지시 따르기 능력 → 공간지각 → 좌절에 대한 내성
소아	① 아동들에게 좋은 활동 • 창작물은 아동의 장난감이 될 수 있음 ② 매우 어린 아동 • 종이를 찢어버리지만 가위 사용에 대한 욕구가 빨리 시작됨 ③ 의사소통에 어려움을 가지고 있는 아이 • 언어 형성을 도움 • 작품을 만들고 부수며 공상을 표출할 수 있음 ④ 가장 큰 단점 • 너무 많은 풀의 사용

OCCUPATIONAL THERAPY

10

C·H·A·P·T·E·R

기 타

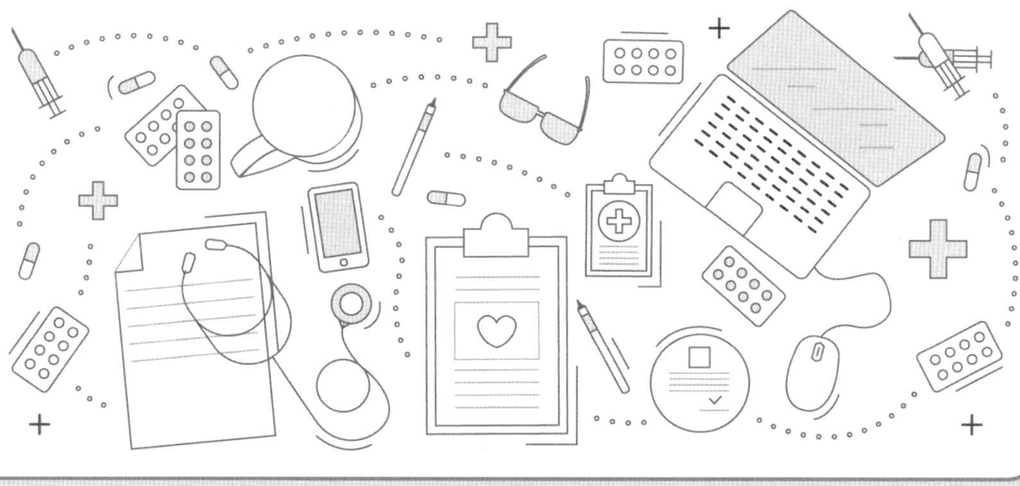

꼭!
알고 넘어가기!!

- 작업치료 윤리강령을 이해해야 한다.
- 작업치료 관련 보험수가의 종류와 내용을 잘 숙지해야 한다.

10.1 작업치료사 선서 및 윤리강령

작업치료사 선서(대한작업치료사협회)

작업치료사는 각 개인에게 의미있는 작업(Occupation)의 향상을 통하여 건강과 삶의 질을 증진시키는 보건의료 전문가이다. 작업치료사는 가정, 학교, 직장, 지역사회에서 주어진 역할과 환경에의 참여가 저하된 개인이나 집단을 대상으로 작업치료를 시행한다. 작업치료사는 대상자의 자기결정권을 존중하며, 신체적, 인지적, 정서적, 사회적 측면 등을 포함한 종합적인 수행능력 향상에 초점을 맞춘다. 이에 대한작업치료사협회는 작업치료를 시행함에 있어 인간의 존엄과 가치를 존중하고 사회적 책무를 다하기 위하여, 작업치료사의 행위와 활동을 판단하는 윤리기준을 다음과 같이 선언하고 이를 준수할 것을 다짐한다.

작업치료사 윤리강령(대한작업치료사협회)

제1조 작업치료사는 개인의 인권을 존중하고, 사상·종교·사회적 지위 등을 이유로 서비스 대상자를 차별하지 않는다.

제1항 작업치료사는 서비스 대상자의 경제적, 문화적, 지리적, 인종적, 윤리적, 종교적, 정치적 요소 및 성향 등을 존중하며 차별하지 않는다.

제2항 작업치료사는 서비스 대상자의 성별, 나이, 성정체성, 장애 여부에 따른 문화적 차별을 배제하고 공정한 서비스를 제공한다.

제3항 작업치료사는 서비스 대상자들이 작업치료사가 행하는 연구 활동이나 치료에의 참여를 거부할 수 있는 개인의 권리를 존중한다.

제4항 작업치료사는 취약한 환경에 처해 있는 작업치료 대상자들이 의료 자원의 분배나 작업치료 우선순위 결정 등에서 불이익을 받지 않도록 그들의 권익을 대변한다.

제2조 작업치료사는 서비스 대상자의 알 권리 및 자기결정권을 존중한다.

제1항 작업치료사는 작업치료 대상자가 자신의 건강상태나 자신에게 수행되는 치료 서비스에 대해 정확한 정보를 알고, 의사결정에 참여할 권리가 있음을 인정하고 이를 존중한다.

제2항 작업치료사는 작업치료 서비스를 제공할 때 작업치료 대상자의 요구와 관심, 교육정도, 연령, 심신상태, 이해능력 등을 고려하여 작업치료의 목적, 방법, 기대되는 결과와 그에 따르는 위험성 등을 설명하여야 한다.

제3항 작업치료사는 작업치료 대상자가 의사결정 능력이 없거나 부족한 경우, 의사결정을 할 수 없는 경우, 미성년자인 경우, 기타 이에 상응하는 경우에는 법정 대리인 또는 성년후견인의 동의를 구하여야 한다.

제4항 작업치료사는 중재의 특성, 위험 요소, 가능한 결과를 포함한 중재 과정 전반에 걸쳐 목표와 우선순위를 결정할 때 서비스 대상자와 상의한다.

제5항 작업치료사는 작업치료 대상자의 개인적, 신체적, 사회적, 심리적, 영적 요구 등 개인의 욕구에 따라 개별화되고 차별화된 서비스를 제공한다.

제3조 작업치료사는 전문가로서의 품위와 자질을 유지하고, 자신이 맡고 있는 업무에 대해 책임을 진다.

제1항 작업치료사는 서비스 제공에 있어 국가가 인정하는 적법한 자격증명서 및 자격유지를 증명하는 관련 문서를 보유한다.

제2항 작업치료사는 보건의료 전문가로서 스스로의 삶에서 건강관리의 실천과 모범을 보인다.

제3항 작업치료사는 서비스 대상자 및 동료들에게 해가 되는 행동 및 성적, 감정적 충돌을 유발할 수 있는 행동들을 금한다.

제4항 작업치료사는 자신의 직위를 이용하여 특혜나 정당하지 않은 이익을 취하지 않는다.

제4조 작업치료사는 연구 및 교육을 통하여 검증된 치료서비스를 제공하며, 관련 분야의 지식과 기술에서 최고 수준을 유지한다.

제1항 작업치료사는 근거중심의 치료를 시행하며, 학계에서 공인하지 않은 새로운 치료법과 기술을 대상자에게 적용하지 않는다.

제2항 작업치료사는 전문성 개발과 교육적 활동에 참여하며 치료, 교육, 연구에 대한 자신의 기술과 지식을 유지 및 발전시킨다.

제3항 작업치료사는 교육 및 정책 연구를 포함한 연구 활동에 종사하거나 이를 준비할 경우, 연구 착수 이전에 관계 기관에서 연구윤리 승인을 받아야 하며, 모든 연구에서 반드시 관련 윤리지침을 준수한다.

제4항 작업치료사가 활용하는 중재가 일반적으로 인식되어온 기존 근거들에 위배될 경우, 작업치료사는 자신의 치료적 근거를 증명해야하는 의무를 진다.

제5조 작업치료사는 성실하고 공정한 방법으로 업무를 수행하며, 어떠한 부당한 압력에도 타협하지 않는다.

제1항 작업치료사는 자신에게 주어진 책임과 의무를 숙지하고 성실히 수행한다.

제2항 작업치료사는 자신의 전문적인 판단과 의사결정에 의해 수행한 작업치료에 대해 그 정당성을 설명하고 책임질 수 있어야 한다.

제3항 작업치료사는 무자격자에 의한 작업치료 행위를 묵인하거나 방조하지 않는다.

제4항 작업치료사는 외부적 압력에 굴복하거나 금전적 유혹에 현혹되지 않는다.

제5항 작업치료사는 타보건의료인의 불법 행위 또는 비윤리적 행위에 대한 목격 및 협조 요청이 있을 경우 이에 응하지 않고, 해당 기관 및 관계부처에 보고한다.

제6조 작업치료사는 비밀보장의 원칙을 준수하고 서비스 대상자를 신체적·정신적 불편이나 위험요소로부터 보호한다.

제1항 작업치료사는 교육, 치료, 연구와 조사 활동에서 얻은 문서, 구술, 전자 통신 등 모든 개인 정보에 대해 지역 및 국가 법률에 의해 요구된 경우가 아닌 이상 비밀을 보장해야 한다.

제2항 작업치료사는 작업치료 과정에서 알게 된 모든 정보에 대해서 기밀을 유지해야 한다. 단, 치료사나 기관의 자문을 통하여 판단하였을 때 대상자가 위험이나 절박한 상황에 처한 경우에는 예외로 한다.

제3항 작업치료사는 자신의 직업적 수행능력을 방해하는 스스로의 개인적 문제와 한계를 파악하고 개선하기 위해 노력한다.

제4항 작업치료사는 작업치료 대상자의 서명이나 동의 없이 개인정보나 치료 상황을 녹음·촬영하여 공개하는 행위를 묵인하거나 행하지 않는다.

제7조 작업치료사는 존중과 신뢰를 기반으로 동료를 대하며, 상호권익을 증진시키기 위해 함께 협력한다.

제1항 작업치료사는 동료를 대함에 있어서 지위 고하를 막론하고 상호 존중하며, 편향되거나 품위를 손상시키는 언어 및 행동을 사용하지 않는다.

제2항 작업치료사는 자신, 전문가 동료 및 노동 환경을 구성하고 있는 기관 혹은 회사의 요구, 전통, 고유 업무, 책임 등을 존중해야 한다.

제3항 작업치료사는 자신이 속한 팀의 치료적 방향성 및 공통적 목표를 이루기 위해 적극적으로 협력한다.

제4항 작업치료사는 동료의 업무 수행 능력이 스스로의 안전과 효과적인 치료를 방해한다고 생각될 경우, 의문점과 염려에 대해 당사자와 상의하고 적절한 도움 및 중재를 받을 수 있도록 돕는다.

제8조 작업치료사는 후배 양성과 교육수준의 고양에 힘쓰며, 공익 보장을 위한 전문가로서의 사회적 책임을 갖는다.

제1항 작업치료사는 동료 및 학생에게 교육을 제공할 때 관련 분야에 대한 합당한 전문성을 바탕으로 실시한다.

제2항 작업치료사는 교육에 필요한 제한된 범위 내에서 작업치료사의 지도·감독 하에 실습학생에게 작업치료 업무를 수행하게 할 수 있으나, 그 결과에 대한 책임을 진다.

제3항 작업치료사들은 자신 및 동료의 부당노동행위와 차별을 막기 위해 적극적으로 행동한다.

제4항 작업치료사는 일반 대중들을 대상으로 작업치료에 대한 이해를 증진시켜야 하며, 임상, 연구, 학생교육, 보수교육, 전문 학술활동 등을 통해 전문성의 계속적 발전에 기여한다.

제5항 작업치료사는 사회 재난 및 국가 위급 상황에서 작업치료사의 협력을 필요로 할 경우 전문성에 기반하여 적극적으로 참여한다.

제9조 작업치료사는 전문 분야의 정확하고 객관적인 용어를 사용하며, 치료 사항에 관한 보고와 기록의 의무를 지킨다.

제1항 작업치료사는 업무적 활동과 그에 관련된 모든 정보들을 되도록 빠른 시일 내에 정확하게 기록하고 보관한다.

제2항 작업치료사는 각 기관의 표준 기록 방법을 준수하며, 서비스 대상자 정보와 작업치료 서비스에 대

해 명확하고 간결하게 기록하기 위해 노력한다.

제3항 기록에 사용되는 용어는 주관적 의견을 배제하고 객관적이고 전문적인 학계에서 통용되는 용어를 사용한다.

제4항 기록된 자료는 안전하고 확실히 보관하며, 파기를 위한 규정들을 반드시 마련한다.

제5항 작업치료사는 문서와 정보의 위조 및 도용을 해서는 안 된다.

제10조 작업치료사는 작업치료의 제반 지침과 정부 법률 및 협회 정책을 준수한다.

제1항 작업치료사는 작업치료 영역의 정책적 전환과 지침의 변화를 파악하기 위하여 대한작업치료사협회의 보수 교육 및 관련 교육을 이수할 의무를 지닌다.

제2항 작업치료사는 정부 및 협회의 관련 법률과 정책을 숙지하고 준수한다.

제3항 작업치료사는 작업치료와 관련된 법률과 협회 정책의 개정 사항을 숙지하고 기관 관계자나 동료들에게 변화된 사항을 적극적으로 알린다.

10.2 작업치료의 업무범위

의료기사 등에 관한 법률 시행령[2015. 3. 3 개정]

제2조(의료기사, 의무기록사 및 안경사의 업무 범위 등) ①「의료기사 등에 관한 법률」(이하 "법"이라 한다) 제3조에 따른 의료가사, 의무기록사 및 안경사(이하 "의료기사 등"이라 한다)의 업무의 범위와 한계는 다음 각 호의 구분에 따른다.

1.~3. (현행과 같음)

4. 작업치료사 : 신체적·정신적 기능장애를 원활하게 회복시키기 위하여 일상생활에서 사용하는 물체나 기구를 활용한 감각·활동 훈련, 작업적 일상생활훈련, 인지재활치료, 삼킴장애재활치료, 상지(上肢)보조기 제작 및 훈련, 작업수행분석 및 평가업무, 그 밖의 작업요법적 훈련·치료 업무

5.~8. (현행과 같음)

10.3 작업치료 관련 의료 보험수가(2016.1.26)

1. 산정지침

제3절 전문재활치료료

주 1. 해당항목의 치료를 실시할 수 있는 일정한 면적의 해당 치료실과 실제 사용할 수 있는 장비를 보유하고 있는 요양기관에서 재활의학과 전문의가 상근하고, 해당 전문의 또는 전공의의 처방에 따라 상근

하는 물리치료사 또는 해당분야 전문치료사(작업치료사는 작업치료, 일상생활동작 훈련치료, 연하장애 재활치료, 연하재활기능적 전기자극치료에 한하고, 사회복지사는 재활사회사업에 한함)가 실시하고 그 결과를 진료기록부에 기록한 경우에 산정한다.

주 2. 작업치료는 1일 2회 이상 실시한 경우에도 외래는 1일 1회, 입원은 1일 2회만 산정한다.

주 3. 단순작업치료와 복합작업치료는 정형외과 또는 신경외과 전문의가 상근하고, 해당 전문의 또는 전공의의 처방에 따라 작업치료가 실시되고 그 결과를 진료기록부에 기록한 경우에도 산정할 수 있다.

2. 보험수가

작업치료 보험 수가		
작업치료 사-123	단순 작업치료 (simple) MM111	1인의 작업치료사가 2인 이상의 환자를 상태로 동시에 10분 이상의 훈련을 실시하는 경우에 산정한다.
	복합 작업치료 (complets) MM112	1인의 작업치료사가 1인의 환자를 1대 1로 중점적으로 10분 이상~30분 정도 실시한 경우에 산정한다.
	특수 작업치료 (special) MM113	1인이 작업치료사가 1인의 환자를 1대 1로 중점적으로 30분 이상 다양한 치료를 실시한 경우에 산정한다.
일상생활동작훈련 치료 사-124 / MM114		1인의 작업치료사가 1인의 환자를 1대 1로 중점적으로 식사, 옷입고 벗기, 배변 및 위생훈련 등 일상생활동작 적응 훈련을 최소 20분 이상 실시한 경우에 산정한다.
연하장애 재활치료 사-141 / MX141		1. 중추신경계질환, 식도 또는 기관의 질환 등으로 인한 연하장애 환자에게 1인의 작업치료사가 1:1로 30분 이상 훈련을 실시한 경우에 산정한다. 2. 1일 2회 이상 실시한 경우에도 외래는 1일 1회, 입원은 1일 2회만 산정한다.
연하재활 기능적 전기자극치료 사-131 / MZ008		1. 중추신경계질환 등으로 인한 연하장애환자에게 30분 이상 훈련을 실시한 경우 산정한다. 2. 1일 2회 이상 실시한 경우에도 외래는 1일 1회, 입원은 1일 2회만 산정한다.
평가		해당 전문의의 order에 의해 평가 후 반드시 평가결과지에 counter sign (처방의사 sign / 작업치료사 sign)이 들어가야 한다. 급여평가는 월 1회 이상 실시하더라도 1회만 산정된다.

* 인지재활치료, 감각통합치료는 사-123의 소정 점수에 포함됨(2009. 11. 1적용)

* 2세 이하의 뇌성마비환자 및 중증 발달지연아에게 실시한 사-123, 사-124 급여인정(요양급여지급 기준)

3. 심사지침

1) 뇌손상(뇌졸중, 외상성 뇌손상 등) 환자에게 장기간 시행하는 전문재활치료의 인정기준

뇌손상(뇌졸중, 외상성 뇌손상 등) 환자에게 장기간 시행한 전문재활치료는 다음과 같이 심사적용하며, 뇌성마비와 파킨슨 질환은 환자의 개별 증상이 다양하고, 장기적으로 지속적인 전문재활치료가 필요하므로 환자의 개별상태 등을 고려하여 사례별로 심사토록 함

가. 뇌손상환자에게 시행하는 전문재활치료는 발병 후 2년 정도 인정하는 것으로 하되, 환자 기능회복 및 호전여부 등을 고려하여 아래와 같이 적용함

1) 발병 후 2년 이내라도 환자의 기능적 회복이 3개월 동안 확인되지 않는 경우에는 필요한 전문재활치료를 1일 1회만 인정함

2) 발병 후 2년이 경과한 경우에는 환자의 기능상태 유지를 위하여 사-123 작업치료는 1일 1회 인정하나, 2년이 경과하였음에도 환자상태의 지속적인 호전이 있는 경우에는 3개월마다 기능회복 및 호전상태를 평가하여 필요한 전문재활치료를 인정함

3) 식물인간 상태 등은 발병기간에 관계없이 사례별로 필요한 전문재활치료만 인정함

나. 발병 후 적정기간이 경과하였으나 부적절한 치료(전문재활치료를 중단한 경우)를 받은 경우 약 3개월 정도 전문재활치료를 실시하고, 기능 회복 및 호전 여부 등에 따라 상기 '가'항과 동일하게 적용함

다. 해당사항 없음(물리치료 기준)

라. 사-124 일상생활동작훈련치료는 인지기능이 있는 환자에게 실시하여야 하며, 1-2종목만 실시하는 등 1일당 수가로 인정하기 곤란한 경우 주 2회 인정함

마. 작업치료는 환자상태에 따라 사123-3. 단순치료, 나. 복합작업치료, 다. 특수작업치료 중 한 항목을 선택하여 실시하여야 하므로 다른(단순작업치료+특수 작업치료 등) 작업치료를 실시하였을 경우 1종만 인정함

바. 사-141 연하장애재활치료는 발병 후 객관적 소견 없이 6개월 정도 인정하며 그 이후는 객관적 소견(연하장애평가검사 등)이 있을 경우 추가 인정함

아. 사-131 연하재활 기능적전기자극치료는 3개월마다 실시한 연하장애평가검사(비디오조영 연하검사 또는 내시경 연하검사)에서 Penetration-Aspiration Scale(PAS)가 5 이상인 경우 인정하며(발병 또는 수술 후 6개월까지는 PAS 3 이상인 경우 인정함), 발병 또는 수술 후 2년이 경과한 이후에는 인정하지 아니함

2) 요양병원

가. 알츠하이머 치매 상병은 운동저하, 감각기능저하, 근경직 등에 의한 일상생활동작 수행의 어려움이 있는 것이 아니라 인지기능저하에 의한 일상생활 동작수행의 어려움이 있으므로, 알츠하이머병 치매 상병에 시행한 사-123 작업치료와 사-124 일상생활 동작치료는 원칙적으로 인정하지 아니함

(2011년 8월 1일 진료분부터 적용)

나. 요양병원 입원환자 중 혼수상태, 의료최고도인 환자에게는 우선적으로 생명 유지를 위한 처치가 필요한 것인 바, 전문재활치료는 원칙적으로 인정하지 아니함. 다만, 의료최고도, 혼수상태라 할지라도 활력징후 등이 안정적인 경우 치료실에 가서 시행하는 경우에는 사례별로 심사함

(2011년 3월 1일 진료분부터 적용)

10.4 정신의학과 건강보험 요양급여 기준

1. 정신건강의학과 작업치료

<table>
<tr><th colspan="3">건강보험 급여기준</th></tr>
<tr><td>집단정신치료
아-2-가
/NN021
아-2-다
/NN023</td><td>주</td><td>1. 정신의학적 평가 하에 환자가 집단을 형성하여 치료자 및 집단 간 대인관계 상호작용을 통해 증상해소, 경감, 성격변화 등을 목적으로 시행한 경우에 산정한다.
2. 「가」, 「나」, 「다」 각각 주 2회 이내만 산정한다.
가. 지지표현적 집단정신치료
다. 정신치료극</td></tr>
<tr><td rowspan="3">작업 및
오락요법
아-4
/NN040</td><td>주</td><td>1. 실시 종목수에 관계 없이 소정점수를 산정한다.
2. 외래의 경우 주 1회, 입원의 경우 주 5회 이내만 산정한다.
3. 각종 소모재료 비용은 별도 산정하지 아니한다.</td></tr>
<tr><td>적응증</td><td>정신질환을 가진 환자를 대상으로 음악, 서화, 조각, 운동 및 작업 등을 실시하여 정신질환의 회복과 치료를 돕는 요법</td></tr>
<tr><td>실시방법</td><td>1. 정신과 의사가 대상이 되는 환자들을 평가하여 선정한다.
2. 전문가(또는 강사)와 보조자가 요법을 실시한다.
3. 실시 후에 평가기록을 한다.
4. 정신과 의사는 결과로부터 각각 환자들의 특정한 상태를 파악한다.</td></tr>
<tr><td rowspan="3">인지행동치료
아-6-나
/NN062</td><td>주</td><td>왜곡된 사고와 비논리적 추론을 환자 스스로 발견하고 수정하도록 인지구조와 행동, 반응을 다루며 현재의 문제와 해결점에 초점을 맞추어 치료적 목표를 달성할 수 있도록 돕는 치료를 시행한 경우에 산정한다.
나. 집단 Group
주 : 1. 8명 이내 집단을 대상으로 치료를 시행한 경우에 산정한다.
2. 신경과 전문의 지도하에 신경과 전공의 또는 상근하는 정신건강전문요원이 실시한 경우에도 산정할 수 있다.</td></tr>
<tr><td>적응증</td><td>1) 정신 및 행동장애, 수면장애
2) 다만, 수면장애, 뇌전증, 치매, 파킨슨병, 뇌졸중으로 인한 이차성 우울증에 한해 신경과 시행 가능</td></tr>
<tr><td>인정횟수</td><td>1) 수면장애 : 개인 또는 집단 인지행동치료 첫 시행일로부터 연간 6회
2) 수면장애 외 적응증 : 개인 또는 집단 인지행동치료 첫 시행일로부터 연간 12회</td></tr>
</table>

(계속)

건강보험 급여기준		
인지행동치료 아-6-나 / NN062	세부인정 기준	1. 인정횟수를 초과하는 경우에는 「선별급여 지정 및 실시 등에 관한 기준」에 따라 본인부담률을 80%로 적용함 2. 아-6-가(개인인지행동치료), 아-1(개인정신치료), 아-6-나(집단인지행동치료)는 같은 날 동시에 산정할 수 없다. 3. 치료시작 시 계획한 횟수, 실시횟수, 치료시간, 치료 종료 시 평가 등을 진료기록부에 기록해야 한다.
정신의학적 재활요법 아-9 / NN090	주	2~3개월 이상 장기입원 치료 후 퇴원 전 10회 정도 산정 할 수 있는 요법이다.
	적응증	정신질환을 가진 입원환자를 대상으로 사회복귀를 돕는 것을 목적으로 하며 이를 위하여 사회생활에 필요한 정보와 기술을 습득하도록 교육과 훈련을 시킨다.
	실시방법	1. 정신과 의사가 대상이 되는 환자들을 평가하여 선정한다. 2. 전문가(또는 강사)와 보조자가 요법을 실시한다. 3. 실시 후에 평가기록을 한다.
정신의학적 응급처치 아-10 / NN100	-	

2. 심사지침

'정신보건법 시행령' 제2조 제1항 전문요원의 업무 범위 중 정신질환자의 사회복귀 촉진을 위한 생활훈련 및 작업훈련을 명시, '정신보건법 시행규칙' 23조의 2. 입원환자에 대한 작업요법

(1) 법 제45조의 2 제1항에 따른 의료기관에서의 작업은 1일 6시간, 1주 30시간(정신의료기관이 아닌 외부에서 작업을 하는 경우에는 1일 8시간, 1주 40시간)을 넘어서는 아니되며, 직업재활훈련실 등 작업에 필요한 시설을 갖춘 장소에서 하여야 한다.

(2) 제1항에 따른 작업은 그 치료대상자의 신청 또는 동의를 받아 정신건강의학과 전문의의 지도에 따라 실시하되, 전문요원 또는 작업치료를 두어 안전한 환경에서 작업이 이루어지도록 하여야 하고, 가위·칼 등 정신질환자 본인 또는 다른 사람을 해칠 수 있는 도구들은 안전하게 사용·관리되도록 하여야 한다.

(3) 제1항에 따른 작업으로 얻은 수입이 있는 경우에는 원자재 구입비용 등 작업에 든 실비를 제외한 금액을 해당 입원환자에게 각 개인별 예금계좌를 통하여 지급하여야 한다.

6

V·O·L·U·M·E

2024

합격 선배들의 맥 one pick!

퍼시픽 작업치료사 국시대비 개념서

OCCUPATIONAL THERAPY

작업치료 기초 이론

발 행 2024년 4월 30일

편저자 작업치료 국시연구회
발행인 이 웅 현
발행처 **퍼시픽북스**
서울시 중구 충무로 29 아시아미디어타워 501호
TEL. 02-2272-7766(代) / FAX. 02-2272-7166
E-mail : papu77@daum.net

ISBN 979-11-6375-454-1

정가 Volume 6 **17,000원**

2024 OCCUPATIONAL THERAPY